现代著名老中医名著重刊丛书·第七辑

# 中药临床生用与制用

陆拯 编著

U0880063

人民卫生出版社

**图书在版编目（CIP）数据**

中药临床生用与制用/陆拯编著 .—北京：人民卫生出版社，2012.3

（现代著名老中医名著重刊丛书）

ISBN 978-7-117-15290-7

Ⅰ.①中…　Ⅱ.①陆…　Ⅲ.①中草药-临床应用　Ⅳ.①R282

中国版本图书馆 CIP 数据核字（2011）第 269248 号



现代著名老中医名著重刊丛书

第七辑

**中药临床生用与制用**

**编　　著：**陆　拯

**出版发行：**人民卫生出版社（中继线　010-59780011）

**地　　址：**北京市朝阳区潘家园南里 19 号

**邮　　编：**100021

**E - mail：**pmph @ pmph. com

**购书热线：**010-59787592　010-59787584　010-65264830

**印　　刷：**北京铭成印刷有限公司

**经　　销：**新华书店

**开　　本：**850×1168　1/32　**印张：**12. 5　**字数：**322 千字

**版　　次：**2012 年 3 月第 1 版　2023 年 5 月第 1 版第 5 次印刷

**标准书号：**ISBN 978-7-117-15290-7

**定　　价：**28. 00 元

**打击盗版举报电话：010-59787491　E-mail：WQ @ pmph. com**

**质量问题联系电话：010-59787234　E-mail：zhiliang @ pmph. com**

**数字融合服务电话：4001118166　E-mail：zengzhi @ pmph. com**

# 出版说明

自 20 世纪 60 年代开始，我社先后组织出版了一些著名老中医经验整理著作，包括医案、医论、医话等。半个世纪过去了，这批著作对我国现代中医学术的发展发挥了积极的推动作用，整理出版著名老中医经验的重大意义正在日益彰显。这些著名老中医在我国近现代中医发展史上占有重要地位。他们当中的代表如秦伯未、施今墨、蒲辅周等著名医家，既熟通旧学，又勤修新知；既提倡继承传统中医，又不排斥西医诊疗技术的应用，在中医学发展过程中起到了承前启后的作用。他们的著作多成于他们的垂暮之年，有的甚至撰写于病榻之前。无论是亲自撰述，还是口传身授，或是由其弟子整理，都集中反映了他们毕生所学和临床经验之精华。诸位名老中医不吝秘术，广求传播，所秉承的正是力求为民除瘼的一片赤诚之心。诸位先贤治学严谨，厚积薄发，所述医案，辨证明晰，治必效验，具有很强的临床实用性，其中也不乏具有创造性的建树；医话著作则娓娓道来，深入浅出，是学习中医的难得佳作，为不可多得的传世之作。

由于原版书出版的时间已久，今已很难见到，部分著作甚至已成为中医读者的收藏珍品。为促进中医临床和中医学术水平的提高，我社决定将部分具有较大影响力的名医名著编为《现代著名老中医名著重刊丛书》并分辑出版，以飨读者。

**第一辑　收录 13 种名著**

《中医临证备要》　《施今墨临床经验集》
《蒲辅周医案》　《蒲辅周医疗经验》
《岳美中论医集》　《岳美中医案集》
《郭士魁临床经验选集——杂病证治》
《钱伯煊妇科医案》　《朱小南妇科经验选》
《赵心波儿科临床经验选编》《赵锡武医疗经验》

《朱仁康临床经验集——皮肤外科》
《张赞臣临床经验选编》

**第二辑　收录 14 种名著**

《中医入门》
《章太炎医论》
《冉雪峰医案》
《菊人医话》
《赵炳南临床经验集》
《刘奉五妇科经验》
《关幼波临床经验选》
《女科证治》
《从病例谈辨证论治》
《读古医书随笔》
《金寿山医论选集》
《刘寿山正骨经验》
《韦文贵眼科临床经验选》
《陆瘦燕针灸论著医案选》

**第三辑　收录 20 种名著**

《内经类证》
《金子久专辑》
《清代名医医案精华》
《陈良夫专辑》
《清代名医医话精华》
《杨志一医论医案集》
《中医对几种急性传染病的辨证论治》
《赵绍琴临证 400 法》
《潘澄濂医论集》
《叶熙春专辑》
《范文甫专辑》
《临诊一得录》
《妇科知要》
《中医儿科临床浅解》
《伤寒挈要》
《金匮要略简释》
《金匮要略浅述》
《温病纵横》
《临证会要》
《针灸临床经验辑要》

**第四辑　收录 6 种名著**

《辨证论治研究七讲》
《中医学基本理论通俗讲话》
《黄帝内经素问运气七篇讲解》
《温病条辨讲解》
《医学三字经浅说》
《医学承启集》

**第五辑　收录 19 种名著**

《现代医案选》
《泊庐医案》
《上海名医医案选粹》
《治验回忆录》
《内科纲要》
《六因条辨》
《马培之外科医案》
《中医外科证治经验》
《金厚如儿科临床经验集》
《小儿诊法要义》

《妇科心得》 《妇科经验良方》
《沈绍九医话》 《著园医话》
《医学特见记》 《验方类编》
《应用验方》 《中国针灸学》
《金针秘传》

**第六辑 收录 11 种名著**

《温病浅谈》 《杂病原旨》
《孟河马培之医案论精要》 《东垣学说论文集》
《中医临床常用对药配伍》 《潜厂医话》
《中医膏方经验选》 《医中百误歌浅说》
《中药炮制品古今演变评述》《赵文魁医案选》
《诸病源候论养生方导引法研究》

**第七辑 收录 15 种名著**

《伤寒论今释》 《伤寒论类方汇参》
《金匮要略今释》 《杂病论方证捷咏》
《金匮篇解》 《中医实践经验录》
《罗元恺论医集》 《中药的配伍运用》
《中药临床生用与制用》 《针灸歌赋选解》
《清代宫廷医话》 《清宫代茶饮精华》
《常见病验方选编》 《中医验方汇编第一辑》
《新编经验方》

**第八辑 收录 11 种名著**

《龚志贤临床经验集》 《读书教学与临症》
《陆银华治伤经验》 《常见眼病针刺疗法》
《经外奇穴纂要》 《风火痰瘀论》
《现代针灸医案选》 《小儿推拿学概要》
《正骨经验汇萃》 《儿科针灸疗法》
《伤寒论针灸配穴选注》

这些名著大多于 20 世纪 60 年代前后至 90 年代初在我社出版，自发行以来一直受到广大读者的欢迎，其中多数品种的发行量达到数十万册，在中医界产生了很大的影响，对提高中医临床诊疗水平和促进中医事业发展起到了极大的推动作用。

为使读者能够原汁原味地阅读名老中医原著，我们在重刊时尽可能保持原书原貌，只对原著中有欠允当之处及疏漏等进行必要的修改。为不影响原书内容的准确性，避免因换算等造成的人为错误，对部分以往的药名、病名、医学术语、计量单位、现已淘汰的临床检测项目与方法等，均未改动，保留了原貌。对于原著中犀角、虎骨等现已禁止使用的药品，本次重刊也未予改动，希冀读者在临证时使用相应的代用品。

人民卫生出版社
2011年10月

# 前言

中药大多经过加工炮制，才可应用于临床。中药炮制是我国历代医药学家长期实践的制药经验总结，是中药学的重要组成部分。中药炮制不仅能清洁药物，减轻毒性，更重要的是改变药物的性能和主治，以适应临床治疗的需要，如蒲黄生用能活血祛瘀，适用于瘀血阻滞证，经炒炭用则能止血安络，适用于出血证；地黄生用，以凉血为主，多用于血热证，制成熟地黄则以补血为主，多用于血虚证。本着上述看法和临床应用的需要，特意编写此书。

本书约从 2000 味中药中选择了 176 味常用或较常用的药物，并具有明显或较明显生药与制药的功用、主治之不同，而对不需要炮制或必须经过炮制才能应用于临床的药物，如薄荷多不炮制用，黄精多经炮制用(生药有麻喉等副作用)，均不入选，因在其他药物学中都有详细阐述。全书共十五章，除第一章绪论外，其余十四章均为药物正文，每味药物分为加工炮制、临床应用、处方用名、用量、参考等内容，但重点为临床应用部分，在配伍应用中多数引用成方，但有时与成方中的药物炮制有所差异，如清燥救肺汤中桑叶是生用，而在本书中作蜜炙用，以增强清燥润肺作用。每章后附有药物性能与主治鉴别简表；书后附有参考资料、常用方剂、中药索引，以便于查阅。

本书在编写过程中，承蒙湖州中医院副院长朱承汉主任医师、温州医学院中医教研室主任谷振声副教授、浙江省中医药研究所所长潘澄濂研究员和浙江科学技术出版社邱昭慎医师等的热情帮助，并提出了有益建议和意见，在此特表谢忱。

由于水平有限，书中难免存在着缺点和错误，各地用药的习惯可能还存在某些差异，希望读者提出意见和批评。

陆　拯
1981.12
于浙江省中医药研究所

目录

# 第一章 绪 论

中药生制异同,又可称为中药临床生用与制用。生药：是指中药采集后经过加工整理以饮片直接入药而言；制药：是指中药生药再经过火制或水制等而言。由于中药生与制的不同，其功用、主治也随之有所改变。所以中药炮制是中药学的重要内容之一。

炮制，又称炮炙。历代医家对它十分重视，并有“炮制不明，药性不确，则汤方无准而症不验”之称。这充分说明了中药加工炮制具有较高的临床价值和意义。早在2000年以前的《灵枢·邪客》篇中就有“治半夏”的记载。治，即炮制的意思。汉代张机在《伤寒论》、《金匮要略》中明确指出了“㕮咀”。㕮咀，即修药，是指把药物碎成小块，即今“咀片”的意思。并在这两书中阐述了多种制药方法，如炮、炙、烧、煨、炒、熬、酒洗、出芽、鲜汁、绵裹、去心、去节、去皮、去子、去芦、去毛、去足翅、去咸、去腥、捣、锉、汤渍、水渍等等。到了南朝刘宋时期就出现了炮制专书——雷敩著的《雷公炮炙论》。随后，梁代陶弘景的《本草经集注》、宋代的《和剂局方》、明代陈嘉谟的《本草蒙筌》、缪希雍的《炮炙大法》、清代张睿的《修事指南》等都记载了炮制的方法和作用。

在南北朝以前，对制药无“炮炙”专用名称，直至《雷公炮炙论》才有此名。宋、明、清代，因从字义上“炮炙”都属火制，不能代表全部制法，故又改为“炮制”。同时还有“修制”、“修治”、“修事”和“制药”等名称，也是指“炮制”。

## 第一节 中药加工炮制的意义

### 一、加工炮制的目的

中药品种繁多，而性质、用法又各异，有的可生用，有的因毒剧不能直接服用，有的块大或过硬必须切碎，有的要除去非药用部分和杂质，有的生熟疗效差别较大……因此中药必须加工炮制，才能适应临床需要。其加工炮制的目的，大致可归纳为以下四个方面：

1. 改变药物的性能，增强或发挥某些药物的疗效。如地黄生用性寒凉血，制成熟地则性微温而补血；蒲黄生用性滑破血，炒炭用则性涩而止血；首乌生用能润肠、解毒，制用则补肝肾、益精血；甘草生用泻火解毒，制用则补益中气；延胡索经醋制后能增强止痛作用。

2. 消除或减少药物的毒性、烈性和副作用，以保障用药安全有效。如川乌、草乌有大毒，生用易于引起中毒，经炮制后毒性减轻而疗效也能保持；巴豆、续随子泻下峻烈，毒性也大，宜去油制霜用。

3. 便于制剂、服用和贮藏，如植物类药切碎，便于煎煮；矿物类药火煅，便于研粉和有效成分的煎出；有些药物臭味甚重，经炮制后可消除或减少臭味，便于病员服用；某些药物采集后经过日晒或火烘使药干燥，便于贮藏，防止虫蛀霉烂等。

4. 清除杂质和非药用部分，使药物清洁纯净，以保证药物质量。如当归、党参去净泥土；人参、天麻、秦艽除去芦头；狗脊、枇杷叶去毛；柏子仁、白果去壳；蜈蚣去头足；虻虫去翅足；海藻、昆布、肉苁蓉漂去咸味、腥味等。

## 二、炮制与四气的关系

四气，又称四性，即寒、热、温、凉四种不同的药性。寒凉与温热是对立的两种药性；寒和凉之间，热和温之间，是程度上的不同，也就是说药性相同，但在程度上有差别，温次于热，凉次于寒。四气按阴阳来分，寒凉属阴，温热属阳。

四气的认识，是以药物作用于人体后，所发生的不同反应和治疗效果为依据的，如石膏性大寒，能清气分实热；黄连性大寒，能泻心经火邪。但经炮制后两药性质有所改变：石膏用蜂蜜拌炒后，减其大寒之性，以护脾胃，且有润燥作用，多用于阴虚内热证；黄连用姜汁拌炒后，其性缓和，且有和胃止呕作用，多用于胃热呕吐证。生地性寒凉血，经炮制成熟地后，其性偏温，则能补血。所以四气虽然为中药的药性不易改变，但经炮制后，其性可以转化，寒性可以变为温性，温性可变为平性，其功用也随之改变，如凉血可以变为补血等等。

## 三、炮制与五味的关系

五味，即辛、甘、酸、苦、咸五种不同滋味，一般通过味觉器官辨别出来，或是根据临床治疗中反映出来的效果而确定。五味按阴阳来分，辛、甘属阳，酸、苦、咸属阴。

五味各具有不同的功用。辛味的，能散、能行。一般解表、行气的药物，大多数有辛味，例如麻黄味辛能发汗解表，木香味辛能行气导滞。但麻黄经蜂蜜炮炙后，其味为辛甘，长于利肺平喘，多用于咳喘之证；木香经煨炒成炭，其味辛涩，长于涩肠止泻。甘味的，能补、能和、能缓。一般补益的药物及调和的药物，大多数有甘味，如扁豆味甘能健脾化湿，生地味甘滋阴凉血。但扁豆经炒焦后，其味为甘微苦涩，长于和脾止泻；生地炒炭后，其味为甘微苦涩，长于止血安络。味酸的，能收、能涩。一般收敛、固涩的药物，大多数有酸味，如乌梅味酸生津、敛肺，白芍味酸苦敛阴、平肝。但乌梅经炒炭后，其味为酸微苦涩，长于涩肠止泻；白芍经炒后，其味为酸苦微涩，长于养血、止痛。味苦的，能泄、能燥、能降。一般清热、泻火、泻下、降逆、燥湿的药物，大多数有苦味，如黄连味苦泻火，大黄味苦泻下。但黄连经姜汁炒后，其味为苦微辛，长于和胃止呕；大黄经炒炭后，其味为苦微涩，长于止血行瘀。味咸的，能下、能软。一般软坚、散结及部分润下通便药，大多数有咸味，如牡蛎味咸涩软坚散结，但经火煅后，其咸味减少，涩味增强，长于收敛固涩等。所以中药的味并不是不变的，随着炮制、辅料的加工，其味可以改变，功用、主治也随之转化。

## 四、炮制与升降浮沉的关系

升降浮沉是中药作用于人体的四种趋向性能。升，即上升、升提的意思，凡能治病势下陷的药物，都有升的作用；降，即下降、降逆的意思，凡能治病势上逆的药物，都有降下的作用；浮，即轻浮、上行发散的意思，发汗解表、透疹、祛风的药物，都有浮的作用；沉，即重沉、下行泻利的意思，清里、泻下、潜阳的药物，都有沉的作用。

升与降、浮与沉是两种对立的药性。升浮属阳，沉降属阴。归纳言之，升浮的药物都有上行向外的趋向，分别具有升阳、发表、散寒、催吐和透疹等不同作用；沉降的药物都有下行、向内的趋向，分别具有潜阳、收敛、清热、降逆、渗利、泻下和安神等不同作用。同时，升降浮沉与四气、五味等有着密切的关系。凡味属辛、甘，气属温热的，大多具有升浮作用；味属苦、酸、咸，气属寒凉的，则大多具有沉降的作用。但这些药的性味、功用多数可以受到炮制的影响。升降浮沉与炮制的关系，主要表现在药物的主升、主降、主浮、主沉，经过炮制后可以改变原来的作用趋向。偏于主沉降，能止血宁络，多用于出血证；大黄主沉降，能泻下通便，多用于实热便秘，经酒拌后，其偏于主升浮，能活血行瘀，多用于瘀血停滞证。以上这些多体现了升降浮沉与炮制的关系。炮制可以改变升浮为沉降、沉降为升浮，以发挥药物的多种作用。



## 五、炮制与配伍的关系

配伍是按照病情需要和药物性能，选择两种以上的药物组合应用。药物通过有目的的配伍，不但可以协调原来各药的偏性，而且能照顾全面。但在多种不同性味的药物配伍应用情况下，彼此之间就会产生相互作用。有些药物因协同作用而增进疗效，也有些药物却可能互相对抗而抵消、削弱原来的功效；有些药物因相互配用而减轻或消除了毒性或副作用，也有些药物反而因为相互作用而使作用减弱或发生不利于人体的作用。

对于这种情况，前人曾总结归纳为单行、相须、相使、相畏、相杀、相恶、相反等七种，称为“七情”。单行，就是单用一味药来治疗疾病，例如一味穿心莲清热解毒，一味人参补气救脱；相须，就是功用相类似的药物，配合后可起到协同作用而加强疗效，如石膏、知母都能清热泻火，配合应用作用更强；相使，就是用一种药物作为主药，配合其他药物来提高主药的功效，如黄芪配茯苓治气虚水肿，则益气健脾、利水消肿作用更强；相畏，就是一种药物的毒性或其他有害作用被另一种药物抑制或消除，如生半夏有毒性，可以用生姜来消除它的毒性；相杀，就是一种药物消除另一种药物的毒性反应，如防风能解砒霜毒，绿豆能减轻巴豆毒性等；相恶，就是两种药物配合应用以后，一种药物可以减弱另一种药物的功效，如人参大补元气，与莱菔子同用，就会损失或减弱补气的功用；相反，就是两种药物配合应用，可能发生剧烈的副作用，如甘草反甘遂等。中药的配伍除上述情况外，还须注意与炮制的关系，往往经过不同的炮制，其配伍也随之不同。如麻黄生用能发汗解表，与桂枝配合，其作用更强；若蜜炙用能润肺平喘，与紫菀同用，其作用更为显著。当归生用能益血润肠，与首乌同用，可加强疗效；若酒炒用能益血活血，与川芎配合，可提高疗效；炒炭用能和血止血，与艾叶同用，可增强疗效。大黄生用能泻下通便，与芒硝配合，可加强疗效；若酒拌用则能活血祛瘀，与丹皮同用，可提高疗效；炒炭用能止血行瘀，与茜草根配合，可增强疗效。总之不同的炮制，必须与不同的药物配伍，才能符合临床要求，发挥应有的功效。



## 第二节　中药加工炮制的方法

炮制的方法主要分为整理切制、水制、火制、水火合制四类。

## 一、整理切制

整理切制是清除杂质和非药用部分，以达到清洁纯净的目的，保证药物的应有疗效。其操作方法有以下几种：

1. 拣：拣去药物中的杂质和霉蛀变质部分。

2. 筛：筛去药物中的泥沙灰屑和其他杂质。

3. 簸：簸的作用与筛基本相同，即利用药物与杂质的重量不同，经过簸扬，使之与杂质分离，如白蒺藜碾去刺后，簸去其刺屑等。

4. 刷：用板刷等刷去药物表面的绒毛或泥灰屑。

5. 刮：用小刀、瓷片、玻璃等刮除动植物类药的非药用部分，如虎骨应去筋膜及余肉，黄柏要刮去粗皮等。

6. 碾：将药物碾碎，或磨成粗末，使之除去皮壳和尖刺或便于煎出有效成分，如益智仁碾去壳，路路通碾去刺，酸枣仁、郁李仁磨成粗末等。

7. 捣：即用不同工具敲碎或轧碎，如石决明、磁石等坚硬药物，捣成碎粒，便于煎出有效成分。



8. 镑：用镑刀或镑片机将坚硬骨质药物镑成薄片，如犀角、羚羊角、鹿角等。

9. 切：用切刀将药物切成片，或切段、切块、切丝等。

## 二、水制

水制是为了药物清洁软润，便于加工切片，或减低药物毒性和烈性，或去其药物之腥味和咸味。具体方法有以下几种：

1. 洗淘：洗与淘都是用清水洗涤药物。洗，是将药物直接放在水中洗涤，适用于植物块根等体积较大的药物。淘，是将药物放在箩筐中淘洗，不能直接放在水中，适用于种子和果实类的药物，如莱菔子、牛蒡子等。

2. 浸泡：浸与泡都是用水液浸润药物。浸，是将质地坚实的药物用清水浸润，使之软化，便于切片和减低毒性，同时必须掌握水浸时间，防止药物走失有效成分。泡，是将某些药物用开水浸泡，或置于沸水中，煮一沸，立即取出，分离药材表面的外皮，如杏仁、桃仁去皮；或以药汁水浸泡，减少刺激性，如甘草水泡远志等。

3. 喷洒：多用于草类药物，不宜用水浸泡，又不能干切，可用适量清水喷洒，使药材软化，便于切片。也可用于某些药物虽经淘洗或浸泡而未润透内心，再以喷洒透心软化。

4. 闷润：将经过水浸处理的药物，放在箩筐或干净场地上，用湿蒲包或草席或麻袋覆盖，使水分缓缓渗入药物内部，以达到软化的目的，便于切片。

5. 烂腐：多用于介类药物，如龟板、鳖甲等，须去净余肉筋膜等杂质。方法是：将药物放在缸中，注入清水，中途不换水，经过一定时间，待余肉筋膜等杂质发酵腐烂，再去净腐烂杂质即成。

6. 腌伏：主要用于某些药物减去麻辣味和毒性。腌伏时除用水外，还常用20%～25%明矾和18%～25%生姜等辅料，如腌半夏、腌天南星。



7. 水漂：漂与浸不同，浸不换水，漂宜经常换水。水漂多用于含腥味的药物，如海螵蛸等，可利用多量清水反复漂，能缓和或解除腥味。

8. 夜露：是漂后去腥味的补充方法。将漂过的药物摊在室外，任其日晒夜露，露至无气味为度。如遇天雨，务须及时收进，以防变质。

9. 水飞：水飞是研粉方法之一，适用于矿石和贝壳类不易溶解于水的药物，如朱砂、珍珠之类，目的是使药物细腻，便于内服和外用。其操作方法是：将药物先打成粉末，然后放在研钵内和水同研，研至粉末放在舌上尝之无渣为度。

## 三、火制

火制是指将药物直接或间接放置火上，使其干燥、松脆、焦黄或炭化而言，具体可分为炒、炙、炮、煅、燎、煨、烘（焙）等方法。其中炒与炙基本相同，但一般与固体辅料加热炮制，多数称为“炒”；与液体辅料加热炮制，多数称为“炙”。

1. 炒：是将药物放在锅内加热，不断翻炒至一定程度取出。炒的方法通常有以下几种：

（1）清炒：炒时不加辅料，根据炒的时间和温度不同，还可分炒黄、炒焦、炒炭等，目的是使药物松脆，便于煎出有效成分以及矫味等。炒黄，是将药物用文火炒至表面微黄；炒焦，是将药物用武火炒至表面焦色；炒炭，是将药物用武火炒至表面炭黑色、内部焦黄色。

（2）麸炒：先将锅加热，再撒入麸皮，至冒烟时，倒入药物，急速翻炒至药物表面呈微黄色，取出，筛去麸皮。其目的为增强药物某些效用和减少不必要的强烈性质，并有健胃、矫味作用。

（3）土炒：通常用灶心土细粉，置锅内武火炒至轻松，再投入药物拌炒呈焦黄色，取出，筛净灶心土。其目的为增强某些药物的健脾胃、止呕吐作用。



（4）砂炒：先将铁砂或河砂置锅内武火炒烫后，倒入药物炒至松胖，取出，筛去铁砂或河砂。其目的为使某些药物易捣碎或便于煎出有效成分等。

（5）米炒：先将米置于锅内炒烫后，投入药物，炒至药物表面呈黄色，取出，筛去焦米。其目的为增强某些药物的健脾和中作用。

（6）蛤粉炒：先将蛤粉置于锅内炒烫，倒入药物炒至松胖，取出，筛去蛤粉。其目的为增强某些药物的祛痰和止血作用。

2. 炙：将药物与液体辅料共同加热，使辅料经炙后渗入药物内。具体方法有以下几种：

（1）蜜炙：先将定量蜂蜜置于热锅中，加少许开水稀释后，倒入药物拌匀，炙炒至蜜汁吸尽为度。其目的为增强药物补益脾胃、润肺止咳等功用，并有解毒和矫味作用。

（2）酒炙：先将定量黄酒或白酒与药物拌匀，稍闷后，投入锅内炙干，药微变色为度。“酒洗”也属此制法，即用酒喷洒于药物后，微炙至药干即取出。其目的均为增强药物活血行气功用，并能制其苦寒之性。

（3）醋炙：先用定量米醋喷洒于药物，稍闷，再将药物置锅内，炙炒至干，药微变色为度。其目的为使药物入肝经以发挥收敛、散瘀、止痛的作用。

（4）盐水炙：先用定量食盐加适量清水溶解澄清与药物拌匀，稍闷，炙炒或蒸制都可应用。也有先将药物炒至一定程度，再喷淋盐水炙干。其目的为使药入肾经，以增强补肾固精功用，并有软坚、防腐、矫味等作用。

（5）油炙：有植物油和动物油两种炙法。植物油炙，一般多用麻油炸炙，将油先置锅内加热，投入药物炸至酥脆为度，如虎骨、马钱子等，其目的是使药物疏松，减低毒性；也有用麻油拌炙，以增强某些药物的润燥滑肠作用。动物油炙，一般多用羊脂，先将油脂置锅内加热溶化后，再投入药物拌炙，如淫羊藿等，其目的为增强药物的补益作用。



（6）姜汁炙：先将定量生姜捣成汁，再与药物拌匀，稍闷，放在锅中炒干，药微变色为度。其目的为增强药物温中止呕的功用，并有解毒作用。

（7）米泔炙：先用米泔水与药物拌匀，稍闷，放在锅内炙炒至药物表面微黄色为度。其目的为减低药物燥性，并有和中作用。

3. 炮：炮与炒基本相同，炮法必须火力猛旺，操作动作要快，这样能使药物通过高热，达到体积膨胀松胖，如炮姜之类。其目的是使药物松脆和改变原有功效，或增强某些效用。

4. 煅：是将药物通过直接或间接的烈火煅烧。其目的为改变药性或增强某些功用，或减少副作用，并能使药质松脆，易于粉碎及煎出有效成分。具体方法有以下三种：

（1）直接火煅：将药物直接放在烈火中煅烧，煅的程度视药物性质而定。如矿石类药以煅至色红为度；贝壳类药则煅至微红或灰褐色，防止过透灰化、丧失药效。

（2）间接火煅：将药物放在铁锅内煅烧至微红或发爆即可。

（3）焖煅：将药物放在铁锅内，加盖封好，不使漏气，置火上烧至锅内无声为度，待冷却后取出，如棕榈、血余等。

5. 燎：将药物直接在火焰上短时灼烧，使药物表面毛茸或尖刺焦化而内部不受影响为度。

6. 煨：将药物用草纸包裹二三层，放在清水中浸湿，置文火上直接煨灼，煨至草纸焦黑、内部熟透为度，如煨生姜等。

7. 烘：又称焙，是将药物用火力或蒸气或电力等方法，烘焙干燥，便于贮藏。



## 四、水火合制

水火合制是综合性的加工方法，使药物由生变熟、由坚硬变柔软，以改变药物性能、减低毒性和烈性。具体方法有以下三种：

1. 煮：将药物放在锅内用清水或其他辅料同煮熟透。其目的是改变某些药物的功用，或减低某些药物的毒性，如川乌、草乌与豆腐同煮，芫花与醋同煮等。

2. 蒸：蒸与煮是两种不同制法。煮，是与水混合同煮；蒸，是隔水加热，不与水混合。蒸的目的有两个：一是使药物软化，便于切片；一是改变药性，增强药物的补益功用或减少某些药物的副作用。具体方法有以下两种：

（1）蒸热：将药物放在蒸桶内蒸至吸足热气，便于切片，如肉苁蓉等。

（2）蒸透：将药物放在蒸桶内反复蒸制至透为度，如熟地等。

3. 淬：将矿物质类等坚硬药物加热煅烧后，趁热投入醋或其他药物所煎出的浓汁中，使之充分吸收入内，如代赭石等用醋淬，炉甘石用黄连煎成汁淬等。

# 第二章　解　表　药

凡具有疏解表邪，促使发汗作用的药物，称为解表药。

解表药多属辛散之品，辛能发散，可使外邪从汗而解，但有些药物还有透疹、止咳、祛湿、利水等作用，所以临床应用颇为广泛，具体可分以下几个方面：

1. 感受外邪，恶寒发热，头痛，无汗，骨节酸痛等表证。
2. 水肿初起，兼有表证，或水肿在腰以上者。
3. 发疹性病证，如麻疹等透发不畅、表邪郁闭者。
4. 外邪客肺，气失宣通，咳嗽气喘者。
5. 风寒湿邪，客于肌肉、经脉，骨节酸疼、活动不利者。
6. 疮疡初起，兼有表证，以及其他疾病有表证需要发汗者。

临床使用解表药时，还须注意季节和体质的不同，进行选择和适当的配伍。一般春夏气候温暖，容易出汗，可选用发汗力较弱者；秋冬气候寒冷，不易出汗，可选用发汗力较强者。年老、体弱、小儿、产妇，可根据情况，适当配伍补益药，以扶正祛邪。



解表药虽能通过发汗以解除表证，但汗出过多能耗散阳气，损伤津液。因此，凡自汗、盗汗、亡血、失精、淋证、热病伤津以及阴虚发热等，均宜慎用。

由于解表药的性能有发散风寒和发散风热之不同，所以分为辛温解表药和辛凉解表药两类。

## 第一节　辛温解表药

本类药物，性味多属辛温，发汗作用较强，适用于外感风寒，邪在肌表，恶寒发热，寒多热少，无汗身痛，鼻塞或流清涕，口不渴，舌苔薄白，脉浮紧等寒象比较突出的表证。对于咳喘、水肿及风湿痹痛等初起具有上述表证者，亦可应用。

使用本类药物治疗风寒表证，大都应用生药，效果较好。经炮制后，其功用有所改变，可用于其他多种病证，如痰饮、胃痛、泄泻、便血、崩漏等。

## 桂枝 （柳桂）

为樟科植物常绿乔木肉桂的嫩枝，亦有同科属的近缘植物嫩枝。春末采收，阴干或晒干贮存。主产于广西、广东、云南等地。有散寒解表、温经通阳作用，主治一切寒证。饮片可分生药、炒药、蜜炙药三种：生药味辛甘，性温，以散寒解表力专，多用于表寒证；炒药味甘微辛，性温燥，以温里祛寒力胜，多用于里寒证；蜜炙药味甘微辛，性温润，以温中补虚力强，多用于里虚寒证。

【加工炮制】 生药（生桂枝）：将原药拣去老枝，用清水浸润，切成小段或薄片，晒干即成；炒药（炒桂枝）：取净生桂枝片置锅内，文火清炒至深黄微焦为度；蜜炙药（蜜炙桂枝）：取净生桂枝片加炼熟蜂蜜（每100公斤桂枝，用蜂蜜25公斤）拌匀，稍润，文火炒至吸尽蜜汁为度。



【临床应用】

**一、生药**

1. 表寒实证：常与麻黄等同用，能增强发汗解表作用，可用于风寒侵袭肌表，恶寒无汗，头疼身痛，苔薄白，脉浮紧，如麻黄汤。

2. 表寒虚证：常与白芍药等同用，具有解肌发表、调和营卫作用，可用于风寒客表，营卫不和，头痛鼻塞，恶风汗出，身发热，苔薄白，脉浮缓，如桂枝汤。

3. 风寒湿痹：常与附子同用，具有散寒祛湿作用，可用于风寒湿邪侵袭肌肉、经脉，以寒湿为胜，骨节疼痛，筋脉拘急，屈伸不利，如桂枝附子汤。若邪从热化，关节酸痛或肿痛，则常与知母、白芍药、防风等配合，具有祛风寒于表、和营阴于里之效，如桂枝芍药知母汤。

二、炒药

1. 宫冷不孕：常与吴茱萸、川芎、生姜等同用，能增强温经暖宫作用，可用于寒邪客于胞宫，经来腹冷，不易受孕；亦治胞寒经闭者，如温经汤。

2. 瘀血经闭：常与丹皮、桃仁等同用，具有通经活血作用，可用于瘀阻胞宫，月经停闭，小腹疼痛；亦治胎死腹中者，如桂枝茯苓丸。

3. 肢冷皮紫：常与细辛、当归等同用，具有温经散寒、活血通络作用，可用于寒邪侵入经络，气血阻滞，手足厥冷，皮色紫暗，如当归四逆汤。

4. 痰饮内停：常与茯苓、白术、甘草同用，具有温化痰饮作用，可用于痰饮内停，目眩心悸，胸脘痞满，气短而咳，如苓桂术甘汤。

5. 水湿浮肿：常与猪苓、泽泻等同用，具有通阳化气、利水消肿作用，可用于阳不化气，水湿内聚，小便不利，面浮跗肿，如五苓散。



三、蜜炙药

胃虚寒痛：常与白芍药、甘草、饴糖等同用，能增强温中补虚作用，可用于中阳不足，寒邪内阻，胃腹急痛，喜温喜按，如小建中汤。若中虚甚者，可再配黄芪增强益气之功，如黄芪建中汤；兼有血虚者，宜加配当归以补养营血，如当归建中汤。

【处方用名】 用生药写桂枝、川桂枝；用炒药写炒桂枝；用蜜炙药写蜜炙桂枝、炙桂枝。

【用量】 生药1.5～10克，表寒证用量宜轻，一般1.5～6克，风寒湿痹证用量宜重，一般6～10克，甚至可超过10克，用15～20克；炒药3～10克；蜜炙药5～12克。

【参考】

1. 桂枝含挥发油，油中主要成分为桂皮醛、桂皮乙酸脂等[(1)]。

2. 桂枝能刺激汗腺分泌，扩张皮肤血管，有发汗解热作用；又能促进唾液及胃液分泌，帮助消化，故有健胃作用。尚有强心作用。此外还能解除内脏平滑肌痉挛，故能缓解腹痛[1]。

3. 桂枝的乙醇浸出液在体外可抑制炭疽杆菌、金黄色葡萄球菌、霍乱弧菌、沙门氏菌属。桂枝煎剂在试管内对金黄色葡萄球菌、伤寒杆菌及人型结核杆菌等有显著的抗菌作用[1]。

## 麻黄

为麻黄科多年生草本状灌木草麻黄、木贼麻黄或中麻黄的茎枝。秋季采收，晒干贮存。主产于河北、山西、内蒙古等地。有发汗解表、宣肺平喘、利水消肿作用，主治表证和咳喘等。饮片可分生药、蜜炙药两种：生药味辛微苦，性温，以发汗解表、利水消肿力胜，多用于表寒实证和风水浮肿；蜜炙药味辛甘微苦，性温偏润，以宣肺平喘力强，多用于肺气壅阻，咳嗽气喘等。部分地区将麻黄捣成绒状，称麻黄绒，减弱了发汗作用，亦宜于喘咳证。



【加工炮制】 生药（生麻黄）：将原药逐段摘去节（或不去节）和除净根须即得；蜜炙药（蜜炙麻黄）：取净生麻黄加炼熟蜂蜜（每 100 公斤麻黄，用蜂蜜 25 公斤）拌匀，稍闷，文火炒至蜜汁吸尽为度。

【临床应用】

**一、生药**

1. 表寒实证：常与桂枝等同用，能增强发汗解表作用，可用于风寒侵袭肌表，头痛身疼，鼻塞流涕，恶寒无汗，如麻黄汤。

2. 风水浮肿：常与石膏、生姜等同用，具有疏风清热、行水消肿作用，可用于风水初起，面目浮肿，小便量少，如越婢汤。

3. 湿热黄疸：常与连翘根（或连翘）、赤小豆等同用，具有解表清热、利湿退黄作用，可用于湿热与风邪互结，身黄无汗，发热恶寒等；亦治风疹瘙痒、水肿初起具有表证者，如麻黄连翘赤小豆汤。

4. 风湿身痛：常与薏苡仁等同用，具有疏风祛湿作用，可用于风湿侵袭肌肉、经脉，遍身疼痛，发热，日晡所剧者，如麻黄杏仁薏苡甘草汤。

**二、蜜炙药**

1. 风寒咳喘：常与杏仁、甘草同用，能增强利肺平喘作用，可用于风寒客肺，咳嗽多痰，胸满气喘，如三拗汤。若表邪明显者，宜用生药，不拘泥于炙药。

2. 痰饮咳喘：常与干姜、细辛等同用，具有温肺平喘作用，可用于痰饮伏肺，咳嗽气喘，痰多而稀，如小青龙汤。

3. 痰热咳喘：常与石膏等同用，具有清肺平喘作用，可用于痰热阻肺，气失清肃，咳嗽气促，痰黄而稠，身热口渴，如麻杏甘石汤。

【处方用名】 用生药写麻黄、净麻黄、西麻黄；用蜜炙药写蜜炙麻黄、炙麻黄。



【用量】 生药 1.5～6 克；蜜炙药 3～10 克。

【参考】

1. 麻黄含麻黄碱、伪麻黄碱、挥发油（油中含 l-α-松油醇）等[3]。

2. 麻黄碱有松弛支气管平滑肌、收缩血管、升高血压及兴奋中枢作用。它的作用与肾上腺素相似，但较温和持久，可用于支气管哮喘、过敏性反应、鼻粘膜肿胀、低血压症等，长期服用可产生耐药性。伪麻黄碱有利尿作用。挥发油有发汗作用，并能抑制流感病毒[1]。

3. 麻黄生用发汗、平喘、镇咳，蜜炙用能增强润肺止咳功用。据有关实验报道，麻黄经蜜炙后，对麻黄素的含量影响不大，而挥发油则损失约二分之一，故能缓和其发汗作用[2]。

## 荆芥 （假苏）

为唇形科一年生草本植物荆芥的茎叶和花穗。5～6 月间采收，晒干贮存。主产于江苏、浙江、江西、河北等地。有祛风发表、理血解痉作用，主治表证、痉病和血证。饮片可分生药、炒药、炭药三种：生药味辛气香，性微温，以发汗解表力专，多用于外感表证无汗者；炒药味微辛，性微温，以祛风和表、理血解痉力胜，多用于外感表证有汗者及痉病；炭药味微涩，性微温，以止血和血力强，多用于出血证。

【加工炮制】 生药（生荆芥）：将原药除去根，拣净杂草，抖净泥屑，干切或清水喷潮切片，晒干即得；炒药（炒荆芥）：取净生荆芥片置锅内，文火清炒至微焦为度；炭药（荆芥炭）：取净生荆芥片置锅内，武火清炒呈焦黑如炭状为度。

【临床应用】

**一、生药**

1. 感冒：常与防风等同用，能增强祛风散寒作用，可用于风寒侵袭肌表，恶寒发热，无汗头痛；亦治疮疡初起有表证见症者，如荆防败毒散。

2. 风温：常与薄荷、连翘等同用，具有疏风清热作用，可用于风温初起，发热微恶风寒，无汗头痛等，如银翘散。

3. 麻疹：常与蝉衣、竹叶、西河柳、牛蒡子等同用，具有宣毒透疹作用，可用于麻疹初起，疹透不速，烦闷咽痛，如竹叶柳蒡汤。

**二、炒药**

1. 咳嗽：常与桔梗、白前、百部等同用，具有祛风和表，止咳祛痰作用，可用于风寒犯肺，咳嗽喉痒，咯痰不畅，畏风有汗，脉浮缓，如止嗽散。

2. 痉病：常与黄酒冲服（荆芥研成细末），具有理血解痉作用，可用于产后血晕，口噤不语，四肢抽搐等。

**三、炭药**

1. 吐血：常与参三七、炮干姜、伏龙肝等同用，具有温中散寒、止血和血作用，可用于胃络受伤，瘀血阻滞，吐血紫黑，胃脘疼痛，大便色黑稀薄。

2. 衄血：常与茜草根、山茶花、丹皮、黄芩等同用，具有清肺凉肝、止血和血作用，可用于肝肺郁热，鼻孔出血或牙龈出血等。

3. 崩漏：常与当归、棕榈炭、血余炭、地榆等同用，具有固经止血作用，可用于冲任不固，崩中漏下；亦治便血者。

【处方用名】 用生药写荆芥、荆芥穗；用炒药写炒荆芥；用炭药写荆芥炭、黑荆芥。

【用量】 生药5～10克；炒药3～8克；炭药8～12克。

【参考】

1. 荆芥含挥发油，其中主要为右旋薄荷酮、消旋薄荷酮和少量右旋柠檬烯[3]。

2. 荆芥煎剂及浸剂，对实验性发热，有解热作用。在试管内能抑制结核杆菌生长。荆芥还有旺盛皮肤血行、增强汗腺分泌、解除痉挛的作用，能促进疮癣病变组织的破坏和吸收[1]。

3. 荆芥生用宣发疏表，炒炭后能缓和药性，并取其止血及祛血分风邪的功用。荆芥中主含挥发油成分，经炒炭后，挥发油散失，生成了一些炭素，增加了吸附作用，故有止血的功用[2]。



## 防风 （屏风）

为伞形科多年生草本植物防风的根。春秋两季采挖，去掉茎叶，晒干贮存。主产于辽宁、吉林、黑龙江等地。有祛风解表、除湿止痉，以及止血止泻作用，主治表寒证、风湿痛、破伤风以及血证和泻痢。饮片可分生药、炒药、炭药三种：生药味辛甘，性微温，以祛风解表力专，多用于风寒表证和风湿表证；炒药味甘微辛，性温，以祛风蠲痹、止痉定挛力胜，多用于风湿痹痛和破伤风；炭药味甘微涩，性微温，以止血止泻力强，多用于血证和泄泻。

【加工炮制】 生药（生防风）：将原药拣去杂质，剪掉地上残茎，清水洗净，切片，晒或烘干即成；炒药（炒防风）：取净生防风片置锅内，文火清炒至深黄微焦为度；炭药（防风炭）：取净生防风片置锅内，武火急炒呈炭黑色为度。

【临床应用】

一、生药

1. 风寒表证：常与荆芥、桔梗等同用，具有疏风散寒、宣肺利咽作用，可用于风寒侵袭卫表，恶寒发热，头痛鼻塞，或咳嗽咽痒，如荆防败毒散。

2. 风湿表证：常与羌活、独活等同用，具有疏风祛湿作用，可用于风湿客于肌表，恶风身重，骨节酸痛，如羌活胜湿汤。

二、炒药

1. 风湿痹痛：常与姜黄、当归、羌活等同用，具有祛风胜湿、活血蠲痹作用，可用于风湿阻于肌肉、经络，骨节酸痛，筋脉拘急，手足麻木，如蠲痹汤。

2. 破伤风：常与天南星、白附子等同用，能增强止痉定挛作用，可用于破伤风牙关紧闭，口撮唇紧，身体强直，角弓反张，如玉真散。



三、炭药

1. 便血：常与当归、地榆、槐角、侧柏叶等同用，能增强安络止血作用，可用于风热灼伤阴络，便血鲜红；亦治崩中漏下者。

2. 泄泻：常与白术、木香、麦芽等同用，能增强健脾止泻作用，可用于脾胃运化不健，大便泄泻，腹中肠鸣等；配伍白芍、白术、陈皮，用于肝脾不和的痛泻者，如痛泻要方。

【处方用名】 用生药写青防风、关防风、防风；用炒药写炒防风；用炭药写防风炭。

【用量】 生药5～10克；炒药6～12克；炭药5～8克。

【参考】

1. 防风含挥发油、甘露醇、酚性物质、苦味甙、有机酸等[3]。

2. 防风煎剂对多种痢疾杆菌及枯草杆菌有强烈的抗菌作

用；对某些皮肤癣菌也有抑制作用。并有中等度解热作用和对关节有镇痛作用[1]。

## 细辛 （小辛、少辛、细草）

为马兜铃科多年生草本植物细辛的带根全草。春秋两季采收，除去泥土，阴干贮存。主产于辽宁、吉林、陕西、甘肃等地。有发表散寒、祛风止痛、温肺化饮以及宣通鼻窍等作用，主治风寒感冒、痰饮、鼻渊、牙痛、头痛和口舌生疮等。饮片可分生药、蜜炙药两种：生药味辛性温，以发表散寒、祛风止痛、宣通鼻窍力胜，多用于风寒感冒、鼻渊、牙痛、头痛及口舌生疮；蜜炙药味辛微甘，性温偏润，以温肺化饮、祛痰止咳力强，多用于痰饮咳喘。

【加工炮制】 生药（生细辛）：将原药去净杂质和泥沙，干草切片，筛净灰屑即成；蜜炙药（蜜炙细辛）：取净生细辛片加炼蜜（每 10 公斤细辛，用蜂蜜 2.5 公斤）拌匀，稍闷，文火炒至蜜汁吸尽为度。



【临床应用】

**一、生药**

1. 感冒：常与防风、荆芥、川芎等同用，能增强发散风寒作用，可用于风寒客表，头痛恶寒等，如川芎茶调散。

2. 鼻渊：常与白芷、辛夷等同用，能增强宣通鼻窍作用，可用于风寒壅阻清窍，鼻流臭涕，前额疼痛。

3. 牙痛：常与石膏同用，具有散风清热作用，可用于胃热上腾，与风邪互结，牙痛口臭，得热则痛剧；亦可与川乌、乳香、白芷配合，研成细末，外搽患处，治风冷牙痛，齿龈不红不肿，得冷痛剧。

4. 口舌生疮：常与黄连同用，一寒一热，乃以寒治热，以热药入寒剂，为反佐之法，可用于心胃之火上炎，口舌糜烂者。

**二、蜜炙药**

痰饮咳喘：常与五味子同用，具有辛温化饮不致伤肺、酸收敛肺不致碍邪的作用，可用于痰饮内停，咳嗽气喘，痰多而稀，如小青龙汤、苓甘五味姜辛汤。若兼表邪甚者，宜用生药，不拘泥于炙药。

【处方用名】 用生药写细辛、生细辛、北细辛、辽细辛；用蜜炙药写蜜炙细辛、蜜细辛、炙细辛。

【用量】 生药1.5～3克；蜜炙药2～6克。

【参考】

1. 细辛含挥发油约3%，油中主要成分为蒎烯、甲基丁香酚、细辛酮等[1]。

2. 细辛所含的挥发油有镇静作用，又能使麻醉猫血压下降，而煎剂则使血压上升。细辛所含的挥发油大剂量应用于动物，初时引起兴奋，继则出现麻痹，随意运动及呼吸运动逐渐减弱，反射消失，终因呼吸麻痹而死亡。细辛具有解热作用；有局部麻醉作用，对传导、浸润麻醉及粘膜麻醉均有效；水煎剂有镇痛、镇咳作用；对子宫还有抑制作用[1]。

## 姜 （包括生姜、煨姜、姜皮、姜汁、干姜、炮姜、姜粉）



为姜科多年生植物姜的地下根状茎。秋初采收，称为生姜，临床多为鲜用；秋末采收，称为老姜，临床多为干用，故又称干姜。生姜与干姜比较，生姜较脆嫩，干姜较质老。主产于四川、湖北、广东等地。

姜类药物，除生姜皮外，均有祛寒作用，适用于一切寒证。生姜（生姜类药）饮片可分生药、煨药、汁药、皮药，即生姜、煨姜、姜汁、姜皮四种。生姜味辛性温，以解表散寒、温胃止呕、化饮宁嗽力专，多用于风寒感冒，寒湿呕吐，痰饮咳嗽；煨姜味辛较生药缓和，性较生药温热，以暖胃温脾、止痛和血力雄，多用于中焦寒冷，脘腹疼痛，或气血不和，月经不调；姜汁味辛性温，以祛风痰、止呕吐力胜，多用于中风痰迷，口噤不语，或胃寒呕吐；姜皮味微辛，性凉，以行水消肿力强，多用于水肿尿少。干姜（干姜类药）饮片可分为生药、炮药、粉药，即干生姜、炮姜、姜粉三种。干生姜（以下简称干姜）味辛性热，以温中祛寒、回阳救逆、暖肺化饮力强，多用于脾胃虚寒，或阳气欲脱，或寒饮咳喘；炮姜味微辛，性温，以温经止血、暖中止泻力胜，多用于血证和泄泻；姜粉的性味、功用、主治与干姜相近似，但药力较逊，一般多入成药，不作饮片用。

【加工炮制】

生姜类药

生药（鲜生姜）：将原药清水洗净，揩干，切片（随用随切），每片重 1.5 克左右；煨药（煨生姜）：取洗净原只生姜或生姜片，用草纸包裹，清水浸湿，直接放在火中煨灼，待草纸焦黑煨熟为度；汁药（生姜汁）：取洗净原只生姜或切片，捣烂取液即成；皮药（生姜皮）：取洗净原只生姜剥取外皮，晒干即得。

干姜类药

生药（干生姜）：将原药用清水浸泡 2～4 小时，洗净，捞取，中途淋水，润软，切片，晒干即得；炮药（炮干姜）：按干姜浸泡操作切成 1 公分见方小块，充分晒干，用武火急炒，外面呈焦黑色，内心老黄色，体积膨大为度；粉药（老姜粉）：将鲜老生姜洗净，榨出姜汁，滤去渣，取沉淀粉质，晒干或烘干即成。



【临床应用】

生姜类药

**一、鲜生姜**

1. 风寒感冒：常与苏叶等同用，能增强发表散寒作用，可用于风寒侵袭肌表，恶寒头痛，鼻塞流涕等，如参苏饮。生姜与苏叶配合，还可解鱼蟹毒。

2. 寒湿呕吐：常与半夏同用，具有燥湿止呕作用，可用于寒湿中阻，胃失和降，恶心呕吐，胃脘痞闷，如小半夏汤；经适当配伍，还可治各种呕吐。

3. 痰饮咳嗽：常与杏仁、茯苓、陈皮等同用，能增强化饮祛痰作用，可用于痰饮内停，咳嗽气促，痰多而稀，胸脘痞闷，或兼微恶风寒。

此外，生姜与大枣同用，为辛甘相合，具有调和营卫、益脾养胃功用，往往作为治疗营卫不和，或脾胃虚弱等证候的不可缺少的辅助药物，如桂枝汤、六君子汤等。

**二、煨姜**

1. 泄泻腹痛：常与肉豆蔻、木香等同用，具有温中散寒、止泻缓痛作用，可用于脾胃虚冷，脘腹疼痛，大便泄泻。

2. 月经不调：常与当归、白芍药等同用，具有调和气血作用，可用于妇女气血不和，冲任失调，月经愆期，或经来腹痛等，如逍遥散。

**三、姜汁**

1. 中风痰迷：常与竹沥同用，能增强祛痰作用，可用于中风昏迷，喉中痰声作响。

2. 寒湿呕吐：常与红糖同用，能增强温胃散寒作用，可用于中阳不振，寒湿内阻，胃失和降，呕吐清水，或胃中有寒冷感等。

**四、姜皮**

水肿尿少：常与茯苓皮、大腹皮等同用，能增强行水消肿作用，可用于水湿内阻，外溢肌肤，肢体浮肿，小便不利，如五皮散、五皮饮。

干姜类药

**一、干姜**

1. 脾胃虚寒：常与人参、白术等同用，具有温中散寒、补益阳气作用，可用于脾胃虚寒，中阳不足，呕吐泄泻，四肢不温，如理中丸。

2. 阳气欲脱：常与附子、甘草同用，既能增强附子回阳救逆作用，又可制附子毒性，可用于阳气欲脱，手足厥逆，脉微欲绝等，如四逆汤。

3. 痰饮咳喘：常与半夏、细辛、五味子等同用，能增强温肺散寒、化饮祛痰作用，可用于痰饮内停，咳嗽气喘，痰多而稀等，如小青龙汤。

**二、炮姜**

1. 吐血：常与参三七、棕榈炭、伏龙肝等同用，具有止血和血作用，可用于胃络受伤，吐血紫黑，或兼胃脘痞闷等。

2. 崩漏：常与艾叶、当归、阿胶等同用，能增强固经止血作用，可用于冲任不固，崩中漏下。

3. 泄泻：常与白术、木香等同用，能增强暖中止泻作用，可用于脾胃虚弱，运化不健，寒邪中阻，大便泄泻，或兼腹中疼痛。

**三、姜粉**

见概说，这里从略。

【处方用名】

生姜类药

用生药写生姜、鲜生姜；用煨药写煨姜、煨生姜；用汁药写姜汁、生姜汁；用皮药写姜皮、生姜皮。

干姜类药

用生药写干姜、淡干姜、泡姜、均姜；用炮药写炮姜、炮姜炭、黑姜。



【用量】

生姜类药

生姜 3～10 克，或 2～6 片；煨姜 5～10 克，或3～6 片；姜汁 3～10 滴，或半汤匙至一汤匙；姜皮 3～10 克。

干姜类药

干姜 1.5～8 克；炮姜 2～10 克。

【参考】

1. 生姜含挥发油、姜辣素及树脂、淀粉等。挥发油中含姜醇、姜烯、樟烯、水芹烯、龙脑、枸橼醛及桉油醚等[1]。

2. 生姜能增强血液循环，刺激胃液分泌，兴奋肠管，促进消化[1]。

3. 干姜的成分同生姜，主要含挥发油及姜辣素[3]。

4. 干姜能反射性兴奋血管运动中枢，通过交感神经兴奋，使血压升高[2]。

5. 干姜主要含挥发油，炒炮后其挥发油已损失，但增加了炭素，增强了吸附止血的作用[2]。

## 第二节　辛凉解表药

本类药物，性味多为辛凉，发汗作用比较缓和，适用于外感风热，邪在肌表，发热恶寒，热多寒少，有汗或无汗，口渴，咽喉肿痛，舌苔薄白而干或薄黄，脉浮数等热象比较突出的表证。对于风热咳嗽、麻疹不透以及疮疡初起具有表证者，亦可选用。

使用本类药物治疗风热表证，大都应用生药，效果较好。经炮制后，其功用有所改变，可用于其他多种病证，如肺痨、喉痹、泄泻、痢疾等。

### 桑叶

为桑科落叶乔木桑树的老叶。深秋下霜后采收，晒干贮存。主产于浙江、江苏、河北、河南等地。有解表退热、益肝明目、清燥润肺作用，主治多种热证。饮片可分生药、炒药、蜜炙药三种：生药味甘苦，性寒，以解表退热力专，多用于表热证；炒药味甘苦，性微寒，以益肝明目力胜，多用于肝虚证；蜜炙药味甘微苦，性微寒，以清燥润肺力强，多用于肺燥证。此外，部分地区还有蒸药（即生桑叶置蒸笼内蒸透为度），目的取其益肝明目。

【加工炮制】 生药（生桑叶）：将原药拣去杂质，揉碎，去粗柄，筛去灰屑即得；炒药（炒桑叶）：取净生桑叶置锅内，文火清炒至微焦为度；蜜炙药（蜜炙桑叶）：取净生桑叶加炼蜜（每10公斤桑叶，用蜂蜜2.5公斤）拌匀，稍闷，文火炒至蜜汁吸尽为度。

【临床应用】

**一、生药**

1. 风热感冒：常与菊花、薄荷等同用，能增强疏风解表、清泄邪热作用，可用于风热侵袭卫表，发热微恶风寒，头痛，口微渴，或咽痒咳嗽；亦治风温初起者，如桑菊饮。

2. 目赤肿痛：常与野菊花、决明子、栀子等同用，具有疏风泻火作用，可用于风火上扰，目赤肿痛，或羞明流泪，头痛头昏。

**二、炒药**

眩晕目糊：常与黑芝麻同用，具有补益肝肾、清热明目作用，可用于肝肾阴虚，眩晕耳鸣，两目干涩等，如桑麻丸。

**三、蜜炙药**

肺燥咳嗽：常与杏仁、沙参、栀皮、梨皮同用，具有清宣凉润作用，可用于燥热伤肺，干咳无痰，身热口干，如桑杏汤。若症势较剧，咳呛气喘，身热烦渴，舌燥咽痛，则常与石膏、麦门冬、枇杷叶等同用，具有清燥润肺作用，如清燥救肺汤。

【处方用名】 用生药写桑叶、冬桑叶、霜桑叶；用炒药写炒桑叶；用蜜炙药写蜜炙桑叶、炙桑叶。

【用量】 生药6～12克；炒药5～10克；蜜炙药8～15克。

【参考】

1. 桑叶含异槲皮甙、少量有机酸、腺嘌呤、胆碱等[3]。



2. 桑叶在试管内对伤寒杆菌有明显的抑制作用，且能抑制葡萄球菌生长[1]。

## 菊花

为菊科多年生草本植物黄菊、白菊的头状花序。9月间采收，摘下鲜花，剪去枝叶，晒干贮存。生产于安徽亳县（亳菊）、滁县（滁菊）、歙县（贡菊）以及浙江（杭菊）、河北（祁菊）、河南（怀菊）等地。有发散风热、清肝明目、熄风止痉、解毒疗疮作用，主治多种热证。饮片可分生药、炒药两种：生药味甘苦，性微寒，以发散风热、解毒疗疮力胜，多用于风热感冒和热毒疮疖；炒药味甘苦，性微寒近平，以清肝明目、熄风止痉力强，多用于头痛头晕等。

【加工炮制】 生药（生菊花）：将原药拣去梗叶，筛去灰屑即成；炒药（炒菊花）：取净生菊花置锅内，文火清炒至微焦为度。

【临床应用】

一、生药

1. 风热感冒：常与桑叶、薄荷等同用，能增强发散风热作用，可用于风热侵袭卫表，发热微恶风寒，口微渴，头目昏痛；亦治风温初起者，如桑菊饮。若头痛剧者，则常与蔓荆子、羌活等同用，具有散风止痛作用，如菊花散。

2. 热毒疮疖：常与蒲公英、甘草等同用，能增强清热解毒作用，可用于热毒疮疖，红肿疼痛；亦治痱子痒痛者。

二、炒药

1. 肝热头痛：常与夏枯草、僵蚕、决明子等同用，具有清泄肝热作用，可用于肝经邪热，上扰清空，头痛如裂，或兼目糊流泪。若肝经邪热甚者，宜用生药，不拘泥于炒药。

2. 肝阳眩晕：常与羚羊角、钩藤等同用，具有潜阳平肝、熄风止痉作用，可用于肝阳上亢，头晕目眩，面红烦躁，手足震颤，如羚羊钩藤汤。若肝肾阴虚，头目眩晕，两耳鸣响，则常与枸杞子、熟地黄、山茱萸等配合，具有补益肝肾作用，如杞菊地黄丸。

【处方用名】 用生药写菊花、甘菊花、白菊花、黄菊花，或以产地定名，如杭菊花、滁菊花等；用炒药写炒菊花、炒甘菊、炒白菊、炒黄菊，或以产地定名，同上。

【用量】 生药、炒药基本相同，一般 5～12 克。

【注意】 本品有黄白两种，功用近似，但黄菊花苦味较浓，疏风清热之功较强；白菊苦味稍淡，平肝明目之效为胜。

【参考】

1. 菊花含腺嘌呤、水苏碱、胆碱等，并含挥发油[3]。

2. 菊花有降血压作用，并对葡萄球菌、链球菌、绿脓杆菌、痢疾杆菌、人型结核杆菌、流感病毒及皮肤真菌在体外均有抑制作用[1]。

## 牛蒡子 （大力子、鼠粘子、恶实）

为菊科二年生草本植物牛蒡的成熟种子。7～8月间采收，晒干贮存。主产于四川、湖南、河北、浙江等地。有发散风热、宣毒透疹、清肺利咽、润肠通便作用，主治风温、麻疹、喉痧等。饮片可分生药、炒药两种：生药味辛苦，性寒，以发散风热、宣毒透疹、润肠通便力胜，多用于风温、麻疹、喉痧等；炒药味苦微辛，性微寒，以清肺利咽、化痰止咳力强，多用于肺阴不足，痰火内盛，咳嗽咽燥之证候。

【加工炮制】 生药（生牛蒡子）：将原药拣去杂质，清水淘净，晒干即成；炒药（炒牛蒡子）：取净生牛蒡子置锅内，文火清炒至微焦为度。

【临床应用】

**一、生药**

1. 风温：常与连翘、金银花、薄荷等同用，能增强发散风热作用，可用于风温初起，身热微恶风寒，咳嗽咽痛；亦治感冒发热咳嗽者，如银翘散。



2. 麻疹：常与西河柳、蝉衣、淡竹叶等同用，能增强宣毒透疹作用，可用于麻疹透发不畅，胸闷心烦，口干发热，如竹叶柳蒡汤。

3. 喉痧：常与桔梗、僵蚕、橄榄、甘草等同用，具有解毒利咽作用，可用于喉痧咽喉红肿疼痛，憎寒发热等，如清咽汤。

4. 痄腮：常与板蓝根、升麻、马勃、黄芩等同用，具有清热泻火、解毒消肿作用，可用于痄腮红肿触痛，发热恶寒等，如普济消毒饮。

5. 便秘：常与大黄等同用，能增强泻热通便作用，可用于中上两焦积热，咳嗽胸闷，脘腹痞满，大便秘结等。

**二、炒药**

肺痨咳嗽：常与马兜铃、杏仁、阿胶等同用，具有清肺益阴、化痰止咳作用，可用于肺痨阴虚，痰火内盛，咳嗽气急，咯痰不爽，或痰中带血，咽燥口干，如补肺阿胶汤。

【处方用名】 用生药写生牛蒡、牛蒡子、大力子、鼠粘子；用炒药写炒牛蒡、炒大力子。

【用量】 生药5～10克；炒药6～12克。生药入煎时须捣碎。

【参考】

1. 牛蒡子含牛蒡甙、脂肪油、少量生物碱及维生素A、$B_1$等。脂肪油的主要成分为软脂酸、硬脂酸的甘油酯等[1]。

2. 牛蒡子煎剂对肺炎双球菌等有较显著的抗菌作用[14]。

3. 牛蒡子有利尿解热作用[1]。

## 蔓荆子 （京子、万金子）

为马鞭草科落叶灌木单叶蔓荆及蔓荆的果实。6～7月间采收，晒干贮存。主产于山东、江西等地。有发散风热、明目聪耳止痛作用，主治风热表证及耳目失聪头痛。饮片可分生药、炒药两种：生药味苦辛，性寒，以发散风热力胜，多用于风热表证等；炒药味苦微辛，性微寒，以明目聪耳力强，多用于清阳不升，耳窍失聪，两目昏糊。

【加工炮制】 生药（生蔓荆子）：将原药拣去杂质，筛去灰屑即成；炒药（炒蔓荆子）：取净生蔓荆子置锅内，文火清炒至白色果蒂焦化全部脱落，青烟上冒为度。

【临床应用】

**一、生药**

1. 风热感冒：常与菊花、防风、薄荷等同用，能增强发散风热作用，可用于风热侵袭肌表，发热微恶风寒，头痛，少汗等。

2. 肝经风热：常与栀子、蝉衣、黄芩、决明子等同用，具有疏风清肝作用，可用于肝经风热，目赤肿痛，羞明流泪，或兼头痛等。

3. 风湿痹痛：常与羌活、秦艽、威灵仙等同用，具有疏风祛湿作用，可用于风湿侵袭肌肉、经络，骨节（上肢关节）疼痛，活动不利等。

二、炒药

耳目失聪：常与人参、黄芪、葛根、升麻等同用，具有升发清阳、补益中气作用，可用于中气不足，清阳不升，耳窍重听，两目昏糊，如益气聪明汤。若风邪壅阻上窍，两耳重听，临床常用生药，并与防风、柴胡、薄荷等同用，具有疏风升清作用。

【处方用名】 用生药写生蔓荆、蔓荆子、京子、万金子；用炒药写炒蔓荆、炒京子。生药入煎时须捣碎。

【用量】 生药、炒药基本相同，一般5～10克。

【参考】

1. 蔓荆子含挥发油、蔓荆子黄酮甙、维生素A、生物碱等[3]。

2. 蔓荆子炒后使药质松脆，易于煎出药味，并能减少一些挥发油缓和其刺激性[2]。

## 葛根 （干葛、甘葛、粉葛）

为豆科多年生藤本落叶植物葛的块根。初春深秋采挖，洗净泥土，刮去外皮，纵切成片，晒或烘干贮存。主产于湖南、河南、广东、广西、浙江、四川等地。有解肌退热、生津止渴、透发麻疹、止泻治痢作用，主治表证、麻疹及泻痢等。饮片可分生药、煨药两种：生药味甘辛，性平，以解肌退热、生津止渴、透发麻疹力胜，多用于表证和麻疹初期等；煨药味甘，性平偏温，以止泻治痢力强，多用于泄泻和痢疾。



【加工炮制】 生药（生葛根）：将原药拣去杂质，用清水浸1小时，洗净，捞起，润软，切片，晒或烘干，筛去灰屑即成；煨药（煨葛根）：取净生葛根片用麸皮拌炒至深黄色，筛去麸皮即得。

【临床应用】

一、生药

1. 热病表证：常与桂枝、麻黄、白芍药等同用，能增强解肌发表作用，可用于风寒侵袭卫表，恶寒发热，项背强几几，无汗头痛等，如葛根汤。

2. 热病里证：常与知母、生地黄、白芍药、柴胡等同用，能增强清热生津作用，可用于邪热壅盛，津液受灼，头痛，不恶寒反发热，口渴，小便色赤，如柴葛解肌汤。本品用于生津止渴，临床多与天花粉、芦根配合，疗效更为显著，但此药究属有解肌升阳之功，对阴液耗竭、口干、舌光红无津者，应予慎用。

3. 麻疹初期：常与升麻同用，能增强透疹作用，可用于麻疹透发不速，身热头痛，如升麻葛根汤。若无汗或汗出不畅，可再加配荆芥、薄荷、连翘、牛蒡子等，以加强发表透疹功用，如宣毒发表汤。

**二、煨药**

1. 实热泻痢：常与黄连、黄芩等同用，能增强清热、止泻、治痢作用，可用于热泻热痢，发热微恶风寒等，如葛根芩连汤。

2. 脾虚泄泻：常与白术、人参、木香等同用，具有健脾益胃、升发清阳作用，可用于脾胃虚弱，大便泄泻，神疲体倦，少气懒言等，如七味白术散。

【处方用名】 用生药写生葛根、粉葛根、干葛、甘葛；用煨药写煨葛根、炒葛根、炙葛根、炒甘葛。

【用量】 生药6～30克；煨药5～20克。



【参考】

1. 葛根含黄酮类（包括葛根黄酮、葛根素、大豆黄酮等）、淀粉[3]。

2. 葛根经动物实验证实有强力的解热作用[15]。

3. 葛根能扩张脑血管及心血管，降低血糖。并经大白鼠实验证实，葛根对静脉注射垂体后叶素引起的急性心肌缺血反应有保护作用。

## 黑大豆 （包括稽豆衣、大豆卷、淡豆豉）

为豆科一年生草本植物大豆的成熟种子。秋季采收，晒干贮存。全国各地有产，但以东北、山东、河北等地为主产。

本品经加工炮制后，饮片可分生药（原药）、衣药、芽药、发酵药，即黑大豆、稽豆衣、大豆卷、淡豆豉四种。黑大豆味甘，性平，有祛风解毒和补肾荣发作用，多用于风毒脚气和肾虚发枯；穞豆衣味甘淡，性平，有养血益肝、敛阴止汗作用，多用于血虚眩晕和盗汗自汗；大豆卷味甘，性平，有宣化湿热作用，多用于暑湿、湿温以及湿痹；淡豆豉由于配制方法不同，故性味有味辛甘苦性寒和辛甘微苦性温之异，均有解表、除烦作用，多用于感冒、风温和病后虚烦，但此药又有生药和炒药之不同，生药（生豆豉）以解表力胜，炒药（炒豆豉）以除烦力强。

【加工炮制】 黑大豆：将原药拣去杂质，清水淘净，晒或烘干即成；穞豆衣：取黑大豆将外衣剥下，用衣去豆，拣掉杂质，放在蒸笼内蒸至热气上升，焖一小时，取出，晒或烘干即得；大豆卷：取黑大豆拣去杂质，清水略浸，俟皮稍皱，捞起，放在箩内，上盖湿蒲包，每天淋水，至发芽约1公分长，摊开，阴至半干（防止脱壳），再充分晒或烘干即成。淡豆豉有两种配制法：其一（清豆豉），取黑大豆清水淘净，与桑叶、青蒿水煎药汁拌匀（每100公斤黑豆，用桑叶4公斤、青蒿7公斤），俟药汁吸尽后，放在蒸笼内蒸透，取出摊晾，再置容器内，上盖煎过的桑叶、青蒿渣，闷至发酵生黄花，晒或烘干，称生豆豉；再以文火清炒至微焦有香气者，称炒豆豉（此种加工配料制法为味辛甘苦性寒，以退热除烦力胜）。其二（温豆豉），取每100公斤干黑豆，用鲜辣蓼、鲜青蒿、鲜佩兰、鲜苏叶、鲜藿香、鲜荷叶各2公斤，共打浓汁，再用麻黄2公斤，另煎浓汁，一起拌入豆内，如上法发酵成饮片（此种配料制法为味辛甘微苦性温，以解表发汗力胜）。



【临床应用】

**一、黑大豆**

1. 风毒脚气：常与薏苡仁、赤小豆、木瓜、甘草同用，能增强祛风毒、利湿邪作用，可用于风毒侵袭下焦，两足无力，或漫肿或干瘦等。

2. 肾虚发枯：常与何首乌、枸杞子、女贞子等同用，能增强补肾荣发作用，可用于肾虚精亏、发枯色白或色黄，头目眩晕，两耳鸣响。

**二、穞豆衣**

1. 血虚眩晕：常与当归、山茱萸、白芍药、枸杞子同用，能增强益血养肝作用，可用于肝血不足，头晕目眩等。

2. 虚汗频出：盗汗常与浮小麦、地骨皮配合，可增强滋阴敛汗之功；自汗则多与黄芪、牡蛎等同用，能加强益气固涩止汗之效。

**三、大豆卷**

1. 暑温、湿温：常与半夏、黄芩、滑石、通草等同用，能增强宣化湿热作用，可用于暑湿或湿温口渴胸闷，身热不扬，小便短赤等。

2. 湿痹疼痛：常与薏苡仁、蚕沙、秦艽等同用，具有祛湿蠲痹作用，可用于湿邪侵袭肌肉、经络，骨节疼痛，肢体重着，痛处不易转移。

**四、淡豆豉**

1. 感冒、风温：（生豆豉）与葱白同用，具有发汗解表作用，可用于风寒感冒，头痛无汗，恶寒发热，如葱豉汤；与连翘、薄荷、桔梗等配合，具有发散风热作用，可用于风温初起，头痛发热，微恶风寒，咳嗽咽痛，如葱豉桔梗汤。

2. 热病虚烦：（炒豆豉）常与栀子同用，能增强清热除烦作用，可用于热病后期，胸中懊侬，虚烦不眠，如栀子豉汤。

【处方用名】 用生原药写黑大豆、马料豆；用衣药写穞豆衣、穞豆皮、料豆衣、黑豆衣；用芽药写大豆卷、清水豆卷、大豆黄卷；用发酵药生者写豆豉、淡豆豉，用炒者写炒豆豉、香豉、香豆豉。

【用量】 黑大豆 10～15 克；穞豆衣 10～12 克；大豆卷 10～18 克；淡豆豉 6～12 克。

【参考】

1. 豆豉含多量脂肪、蛋白质及酶等[1]。

2. 豆卷含黄嘌呤、次黄嘌呤、天门冬酰胺，并有钙、钾和硅等[3]。

3. 穞豆衣含蛋白质、脂肪油[1]。

## 附：解表药性能与主治简表

| 类别 | 药名 | | 性味 | 主要功用 | 适用范围 |
|---|---|---|---|---|---|
| 辛温解表药 | 桂枝 | 生药 | 味辛甘，性温 | 散寒解表 | 1. 风寒表证<br>2. 风寒湿痹 |
| | | 炒药 | 味甘微辛，性温燥 | 助阳祛寒 | 1. 宫冷不孕<br>2. 瘀血经闭<br>3. 痰饮内停<br>4. 水湿浮肿 |
| | | 蜜炙药 | 味甘微辛，性温润 | 温中补虚 | 里虚寒痛 |
| | 麻黄 | 生药 | 味辛微苦，性温 | 发汗解表，利水消肿 | 1. 表寒实证<br>2. 风水浮肿<br>3. 湿热黄疸<br>4. 风湿身痛 |
| | | 蜜炙药 | 味辛甘微苦，性温偏润 | 宣肺平喘 | 1. 风寒咳喘<br>2. 痰饮咳喘<br>3. 痰热咳喘 |
| | 荆芥 | 生药 | 味辛，性微温 | 发汗解表 | 1. 感冒<br>2. 风温<br>3. 麻疹 |
| | | 炒药 | 味微辛，性微温 | 祛风和表，理血解痉 | 1. 外感咳嗽<br>2. 痉病 |
| | | 炭药 | 味微涩，性微温 | 止血和血 | 1. 吐血<br>2. 衄血<br>3. 崩漏 |

续表

<table>
<tr><th>类别</th><th colspan="3">药名</th><th>性味</th><th>主要功用</th><th>适用范围</th></tr>
<tr><td rowspan="11">辛温解表药</td><td rowspan="3">防风</td><td colspan="2">生药</td><td>味辛甘，性微温</td><td>祛风解表</td><td>1. 风寒表证<br>2. 风湿表证</td></tr>
<tr><td colspan="2">炒药</td><td>味甘微辛，性温</td><td>祛风蠲痹，止痉定挛</td><td>1. 风湿痹痛<br>2. 破伤风</td></tr>
<tr><td colspan="2">炭药</td><td>味甘微涩，性微温</td><td>止血止泻</td><td>1. 便血<br>2. 泄泻</td></tr>
<tr><td rowspan="2">细辛</td><td colspan="2">生药</td><td>味辛，性温</td><td>发表散寒，祛风止痛，宣通鼻窍</td><td>1. 感冒<br>2. 鼻渊<br>3. 牙痛<br>4. 口疮<br>5. 头痛</td></tr>
<tr><td colspan="2">蜜炙药</td><td>味辛微甘，性温偏润</td><td>温肺化饮，祛痰止咳</td><td>痰饮咳喘</td></tr>
<tr><td rowspan="5">姜</td><td rowspan="4">生姜类药</td><td>生姜</td><td>味辛，性温</td><td>解表散寒，温胃止呕，化饮宁嗽</td><td>1. 风寒感冒<br>2. 寒湿呕吐<br>3. 痰饮咳嗽</td></tr>
<tr><td>煨姜</td><td>味辛较生姜缓和，性较生姜温热</td><td>暖胃温脾，止痛和血</td><td>1. 泄泻腹痛<br>2. 月经不调</td></tr>
<tr><td>姜汁</td><td>味辛，性温</td><td>祛风痰，止呕吐</td><td>1. 中风痰迷<br>2. 寒湿呕吐</td></tr>
<tr><td>姜皮</td><td>味微辛，性凉</td><td>行水消肿</td><td>水肿尿少</td></tr>
<tr><td>干姜类药</td><td>干姜</td><td>味辛，性热</td><td>温中祛寒，回阳救逆，暖肺化饮</td><td>1. 脾胃虚寒<br>2. 阳气欲脱<br>3. 痰饮咳喘</td></tr>
</table>

续表

| 类别 | 药名 | | | 性味 | 主要功用 | 适用范围 |
|---|---|---|---|---|---|---|
| 辛温解表药 | 姜 | 干姜类药 | 炮姜 | 味微辛，性温 | 温经止血，暖中止泻 | 1. 吐血<br>2. 崩漏<br>3. 泄泻 |
| | | | 姜粉 | 同干姜 | 同干姜，但药力较逊 | 同干姜，但多入成药，不作饮片用 |
| 辛凉解表药 | 桑叶 | 生药 | | 味甘苦，性寒 | 解表退热 | 1. 风热感冒<br>2. 目赤肿痛 |
| | | 炒药 | | 味甘苦，性微寒 | 益肝明目 | 眩晕目糊 |
| | | 蜜炙药 | | 味甘微苦，性微寒 | 清燥润肺 | 肺燥咳嗽 |
| | 菊花 | 生药 | | 味甘苦，性微寒 | 发散风热，解毒疗疮 | 1. 风热感冒<br>2. 热毒疮疖 |
| | | 炒药 | | 味甘苦，性微寒近平 | 清肝明目，熄风止痉 | 1. 肝热头痛<br>2. 肝阳眩晕 |
| | 牛蒡子 | 生药 | | 味辛苦，性寒 | 发散风热，宣毒透疹，润肠通便 | 1. 风温<br>2. 麻疹<br>3. 喉痧<br>4. 痄腮<br>5. 大便秘结 |
| | | 炒药 | | 味苦微辛，性微寒 | 清肺利咽，化痰止咳 | 肺痨咳嗽 |
| | 蔓荆子 | 生药 | | 味苦辛，性寒 | 发散风热 | 1. 风热感冒<br>2. 肝经风热 |
| | | 炒药 | | 味苦微辛，性微寒 | 明目聪耳 | 耳目失聪 |

续表

| 类别 | 药名 | | 性味 | 主要功用 | 适用范围 |
|---|---|---|---|---|---|
| 辛凉解表药 | 葛根 | 生药 | 味甘辛，性平 | 解肌退热，生津止渴，透发麻疹 | 1. 热病表证<br>2. 热病里证<br>3. 麻疹初期 |
| | | 煨药 | 味甘，性平偏温 | 止泻治痢 | 1. 实热泻痢<br>2. 脾虚泄泻 |
| | 黑大豆 | 黑大豆 | 味甘，性平 | 祛风解毒，<br>补肾荣发 | 1. 风毒脚气<br>2. 肾虚发枯 |
| | | 穞豆衣 | 味甘淡，性平 | 养血益肝，敛阴止汗 | 1. 血虚眩晕<br>2. 虚汗频出 |
| | | 大豆卷 | 味甘，性平 | 宣化湿热 | 1. 暑湿、湿温<br>2. 湿痹疼痛 |
| | | 淡豆豉 | 以桑叶等配料制成的，味辛甘苦，性寒；以麻黄等配料制成的，味辛甘微苦，性温。又有生药和炒药之分 | 均有解表、除烦之功。生药以解表力胜；炒药以除烦力强 | 1. 感冒、风温<br>2. 热病虚烦 |

# 第三章 清 热 药

凡是具有清解里热作用的药物，称为清热药。

清热药性属寒凉，主要适用于急性热病、诸脏腑有热和外科痈肿疮毒等。根据入选药物的适用范围不同，分为以下四类：

1. 清热泻火药：主要适用于气分实热证候，具有直折火热之邪的作用，药如石膏、知母、栀子、决明子、柴胡、竹茹等。

2. 清热燥湿药：清热之中兼能燥湿，主要用于湿热内阻的证候，药如黄芩、黄连、黄柏等。

3. 清热解毒药：清热之中兼能解毒，主要用于热毒壅盛，痈疽疔疮和咽喉肿痛等，药如金银花、连翘、升麻、人中白等。

4. 清热凉血药：主要适用于营分、血分热证，能清营血中之邪热，药如牡丹皮、银柴胡、白薇等。



清热药在临床应用中必须分清邪在表在里和在气在血，根据整个病情来决定先后、主次和必要的配伍。如兼有表证者，应先解表，或表里同治；气血两燔者，应两清气血等。

使用清热药治疗急性热病和痈肿疮毒，大都应用生药，效果较好。经炮制后，其功用有所改变，可用于其他多种病证，如恶心呕吐，泄泻、痢疾，中气下陷，肝气郁结，妇女月经不调以及崩中漏下等。

清热药性质寒凉，容易损伤人体阳气，故对阳气不足，或脾胃虚弱的患者，应谨慎使用；如须应用，亦宜作好适当配伍，以免再度损伤阳气。

## 石膏

为天然层积矿物单斜晶系硫酸钙矿石。常年可采挖。主产于湖北、河南、山东等地。有清热泻火、除烦止渴、收敛生肌作用，主治一切里热证。饮片可分生药、蜜炙药、煅药三种：生药味甘辛，性大寒，以清热泻火、除烦止渴力强，多用于热病气分证；蜜炙药味甘，性寒，以清热降火、生津润燥力胜，多用于虚热证；煅药味甘微涩，性寒偏平和，清热力逊，收敛生肌力专，多作外用，可疗疮疡、湿疹、烫伤等。此外，有些地区还有用蔗糖拌炒石膏，性味、功用与蜜炙药相同，去其辛味，缓其大寒，用其清润。

【加工炮制】 生药（生石膏）：将原药拣掉夹石，敲成小块即得；蜜炙药（蜜炙石膏）：取净生石膏加炼蜜（每100公斤石膏，用蜂蜜15～20公斤）拌炒，至蜜汁均匀为度；煅药（煅石膏）：取净生石膏，置坩埚内，在无烟炉火中煅至内外全部呈粉白色和松透为度。

【临床应用】

**一、生药**

1. 胃热烦渴：常与知母等同用，能增强清热除烦作用，可用于急性热病邪在气分，高热烦渴，汗出，脉洪数有力，如白虎汤。若邪热既不离气，又入血分，气血两燔，神昏谵语，发斑红润者，可再加配犀角、玄参之类，兼以凉血解毒，如化斑汤。

2. 肺热咳喘：常与麻黄、杏仁等同用，具有清肺热、止咳喘作用，可用于风热壅阻于肺，咳嗽气喘，身热口渴，如麻杏甘石汤。

3. 胃火牙痛：常与知母、麦门冬、熟地黄等同用，具有清胃火、滋肾阴作用，可用于肾阴不足，胃火炽盛，牙痛头疼，烦热口渴等，如玉女煎。

**二、蜜炙药**

1. 胃虚火旺：常与麦门冬、生地黄、竹茹、芦根等同用，能增强清热养胃、顺降气机作用，可用于胃阴耗伤，虚火有余，身热口渴，烦闷干呕，苔光质红，脉象细数。

2. 肺阴不足：常与地骨皮、麦门冬、北沙参、叭杏仁等同用，具有清热降火、滋阴润肺作用，可用于肺阴不足，虚热内扰，午后潮热，颧红盗汗，咳嗽少痰，或痰中带血；亦治燥邪伤肺，干咳无痰，口干喉燥。

**三、煅药**

1. 疮疡流脓：常与升丹同用（名九一丹），研成细末，掺于疮口，或用药线蘸药插入，具有清热去腐、提脓生肌作用，可用于一切溃疡流脓未尽者。

2. 湿疹、烫伤：常与炉甘石、赤石脂同用（名三石散），研为细末，麻油或凡士林调搽患处，具有收敛生肌作用，可用于湿疹稠水日久不止及烫伤腐肉已化、新肌不生者。

【处方用名】 用生药写石膏、生石膏；用蜜炙药写蜜炙石膏、炙石膏；用煅药写煅石膏。

【用量】 生药15～30克，大剂量可用60～150克；蜜炙药12～30克；煅药外用适量。

【参考】



1. 天然石膏的初步分析，悬浮含硅酸、硫酸钙、氢氧化铝；溶液含硫酸钙、硫酸铁、硫酸镁(1)。生石膏为含水硫酸钙，煅石膏为无水硫酸钙(3)。

2. 生石膏内服经胃酸作用，一部分变成可溶性钙盐，至肠内吸收入血，增加血清内钙离子浓度，可抑制神经应激能（包括体温调节中枢神经）和减低血管渗透性，故能起到解热镇痉、抗过敏的作用。但因石膏质重，微溶于水，故用量要较大，并宜研细久煮，有效成分才能容易煎出(2)。

## 知母 （连母）

为百合科多年生草本植物知母的根茎。春秋两季采收，去掉地上茎及须根，剥去外皮晒干贮存。主产于山西、河北、内蒙古等地。有清热泻火、滋阴润燥作用，主治多种热病。饮片可分生药、炒药、盐水炒药三种：生药味苦，性寒，以泻火清热力专，多用于肺火、胃火证；炒药味苦，性寒偏平和，以滋阴润燥力胜，多用于肺燥阴伤、胃阴不足口渴病证；盐水炒药味苦微咸，性寒，以滋肾力强，多用于肾虚火旺证。

【加工炮制】 生药（生知母）：将原药拣去杂质，清水略洗，润透，切片，晒或烘干，筛去毛屑即得；炒药（炒知母）：取净生知母片置锅内，清炒至微焦为度；盐水炒药（盐水炒知母）：取净生知母片置锅内，文火炒至黄色，喷淋盐水（每100公斤知母，用盐2公斤半，适量开水溶化），炒干即成。

【临床应用】

**一、生药**

1. 肺火喘咳：常与桑白皮、黄芩、前胡等同用，具有泻肺火、止咳喘作用，可用于肺火炽盛，肃降之职失常，咳嗽气喘，胸闷而烦，身热口干，脉来滑数。

2. 胃热壅盛：常与石膏等同用，能增强清泻胃经实热作用，可用于胃热壅盛，高热不恶寒，反不恶热，烦渴汗出，脉洪数，如白虎汤。



**二、炒药**

1. 肺热阴伤燥咳：常与贝母同用，具有清肺润燥止咳作用，可用于肺热咳嗽，咯痰黄稠，或阴伤燥咳，咽喉干燥等，如二母丸。

2. 胃热阴伤口干：常与天花粉、山药等同用，具有清胃和脾、益阴生津止渴作用，可用于胃热伤津，口渴欲饮水；亦治消渴多饮、多食、多溲，如玉液汤。

**三、盐水炒药**

肾阴不足：常与黄柏、熟地黄等同用，能增强滋肾降火作用，可用于肾阴不足，虚火内动，骨蒸潮热，盗汗，遗精，如知柏地黄丸。若肾中真阴耗竭者，宜加配龟板、猪脊髓，填补肾中真阴，如大补阴丸。

【处方用名】 用生药写知母、肥知母、知母肉；用炒药写炒知母、清炒知母；用盐水炒药写盐水炒知母、盐知母、咸知母。

【用量】 生药、炒药、盐水炒药基本相同，一般5～12克。

【参考】

1. 知母含知母甙、黄酮甙、多量粘液质、糖类、少量芳香性物质和脂肪油；并含有烟酸[1]。

2. 知母浸膏对实验性发热，有退热作用，而且作用持久。体外实验证实，知母对痢疾杆菌、伤寒杆菌、副伤寒杆菌、大肠杆菌、绿脓杆菌、葡萄球菌、溶血性链球菌、肺炎双球菌和百日咳杆菌等有较强的抗菌作用[1]。

3. 知母能降低神经系统的兴奋性，例如配黄柏能降低性神经兴奋（所谓泻肾火）；配酸枣仁等降低大脑皮层过度兴奋，治虚烦失眠；配桂枝可加强对风湿性关节炎的镇痛作用；配白芍可治由于神经肌肉兴奋性增高而引起的筋惕（即肌肉纤维的抽搐）。知母对神经系统的镇静作用可能与其所含的烟酸有关[3]。



## 栀子 （木丹、山栀子、枝子）

为茜草科常绿灌木栀子的成熟果实。秋季成熟时采收，晒干贮存。主产于湖南、江西、福建、浙江、四川、湖北等地。有泻火解毒、清热除烦、凉血止血作用，主治烦躁不安，懊侬嘈杂，黄疸，血证等。饮片可分生药、炭药两种：生药味苦，性寒，以泻火解毒、利胆退黄力胜，多用于热病高热、热毒证和黄疸；炭药味苦微涩，性微寒，以清热除烦、凉血止血力强，多用于虚烦懊侬和血证。此外，部分地区还有姜制药和皮、仁分用，取姜制以止呕吐；用栀子皮以泄肌表之热；用栀子仁以清里证内热。

【加工炮制】 生药（生栀子）：将原药拣掉杂质，筛去灰屑即成；炭药（栀子炭）：取生栀子大小分档，分别置锅内，用武火炒至呈焦褐色为度。

【临床应用】

**一、生药**

1. 三焦积热：常与黄连、黄芩、黄柏同用，能增强泻火解毒作用，可用于邪热壅盛，烦躁狂乱，错语不眠，发热干呕，口燥咽干；亦治疮疡疔毒，如黄连解毒汤。

2. 湿热黄疸：常与茵陈、大黄、黄柏同用，具有清化湿热、利胆退黄作用，可用于湿热内阻，目黄身黄，小便短赤，如茵陈蒿汤、栀子柏皮汤。

**二、炭药**

1. 咯血、衄血：常与侧柏叶、茅根、茜草根等同用，能增强凉血止血作用，可用于邪热伤络，血不循经，咯血、衄血；亦治呕血、尿血，血热崩漏量多，如十灰散、丹栀逍遥散。若火邪伤络，出血量多，亦可用生药直折火邪以止血。

2. 虚烦不眠：常与豆豉同用，能增强清热除烦作用，可用于热病发汗、吐、下后，虚烦不眠，胸脘痞闷，嘈杂如饥，饥不欲食，如栀子豉汤。

【处方用名】 用生药写生栀子、栀子、山栀；用炭药写栀子炭、焦栀子、炒山栀、黑山栀子。



【用量】 生药 5～10 克；炭药 6～15 克。

【参考】

1. 栀子含藏花素、藏花酸、栀子黄色素，并含 D-甘露醇、B 谷甾醇等[3]。

2. 栀子有利胆和降压作用。栀子煎剂及醇提取物可引起猫、兔持久性降压；对结扎胆管的动物能抑制其血液中胆红素的升高。栀子对溶血性链球菌有抑制作用；栀子水浸剂在试管内能抑制多种致病皮肤癣菌[1]。

3. 本品生用清热凉血；炒焦后增加了炭素止血作用[2]。

## 决明子 （草决明）

为豆科一年生草本植物的成熟种子。10 月间采收，晒干贮存。主产于安徽、广西、四川、浙江、广东等地。有疏风清肝、益肾明目，兼有润肠通便作用，主治头痛目赤，青盲内障等。饮片可分生药、炒药两种：生药味甘苦咸，性微寒，以疏风清肝、润肠通便力胜，多用于风热上犯和肝胆郁火；炒药味甘苦咸，性平，以益肾明目力强，多用于肝肾不足，青盲内障。此外，部分地区还有用2%食盐溶水拌炒，取其咸能入肾，以增强补肾作用。

【加工炮制】 生药（生决明子）：将原药拣去杂质，筛去灰屑即成；炒药（炒决明子）：取净生决明子置锅内，文火炒至焦斑有香气为度。

【临床应用】

**一、生药**

1. 风热上壅头目：常与菊花、蔓荆子、木贼草、黄芩等同用，能增强疏风清热、凉肝明目作用，可用于风热上扰，目赤肿痛，或兼头痛头晕等，如决明子散。

2. 肝胆郁火犯目：常与柴胡、黄连、菊花等同用，具有清热疏肝、泻火明目作用，可用于肝胆郁火上冲，目赤涩痛，羞明多泪，如决明子汤。



3. 大便秘结：可单味泡服，亦可与火麻仁、瓜蒌仁同用。一般习惯性便秘多以单味泡服，突发性便秘常以多味配合应用，但必须属于热秘，才可服用。

**二、炒药**

肝肾不足，青盲内障：肝开窍于目，瞳子为肾所司，本品既能清肝，又能益肾，故为青盲内障常用之药，但临床应用时，常与枸杞子、女贞子、沙苑蒺藜、生地黄等同用，能增强补肝肾、明眼目作用。

【处方用名】 用生药写决明子、生决明、草决明、马蹄决明；用炒药写炒决明子、炒决明。

【用量】 生药、炒药基本相同，一般10～15克。

【参考】

1. 决明子含游离及结合成甙的大黄酸、大黄素、大黄酚，此外尚有粘液、蛋白质、脂肪油及色素，还含有胡萝卜素等[1]。

2. 动物实验证明本品有降压作用[1]。

## 柴胡

为伞形科多年生草本植物柴胡的根或全草（嫩叶及根）。春秋两季采收，晒干贮存。主产于四川、湖北、黑龙江、吉林等地。有和解退热、疏肝解郁、升举清阳作用，主治邪在半表半里，肝气郁结，中气下陷等。饮片可分生药、炒药、鳖血拌药三种：生药味苦，性微寒，以和表里、清实热力专，多用于半表半里证；炒药味苦，性平，以疏肝解郁、升举清阳力胜，多用于肝气郁结和中气下陷；鳖血拌药味苦咸，性微寒，以和表里、退虚热力强，多用于热病后期，邪在阴分，午后潮热等。此外，部分地区还有醋炒药（即生柴胡加10％～15％醋拌炒），目的取其引药入肝，增强疏肝解郁作用。

【加工炮制】 生药（生柴胡）：将原药拣去杂质，清水快洗，捞起，沥干，切片，晒或烘干即成；炒药（炒柴胡）：取净生柴胡片置锅内，文火清炒至微焦为度；鳖血拌药（鳖血拌柴胡）：取净生柴胡片加入鳖血、黄酒（每10公斤柴胡，用鳖血2～3公斤、黄酒1～2公斤）拌匀，或用文火微炒，或不用火炒，晒干即可。



【临床应用】

**一、生药**

1. 半表半里证：常与黄芩、半夏等同用，能增强和解退热作用，可用于邪在半表半里，寒热往来，胸胁苦满，心烦喜呕，如小柴胡汤。若肝胆积热，胸胁疼痛，寒热往来，恶心呕吐，大便秘结，可再加配大黄、枳实等，具有和解退热、消积通便作用，如大柴胡汤。

2. 疟疾：常与草果、黄芩、厚朴等同用，具有截疟作用，可用于疟邪内伏，战寒壮热，休作有时，或一日一发，或二日一发，或三日一发，如清脾饮。

**二、炒药**

1. 胁肋疼痛：常与枳壳、香附、川芎、白芍药等同用，能增强疏肝解郁、和血止痛作用，可用于肝气郁结，血行不畅，胁肋疼痛，脘腹痞满，如柴胡疏肝散。若兼营血不足，头目眩晕，或妇女月经不调，经来腹痛，乳房作胀，则常与当归、白芍药、煨姜、薄荷等配合，具有疏肝解郁、益血和营作用，如逍遥散。

2. 气虚下陷：常与人参、黄芪、升麻等同用，具有升举清阳、补益中气作用，可用于中气下陷，少气倦怠，小腹重垂，下利脱肛，小便失禁，子宫下垂；亦治气虚发热，如补中益气汤。

**三、鳖血拌药**

午后潮热：常与青蒿、地骨皮、白芍药、石膏、知母等同用，能增强和表里、退虚热（亦即转阴分之邪从阳而出）作用，可用于热病后期，邪在阴分，欲从阳解，午后潮热，热势较高，口干汗出，脉弦细数。



**【处方用名】** 用生药写柴胡、软柴胡（又称南柴胡）、硬柴胡（又称北柴胡）、春柴胡、秋柴胡；用炒药写炒柴胡、清炒柴胡；用鳖血拌药写鳖血拌柴胡、鳖血柴胡。

**【用量】** 生药 5～12 克；炒药 3～10 克；鳖血拌药6～10 克。

**【参考】**

1. 柴胡含柴胡酮、植物甾醇，另含脂肪酸，茎叶含芦[3]。

2. 柴胡有良好的解热作用，还有利胆及抗脂肝作用；此外，尚有促进肠蠕动等作用。柴胡在体外对结核杆菌及流感病毒的生长有抑制作用；对于抑制疟原虫的发育，也有一定作用[1]。

## 竹茹 （竹皮、竹二青）

为禾本科多年生常绿植物淡竹的茎刮去绿色外皮后刨下的中间层。采收后，晒干贮存，也可鲜用。主产于广东、浙江等地。有清肺化痰、和胃止呕作用，主治咳逆、呕吐，惊悸失眠。饮片可分生药（包括鲜品）、姜汁炒药两种：生药味甘，性微寒，以清肺化痰力胜，多用于肺热咳逆（其中鲜品清热作用较强，生干品稍弱）；姜汁炒药味甘辛，性平，以和胃止呕力强，多用于恶心呕吐、惊悸失眠。

【加工炮制】 生药（生竹茹）：将原药拣去杂质和硬梗即成；姜汁炒药（姜汁炒竹茹）：取净生干竹茹加鲜生姜汁（每10公斤竹茹，用生姜2公斤半捣汁）洒匀，放入锅内，炒至微焦为度。

【临床应用】

**一、生药**

1. 肺热咳逆：常与牛蒡子、黄芩、芦根等同用，能增强清肺祛痰作用，可用于痰热阻肺，咳嗽痰黄，胸中烦闷，身热口干等。

2. 肺热咯血：常与栀子、茅根、黄芩、侧柏叶等同用，具有清肺止血作用，可用于咳嗽咯血，或痰中带血；亦治鼻孔出血。



**二、姜汁炒药**

1. 恶心呕吐：常与人参、陈皮、生姜等同用，具有补虚清热、理气降逆作用，可用于久病虚弱，或吐利之后，胃虚兼热，恶心呕吐；亦治呃逆，如橘皮竹茹汤。若胃热干呕，口渴欲饮水，多与竹叶、石膏、芦根等配合，具有清热生津、和胃止呕之功；湿热互阻，恶心呕吐，胸脘痞闷，舌苔黄腻，多与黄连、半夏配合，具有清热化湿、调和胃气的作用。

2. 惊悸失眠：常与枳实、陈皮、半夏、茯苓等同用，具有和胃宁胆、清热祛痰作用，可用于胆胃不和，痰热内阻，上扰心神，惊悸失眠，或兼噩梦，如温胆汤。

3. 妊娠恶阻：常与黄芩、白术、苏梗等同用，具有安胎和胃作用，可用于妊娠胃气不和，脾运失常，胸脘痞闷，恶心呕吐，恶闻食气，食后即吐等。

【处方用名】 用鲜药写鲜竹茹、鲜竹二青；用生药写干竹茹、淡竹茹、竹二青、竹茹；用姜汁炒药写姜汁炒竹茹、姜竹茹。

【用量】 生药、炒药基本相同，一般 3～10 克。

【参考】

1. 竹茹粉对白色葡萄球菌、枯草杆菌、大肠杆菌及伤寒杆菌等有较强的抗菌作用[1]。

2. 竹茹生用清热凉血，经姜汁拌炒后有温中止呕、发散、涤痰开郁作用[2]。

## 黄芩 （子芩、条芩、枯芩）

为唇形科多年生草本植物黄芩的根。春夏秋三季均可采收，晒干贮存。主产于河北、山西、辽宁、河南、内蒙古等地。有清热泻火、燥湿、止血、安胎作用，主治热病邪入气营，肺热咳嗽，湿热泻痢，吐血、衄血，胎动不安和痈疽疔疖等。饮片可分生药、炒药、酒炒药、炭药四种：生药味苦，性寒，以清热泻火力专，多用于热病邪入气营和痈疽疔疖；炒药味苦，性寒偏平和，以清热燥湿、和胃安胎力胜，多用于痢疾、湿温和胎动不安；酒炒药味苦微辛，性寒，以清肺凉肝力强，多用于肺热咳嗽、肝火头痛；炭药味苦微涩，性微寒，以清热止血力胜，多用于吐血、衄血等。



【加工炮制】 生药（生黄芩）：将原药拣去杂质，除去残茎，置开水略浸或蒸锅略蒸，切片，晒或烘干，筛净灰屑即成；炒药（炒黄芩）：取净生黄芩片置锅内，文火清炒至微焦为度；酒炒药（酒炒黄芩）：取净生黄芩片加酒（每 100 公斤黄芩，用黄酒 10～15 公斤）拌匀，放入锅内微火炒干为度；炭药（黄芩炭）：取净生黄芩片置锅内，武火炒至焦黑如炭状为度。

【临床应用】

**一、生药**

1. 热病邪在气营：常与黄连、栀子、黄柏同用，能增强清热泻火、凉营解毒作用，可用于邪热入侵气营，壮热烦躁，或昏狂谵语；亦治痈疽疔疖，如黄连解毒汤。若兼发斑吐衄，症势较剧，则常与犀角、牡丹皮、黄连、石膏、生地黄等同用，具有清热解毒、凉血和血作用，如清瘟败毒饮。

2. 热在半表半里：常与柴胡、半夏或草果、厚朴等配伍，共奏和解泄热，如小柴胡汤、清脾饮。

**二、炒药**

1. 痢疾：常与白芍药、黄连等同用，能增强清热燥湿、止痢缓痛作用，可用于湿热内阻，肠胃受伤，腹痛下痢，赤白相兼，里急后重，如黄芩汤、芍药汤。

2. 湿温：常与滑石、白蔻仁、通草、茯苓等同用，具有清热利湿、宣化畅中作用，可用于湿温初起，身热不扬，胸闷脘痞，口不渴，如黄芩滑石汤。

3. 胎动不安：常与白术、竹茹等同用，能增强清热燥湿、和中安胎作用，可用于湿热中阻，胎动不安，饮食减少，或恶心呕吐等。

**三、酒炒药**



1. 肺热咳嗽：常与杏仁、桔梗、枳壳、甘草等同用，具有清肺利气作用，可用于痰热阻肺，气机不利，咳嗽胸闷，咯痰黄稠，如黄芩泻肺汤。若痰火阻肺，咳嗽气喘，胸闷烦热，宜与桑白皮、知母、地骨皮、栀子等配合，具有清肺泻火、止咳平喘作用。

2. 肝火头痛：常与龙胆草、栀子、僵蚕、菊花等同用，具有清肝泻火作用，可用于肝火上扰，头痛头昏，口苦烦热等。

**四、炭药**

1. 吐血、衄血：常与茜草根、侧柏叶、藕节、茅根等同用，能增强清热止血作用，可用于邪热伤络，血不循经，吐血、衄血；亦治咯血、尿血。

2. 崩中漏下：常与当归、生地黄、阿胶、椿根皮等同用，具有清热凉血、固经止血作用，可用于冲任夹热，崩中漏下，血色深红等。

【处方用名】 用生药写生黄芩、黄芩、淡芩、枯芩、条芩、子芩；用炒药写炒黄芩、炒淡芩；用酒炒药写酒炒黄芩、酒黄芩、酒芩；用炭药写黄芩炭、芩炭、枯芩炭、焦黄芩。

【用量】 生药、炒药、酒炒药、炭药基本相同，一般6～12克。

【注意】 有些地区将黄芩还分枯芩和子芩。枯芩为黄芩之老根，体轻、中空、色黑，长于清上焦肺火；子芩，又称条芩，为黄芩之新根，体重、内实、色黄，长于清大肠之热。

【参考】

1. 黄芩主要含黄芩甙、黄芩素、汉黄芩甙、汉黄芩素和黄芩新素等(1)。

2. 黄芩甙具有降压、清热、利尿、镇静、抑菌等药理作用，而汉黄芩素近年来认为是黄酮类成分中具有抗癌作用较强的成分之一。体外抑菌实验证实，黄芩对伤寒杆菌、痢疾杆菌、绿脓杆菌、百日咳杆菌、葡萄球菌、溶血性链球菌、肺炎双球菌、流感病毒、皮肤真菌等有抑制作用(1)。



3. 黄芩经酒制后，缓和其寒性，加强上行功能(2)。

## 黄连 （王连）

为毛茛科多年生草本植物黄连的根茎。秋季采挖，晒或烘干贮存。主产于四川、湖北、云南、贵州等地。有泻火解毒、清热燥湿作用，主治热盛心烦，痞满呕逆，泄泻，痢疾，吐血，衄血等。饮片可分生药、炒药、姜炒药、酒炒药四种：生药味大苦，性大寒，以泻火解毒力专，多用于温病壮热、热毒壅盛和火邪迫血妄行；炒药味苦，性寒，以清热燥湿、理肠止利力强，多用于胃肠湿热，泄泻痢疾；姜汁炒药味苦微辛，性寒偏平和，以清热燥湿、和胃止呕力胜，多用于湿热内阻，胃失和降，恶心呕吐；酒炒药味苦微辛，性寒稍平和，以清心除烦力强，多用于心火偏旺，失眠惊悸。此外，有些地区还有多种制药，如猪胆汁拌炒药，目的取其清肝胆实火；盐水拌炒药，取其清下焦湿火；米醋拌炒药，取其引药入肝，以清肝经郁火；吴茱萸煎汁拌炒药，取其辛开苦降，以清肝和胃。

【加工炮制】 生药（生黄连）：将原药拣去杂质，用清水略洗，润软，切片，晒干即成；炒药（炒黄连）：取净生黄连片置锅内，文火清炒呈棕黄色为度；姜炒药（姜汁炒黄连）：取净生黄连片加生姜汁（每 10 公斤黄连，用生姜 2 公斤捣汁，适加开水）拌匀，放入锅内炒干为度；酒炒药（酒炒黄连）：取净生黄连片加酒（每 10 公斤黄连，用黄酒 1.5 公斤）拌匀，晾至半干后，再用文火炒干即得。

【临床应用】

**一、生药**

1. 热毒壅盛：常与黄芩、黄柏、栀子、石膏同用，能增强泻火解毒作用，可用于邪毒壅盛，高热烦躁，神昏谵语；亦治痈疽疔疮，红肿疼痛，如黄连解毒汤、三黄石膏汤。气血两燔，又常与石膏、知母、犀角、地黄等配用，如清瘟败毒饮。

2. 血热妄行：常与大黄、黄芩同用，具有清热泻火、凉血止血作用，可用于火邪壅盛，迫血离经，吐血、衄血等，如泻心汤。



**二、炒药**

1. 泄泻：常与黄芩、葛根等同用，共奏清里和表、理肠止泻作用，可用于表邪未解，里热已成，身热泄泻，胸膈烦闷，口中作渴，如葛根芩连汤。

2. 痢疾：常与白头翁、秦皮、黄柏同用，具有清肠止痢作用，可用于热痢脓血，腹痛，里急后重，肛门灼热，如白头翁汤。若湿热阻于肠胃，气机不畅，下痢腹痛，赤白相兼，则常与木香配合，具有清热燥湿、理气止痢作用，如香连丸；若血痢日久不愈，阴血耗伤，常与地榆、阿胶、当归、诃子肉配合，具有坚阴益血、厚肠止痢作用，如地榆丸。

**三、姜汁炒药**

恶心呕吐：常与半夏等同用，能增强清热燥湿、和胃止呕作用，可用于湿热中阻，胃失和降，恶心呕吐，胸脘痞闷，如半夏泻心汤。若胃热炽盛，干呕口渴，则常与竹茹等配合，具有清胃止呕之功；若肝气犯胃，呕吐酸水，则常与吴茱萸同用，具有清热疏肝、安胃止呕作用，如左金丸；若妊娠恶阻，恶心呕吐，则常与紫苏配合，具有清热顺气作用。

**四、酒炒药**

心悸、失眠：常与朱砂、生地黄等同用，能增强清心除烦、安神定志作用，可用于心火偏旺，阴血被灼，神失安宁，心悸怔忡，胸中烦热，不易入睡等，如安神丸。若心火亢盛，不能下交于肾，致心肾不交，心悸失眠，则常与肉桂同用，具有清心温肾、交通水火作用，如交泰丸。

【处方用名】 用生药写生黄连、黄连、川连、鸡爪连；用炒药写炒黄连、炒川连；用姜汁炒药写姜汁炒黄连、姜川连；用酒炒药写酒炒黄连、酒黄连。

【用量】 生药、炒药、姜炒药、酒炒药基本相同，一般1.5～10克。



【参考】

1. 黄连主要含小檗碱，其次为黄连碱、甲基黄连碱、掌叶防己碱、非洲防己碱。此外，尚含青荧光酸等[11]。

2. 黄连对痢疾杆菌、伤寒杆菌、大肠杆菌、绿脓杆菌以及葡萄球菌、溶血性链球菌、肺炎双球菌、结核杆菌、百日咳杆菌等均有较强的抗菌作用，尤对痢疾杆菌作用最强。又黄连煎液、水浸液对皮肤真菌有广泛的抗菌作用[1]。

## 黄柏 （黄檗、檗木、檗皮）

为芸香科落叶乔木黄柏及黄皮树的树皮。3～4月间剥下树皮，刮去外层粗皮，晒干贮存。主产于吉林、四川、辽宁、河北等地。有泻火解毒、清热燥湿，以及泄肾火和止血作用，主治热毒烦乱，痢疾，黄疸，骨蒸潮热，崩漏，带下等。饮片可分生药、炒药、盐炒药、炭药四种：生药味苦性寒，以泻火解毒力专，多用于热毒壅盛之证；炒药味苦，性寒稍平和，以清热燥湿力强，多用于湿热之候；盐水炒药味苦微咸，性寒，以泻肾中之火力胜，多用于肾虚火旺的病证；炭药味苦微涩，性寒偏平和，以清热止血力强，多用于便血、崩漏等。

【加工炮制】 生药（生黄柏）：将原药拣去杂质，清水略浸，洗净，捞起，润软，开条切片，晒干即得；炒药（炒黄柏）：取净生黄柏片置锅内，文火清炒至微焦为度；盐水炒药（盐水炒黄柏）：取净生黄柏片加盐（每 100 公斤黄柏，用盐 2 公斤半适量开水溶化）拌匀，晾至半干，放入锅内微火炒干即成；炭药（黄柏炭）：取净生黄柏片置锅内，武火炒至表面呈焦黑如炭状，内心老黄色为度。

【临床应用】

**一、生药**

1. 热毒烦乱：常与黄连、黄芩、栀子同用，能增强泻火解毒作用，可用于热毒壅盛，壮热烦躁，或狂乱不寐，或兼吐血、衄血、发斑；亦治痈疽疔疮，红肿疼痛，如黄连解毒汤。

2. 黄疸：常与栀子、甘草同用，具有清热泻火、利湿退黄作用，可用于湿热壅阻，身热发黄，心烦气短，小便色赤；亦治吐血、衄血，如栀子柏皮汤。

**二、炒药**

1. 热痢：常与白头翁、黄连、秦皮同用，具有清热燥湿、凉血止痢作用，可用于热痢脓血，腹痛，里急后重，肛门灼热，如白头翁汤。

2. 足痿：常与苍术同用，具有清热燥湿、强筋壮骨作用，可用于湿热走注筋脉成痿，两足软弱无力；亦治脚气、疮疡等，如二妙散。

3. 带下：常与车前子、芡实、白果等同用，具有清湿热、止带下作用，可用于湿热内蕴，带脉虚损，白带绵下，腰酸腿软等，如易黄散。

**三、盐水炒药**

肾虚火旺：常与知母、熟地黄、丹皮、山茱萸等同用，具有滋肾阴、降虚火作用，可用于肾阴不足，虚火内扰，骨蒸潮热，遗精梦泄，如知柏地黄丸。若真阴亏少，虚火甚旺，潮热盗汗，咳嗽咯血，则常与熟地黄、知母、龟板、猪脊髓配合，具有滋补真阴、平降虚火作用，如大补阴丸。

**四、炭药**

1. 便血：常与地榆、槐花、阿胶、黄连等同用，具有清热益阴、凉血止血作用，可用于营阴不足，湿热阻于大肠，大便下血，血色鲜红；亦治赤痢日久不愈者。

2. 崩漏：常与黄芩、白芍药、椿根皮等同用，具有清热凉血、固经止血作用，可用于冲任夹热，崩中漏下，血色深红，或有紫块，如固经丸。

【处方用名】 用生药写生黄柏、黄柏、川柏；用炒药写炒黄柏、炒川柏；用盐水炒药写盐水炒黄柏、盐川柏；用炭药写黄柏炭、川柏炭。



【用量】 生药、炒药、盐水炒药、炭药基本相同，一般5～10克。

【参考】

1. 黄柏含小檗碱、黄柏酮、黄柏内酯、白藓脑交酯[3]。

2. 黄柏煎剂对人型结核杆菌有完全抑制的作用，对枯草杆菌、金黄色葡萄球菌、福氏痢疾杆菌，亦有显著的抗菌效能。黄柏对血小板有保护不易破碎的作用；还有降低血压及血糖的作用[1]。

## 金银花 （忍冬花、银花、双花、二花）

为忍冬科多年生半常绿缠绕灌木金银花的花蕾。夏季采摘，晒干贮存。全国大部分地区多有产，但主产区为河南（称南银花）和山东（称东银花）。有清热解毒作用，主治温病发热，热毒血痢，痈疽疔毒等。饮片可分生药、炒药、炭药三种：生药味甘微苦，性寒，其清热解毒之功善走上焦和肌表，多用于温病初期，痈疽疔毒；炒药味甘微苦，性寒偏平，其清热解毒之功善走中焦和气分，多用于温病中期；炭药味甘微苦涩，性微寒，其清热解毒之功善走下焦及血分，多用于赤痢、疫毒痢。

【加工炮制】 生药（生金银花）：将原药拣去杂质，筛去灰屑即成；炒药（炒金银花）：取净生银花置锅内，文火清炒呈淡棕色为度；炭药（金银花炭）：取净生银花置锅内，武火清炒（但火力不可过大，否则易使原料着火）至焦褐色如炭状为度。

【临床应用】

**一、生药**

1. 温病初期：常与连翘、薄荷、淡豆豉等同用，具有清热解毒、疏风解表作用，可用于温病初起，发热微恶风寒，口微渴，如银翘散。

2. 痈疽疔毒：常与蒲公英、紫地丁、野菊花等同用，能增强清热解毒作用，可用于痈疽疔毒，红肿疼痛，如五味消毒饮。

**二、炒药**

温病中期：常与黄芩、栀子、石膏、竹茹、芦根等同用，具有清热解毒、透邪外出、和胃止呕作用，可用于邪热壅阻，胃气不和，发热烦躁，胸膈痞闷，口渴干呕，舌红苔燥，脉象滑数。



**三、炭药**

1. 赤痢：常与黄连、赤芍、木香、马齿苋等同用，具有清热理肠、化滞和血作用，可用于湿热中阻，损伤肠络脂膜，下痢脓血，血多于脓，腹痛，里急后重。

2. 疫痢：常与生地黄、赤芍、丹皮、黄连、黄柏、白头翁等同用，具有清热解毒、凉血止痢作用，可用于疫毒侵袭肠胃，与气血搏结，痢下鲜紫脓血，壮热口渴，烦躁不安，甚至神昏谵语。

【处方用名】 用生药写银花、金银花、二宝花、双花、二花、忍冬花、河南花、山东花；用炒药写炒银花、炒双花、炒忍冬花；用炭药写银花炭、二花炭等。

【用量】 生药 10～30 克；炒药 10～20 克；炭药 10～

15克。

【参考】

1. 金银花含肌醇、木犀草黄素、绿原酸鞣质等[3]。

2. 金银花100%浓煎剂对伤寒杆菌、霍乱弧菌、溶血链球菌的抗菌作用较强，对痢疾杆菌、肺炎双球菌、白喉杆菌、人型结核杆菌都有一定的抑制作用[1]。

3. 本品生用清热解毒，炒炭用则凉血止血[2]。

## 连翘 （大翘子、黄奇丹）

为木犀科落叶灌木连翘的果实。白露前采收青绿色的果实，称为青翘；寒露前采收黄棕色的熟透果实，称为老翘。青翘采下后，果实多不裂开，不去芯，用沸水略煮片刻或蒸熟，晒干贮存；老翘采下后果实多裂开，筛去芯（芯另作药用，称连翘芯），晒干贮存。主产于山西、河南、陕西、山东等地。有清热解毒作用，主治多种热证和疮疡肿毒。饮片可分连翘、朱砂拌连翘、连翘芯、朱砂拌连翘芯四种：连翘味苦，性微寒，以清热解毒、消肿散结力胜（其中青翘即带芯连翘，清热解毒较强，且有清心作用；老翘即连翘壳，消肿散结较佳），多用于温病卫分证或气分证，以及疮疡肿毒；朱砂拌连翘味苦微甘，性微寒，以清热解毒、镇心安神力强，多用于热病邪在气分，心烦不安；连翘芯味苦，性微寒，以清心安神力胜，多用于热病邪在气营，烦躁不宁；朱砂拌连翘芯味苦微甘，性微寒，以镇心定惊力强，多用于热病邪在营血，烦躁不寐，舌红脉细数。



【加工炮制】 连翘（包括青翘和老翘）：将原药拣去梗和杂质，筛净灰屑即成；朱砂拌连翘：取净连翘（青翘、老翘均可用）用清水喷潮，再用朱砂（每10公斤连翘，用朱砂0.4公斤）拌匀即得；连翘芯：将原药拣尽杂质，筛去灰屑即成；朱砂拌连翘芯：取净连翘芯用清水喷潮，再用朱砂（每10公斤连翘芯，用朱砂0.5公斤）拌匀即得。

【临床应用】

**一、连翘**

1. 邪在卫分：常与金银花、薄荷、竹叶等同用，具有清热解毒、辛凉解表作用，可用于邪在卫分，发热微恶寒，无汗或少汗，头痛，口微渴，如银翘散。

2. 邪在气分：常与金银花、麦门冬等同用，具有清热解毒、滋养胃津作用，可用于邪在气分，身热不恶寒，口渴等，如银翘汤。

3. 疮疖痰毒：常与夏枯草、牛蒡子、玄参等同用，具有清热解毒、消痰软坚作用，可用于邪毒壅阻，痰热入络，头面热疮，颈项痰毒，如牛蒡解肌汤。

**二、朱砂拌连翘**

邪在气分，累及于心：常与黄连、栀子、石膏、玄参等同用，能增强清热解毒、镇心安神作用，可用于气分邪热壅盛，累及心神，壮热口渴，心烦不安等。

**三、连翘芯**

邪在气营（或邪陷心包）：常与连心麦冬、竹叶卷心、莲子芯、犀角等同用，能增强清心安神作用，可用于邪恋气营或邪陷心包，身热口渴，烦躁不宁，或神昏谵语，如清宫汤。

**四、朱砂拌连翘芯**

邪在营血：常与丹参、玄参、犀角、牡蛎、生地黄等同用，能增强镇心定惊作用，可用于邪入营血，心神扰乱，身热烦躁，神昏谵语，夜间尤甚，舌红脉细数。

【处方用名】 连翘：用青药写青连翘、带心连翘；用老药写黄连翘、老连翘、连翘壳、连翘；用朱砂拌药写朱砂拌连翘、朱连翘。连翘芯：用芯药写连翘芯；用朱砂拌药写朱砂拌连翘芯、朱拌翘芯。

【用量】 连翘 6～12 克；朱砂拌连翘 10～15 克；连翘芯 5～8 克；朱砂拌连翘芯 6～10 克。

【参考】

1. 连翘含连翘酚、齐墩果酸，以及一种甾醇化合物，并含有大量维生素P[3]。种子含三萜皂甙[11]。

2. 连翘酚是抗菌的有效成分，对金黄色葡萄球菌、志贺氏痢疾杆菌、溶血性链球菌、肺炎双球菌、伤寒杆菌等有显著的抑制作用。齐墩果醇酸有强心、利尿作用；维生素P能增强毛细管的抵抗力[1]。

## 升麻 （周麻）

为毛茛科多年生草本植物升麻的根茎。秋季采收，去掉地上部及须根，烈日晒干贮存。主产于陕西、四川、青海、云南等地。有发表透疹、清热解毒、升举阳气作用，主治麻疹、口舌生疮和气虚下陷，脘腹重垂，子宫脱出，下利脱肛等。饮片可分生药、蜜炙药两种：生药味甘辛，性微寒，以发表透疹、清热解毒力胜，多用于麻疹初起，口舌生疮；蜜炙药味甘，性微寒偏平，以升举阳气力强，多用于气虚下陷，少气懒言，倦怠乏力，脘腹重垂、子宫下垂、下利脱肛等。此外，部分地区还有炒成炭药用，目的取其增强止利作用。



【加工炮制】 生药（生升麻）：将原药拣去杂质，清水洗净，润透，切片，晒或烘干即成；蜜炙药（蜜炙升麻）：取净生升麻片加炼蜜（每100公斤升麻，用蜂蜜25公斤）拌匀，炒至蜜汁吸尽为度。

【临床应用】

**一、生药**

1. 麻疹初期：常与葛根等同用，能增强解表透疹作用，可用于麻疹初现，疹透不畅，如升麻葛根汤。

2. 口舌生疮：常与黄连、丹皮等同用，能增强清热解毒作用，可用于胃热壅盛，口舌生疮或牙龈红肿糜烂，口气秽臭，如清胃散。若上药服后症势不减者，可加配石膏、人中白之类，再加强清热解毒功用，往往可获效果。

3. 咽喉肿痛：常与玄参、射干、桔梗、大青叶等同用，具有清咽解毒作用，可用于热毒壅阻，咽喉肿痛或糜烂，吞咽不利。

**二、蜜炙药**

气虚下陷：常与黄芪、人参、柴胡、白术等同用，能协同升举阳气、补益脾胃作用，可用于脾胃虚弱，中气下陷，脘腹垂胀，久泻久痢，脱肛，子宫下垂；亦治气虚发热，久疟不愈等，如补中益气汤。

【处方用名】 用生药写升麻、绿升麻、关升麻、西升麻、川升麻、花升麻、鸡骨升麻；用蜜炙药写蜜炙升麻、炙升麻。

【用量】 生药 2～5 克；蜜炙药 6～12 克。

【参考】

1. 升麻含升麻苦味质、升麻碱等；还有水杨酸、脂肪酸等(3)。

2. 升麻经体外实验证实能抑制结核杆菌及皮肤真菌的生长(1)。

3. 本品生用为透疹、清热解毒；蜜炙用为升举阳气(1)。

## 人中白 （秋白霜）

为凝结在尿桶或尿缸中的灰白色无晶形的薄片或块片，即人尿自然沉结的固体物。四季均可采集，刮下后，漂净，晒干贮存。各地均产。有清热除蒸、祛瘀止血作用，主治骨蒸劳热，咳嗽咯血，以及咽喉肿痛，牙疳口疮等。饮片可分生药、煅药两种：生药味咸，性寒，以清热除蒸力胜，多用于骨蒸劳热、咳嗽咯血等；煅药味咸，性微寒，以祛瘀止血力强，多用于咽喉肿痛、牙疳口疮以及吐血、衄血等。

【加工炮制】 生药（生人中白）：将原药用清水漂10～15天，每天换水两次，捞起，日晒夜露至无臭味，敲成小块即得；煅药（煅人中白）：取净生人中白，用火煅至灰褐色，敲成小块即得。

【临床应用】

**一、生药**

骨蒸劳热：常与生地黄、青蒿、鳖甲、阿胶等同用，能增强清热除蒸作用，可用于阴虚火旺，骨蒸劳热，咳嗽咯血，或痰中带血等，如人中白丸。

**二、煅药**

1. 咽喉肿痛，牙疳口疮：常与黄连、玄参、升麻等同用，具有清热解毒、凉血和血作用，可用于热毒壅阻，咽喉肿痛，牙疳口疮，口气秽臭等。亦可与孩儿茶、冰片、黄柏、硼砂、薄荷、青黛、黄连配合，研末外用，治牙疳齿龈腐烂黑臭或口舌糜烂，如人中白散。

2. 吐血、衄血：常与侧柏叶、藕节、丹皮、茜草根等同用，具有清热凉血、祛瘀止血作用，可用于阳络受伤，瘀热互结，血行不畅，吐血、衄血反复不止者。

【处方用名】 用生药写生人中白、淡秋石；用煅药写人中白、煅人中白。

【用量】 生药、煅药基本相同，一般 5～10 克。外用适量。

【注意】 淡秋石与人中白原为两物。淡秋石古代用石膏浸入童便中制成。目前多数地区用生人中白漂净，日晒夜露，去净臭味称淡秋石；亦有用漂净生人中白研成粉末，再用白及水拌和，制成小方块入药。所以，现在生人中白与淡秋石是异名同物。另有一种咸秋石，系用食盐与泉水煎熬而成，功用与淡秋石相似。



【参考】 据报道，人中白主要含磷酸钙、尿酸钙等；煅人中白主要成分为磷酸钙，可能尚含碳酸钙[8]。

## 牡丹皮 （丹皮）

为毛茛科多年生落叶小灌木牡丹的根皮。秋冬两季采掘，去掉须根，剥下根皮，晒干贮存。若刮去外皮，则称为刮丹皮或粉丹皮。主产于安徽、四川、甘肃、陕西、山东等地。有清热凉血、活血行瘀等作用，主治血热证和瘀血证。饮片可分生药、炒药、炭药三种：生药味辛苦，性微寒，以清热凉血、活血散瘀力专，多用于热病邪入营血，阴虚内热以及肠痈等；炒药味苦，性微寒，以和血力胜，多用于月经不调等；炭药味苦微涩，性微寒偏平，以止血力强，多用于出血证。此外，部分地区还有酒炒药，目的取其增强活血行瘀功用。

【加工炮制】 生药（生牡丹皮）：将原药拣去杂质，清水略浸，洗净，捞起，润软，切片，晒或烘干即得；炒药（炒牡丹皮）：取净生丹皮片置锅内，文火清炒至微焦黄色为度；炭药（牡丹皮炭）：取净生丹皮片置锅内，武火清炒至边缘焦黑如炭状，中心呈焦褐色为度。

【临床应用】

**一、生药**

1. 热入营血：常与犀角、赤芍药、生地黄同用，能增强清热凉血作用，可用于邪热入侵营血，身热口干，神昏谵语，发斑吐衄，舌质色绛，脉沉细数，如犀角地黄汤、清瘟败毒饮。

2. 跌仆损伤：常与当归、赤芍药、桃仁、川芎、乳香等同用，能增强活血散瘀作用，可用于跌仆损伤，瘀血阻滞，局部疼痛；亦治瘀血经闭，如牡丹皮散。

3. 牙龈肿烂：常与升麻、黄连、生地黄等同用，具有清热泻火，凉血止血作用，可用于胃火上炎，齿龈肿痛，牙宣出血，口气热臭，如清胃散。



4. 肠痈疼痛：常与大黄、芒硝、桃仁等同用，具有清热化瘀、散结消肿作用，可用于肠痈初起，尚未成脓，右少腹疼痛拒按，大便秘结，如大黄牡丹汤。

5. 阴虚发热：常与青蒿、鳖甲、生地黄等同用，具有清热透邪、滋阴降火作用，可用于热病后期，阴液受伤，邪热伏于阴分，夜热早凉，无汗，舌红脉细数；亦治肺痨虚热无汗者，如青蒿鳖甲汤。若肾阴不足，虚火偏旺，头目眩晕，腰膝无力，口燥咽干，遗精梦泄，则宜与熟地黄、山茱萸等配合，具有清热降火、滋阴益肾作用，如六味地黄丸。

**二、炒药**

月经不调：常与当归、白芍药、阿胶、川芎、吴茱萸等同用，具有温经散寒、养血和血作用，可用于血虚寒凝，月经不调，或提前或落后，或量多或涩少等，如温经汤。

**三、炭药**

吐血、衄血：常与侧柏叶、茜草根、棕榈皮、栀子等同用，能增强止血安络作用，可用于邪热伤络，血不循经，吐血、衄血；亦治咯血、便血、尿血等，如十灰散。

【处方用名】 用生药写丹皮、生丹皮、粉丹皮、牡丹皮；用炒药写炒丹皮；用炭药写丹皮炭。

【用量】 生药6～12克；炒药、炭药5～10克。

【参考】

1. 牡丹皮含丹皮酚（即芍药醇）、苯甲酸、植物甾醇、鞣质等[3]。

2. 牡丹皮对金黄色葡萄球菌、痢疾杆菌、伤寒杆菌、副伤寒杆菌、绿脓杆菌、大肠杆菌、变形杆菌、百日咳杆菌、肺炎球菌等有较强的抑制作用。丹皮酚能使动物子宫粘膜充血，有通经作用[1]。

3. 丹皮水煎剂有降血压作用，与所含的丹皮酚及其糖甙有关[16]。



## 银柴胡 （银胡）

为石竹科多年生草本植物银柴胡及本科多种植物的根。秋季采收，去茎叶，晒干贮存。主产于陕西、甘肃、宁夏、内蒙古等地。有退骨蒸、清疳热、凉血止血作用，主治阴虚内热及出血证。饮片可分生药、炒药、鳖血拌药三种：生药味甘，性微寒，以清疳热力专，多用于小儿疳积和夏季热；炒药味甘微苦，性微寒，以凉血止血力胜，多用于出血证；鳖血拌药味甘咸，性微寒，以退骨蒸力强，多用于骨蒸劳热。

【加工炮制】 生药（生银柴胡）：将原药拣去杂质，除去残茎，清水略浸，捞起，润软，切片，晒或烘干即成；炒药（炒银柴胡）：取净生银柴胡片置锅内，文火清炒至微焦为度；鳖血拌药（鳖血拌银柴胡）：取净生银柴胡片加鳖血、黄酒（每10公斤银柴胡，用鳖血、黄酒各2公斤）拌匀，晒干即得。

【临床应用】

**一、生药**

1. 小儿疳积热：常与胡黄连、青蒿、白芍药、太子参等同用，能增强清热疗疳作用，可用于小儿疳积，发热烦渴，急躁不安，形体消瘦等。

2. 小儿夏季热：常与青蒿、金银花、西瓜翠衣、北沙参、绿豆等同用，具有清热祛暑作用，可用于夏季气候炎热，小儿日晡发热，朝夜身凉，口干烦躁，食少形瘦。

**二、炒药**

咯血、衄血：常与茜草根、侧柏叶、茅根、生地黄等同用，能增强凉血止血作用，可用于阴虚内热，络脉受伤，咯血、衄血，或兼低热；亦治尿血、崩漏。

**三、鳖血拌药**

1. 肺痨骨蒸潮热：常与地骨皮、鳖甲、知母、秦艽等同用，能增强退蒸除热作用，可用于肺痨阴虚，骨蒸潮热，咳呛少痰，口干咽燥，如清骨散。

2. 热病后期发热：常与白薇、青蒿、丹皮、生地黄等同用，具有清泄阴分邪热作用，可用于阴液不足，邪热伏于阴分，夜热早凉，无汗，口干，舌质红，脉细数。



【处方用名】 用生药写银柴胡、银胡；用炒药写炒银柴胡、炒银胡；用鳖血拌药写鳖血拌银柴胡、鳖血拌银胡。

【用量】 生药、炒药、鳖血拌药基本相同，一般5～10 克。

【参考】 银柴胡含皂草甙类物质，例如丝石竹配质[3]。

## 白薇 （白为、薇草）

为萝藦科多年生草本植物白薇的根。春秋两季采挖，洗净，晒干贮存。主产于辽宁、安徽、湖北等地。有清热凉血及通淋等作用，主治阴血不足，午后身热以及血淋、热淋等。饮片可分生药、炒药、蜜炙药三种：生药味苦微咸，性寒，以凉血通淋力专，多用于血淋、热淋；炒药味苦微咸，性微寒，以清热益血力胜，多用于产后血虚发热，眩晕昏厥；蜜炙药味苦甘微咸，性寒，以滋阴清热力强，多用于阴虚发热。

【加工炮制】 生药（生白薇）：将原药拣去杂质，清水快洗，捞起，润软，切片，晒或烘干即成；炒药（炒白薇）：取净生白薇片置锅内，文火炒至黄色带焦斑为度；蜜炙药（蜜炙白薇）：取净生白薇片加炼蜜（每 100 公斤白薇，用蜂蜜 25 公斤）拌匀，稍润，炒至蜜汁吸尽为度。

【临床应用】

**一、生药**

1. 血淋：常与丹皮、茅根、栀子同用，能增强凉血止血作用，可用于火邪伤络，血不循经，溢出脉外，尿血红紫，或尿出如丝如条，尿道刺痛。

2. 热淋：常与滑石、竹叶、木通等同用，能增强清热通淋作用，可用于邪热阻于膀胱，分利失常，小便赤涩热痛。

**二、炒药**

血虚发热：常与当归、人参、甘草同用，具有清热益血作用，可用于产后血虚身热，眩晕或昏厥等，如白薇汤。



**三、蜜炙药**

阴虚发热：常与银柴胡、地骨皮、鳖甲、麦门冬、北沙参等同用，协同滋阴清热、润肺益肾作用，可用于肺肾两虚，午后发热，两颧潮红，咳呛气促，咯痰不爽，或痰中带血。若肝肾阴虚，午后低热，头目眩晕，两耳鸣响，腰膝酸软，梦中遗精，则常与枸杞子、山萸肉、熟地黄、白芍药等同用，协同滋阴清热、补益肝肾作用；若急性热病后期，营阴受伤，余邪未尽，低热不退，口干舌红，则常与青蒿、知母、生地黄、丹皮等配合，共奏滋阴清热、达邪外出作用。

【处方用名】 用生药写白薇、香白薇、嫩白薇；用炒药写炒白薇、清炒白薇；用蜜炙药写蜜炙白薇、炙白薇。

【用量】 生药、炒药 5～10 克；蜜炙药 6～12 克。

【参考】 白薇根含白薇醇系混合物。又谓根含挥发油及强心甙[11]。

## 附：清热药性能与主治简表

| 药名 | | 性味 | 主要功用 | 适用范围 |
|---|---|---|---|---|
| 石膏 | 生药 | 味甘辛，性大寒 | 清热泻火，除烦止渴 | 1. 胃热烦渴<br>2. 肺热咳喘<br>3. 胃火牙痛 |
| | 蜜炙药 | 味甘，性寒 | 清热降火，生津润燥 | 1. 胃虚火旺<br>2. 肺阴不足 |
| | 煅药 | 味甘微涩，性寒偏平和 | 收敛生肌（外用） | 1. 疮疡流脓<br>2. 湿疹、烫伤 |
| 知母 | 生药 | 味苦，性寒 | 泻火清热 | 1. 肺火喘咳<br>2. 胃热壅盛 |
| | 炒药 | 味苦，性寒偏平和 | 滋阴润燥 | 1. 肺燥阴伤咳嗽<br>2. 胃热阴伤口干 |
| | 盐水炒药 | 味苦微咸，性寒 | 滋肾 | 肾阴不足 |
| 栀子 | 生药 | 味苦，性寒 | 泻火解毒，利胆退黄 | 1. 三焦积热<br>2. 湿热黄疸 |
| | 炭药 | 味苦微涩，性微寒 | 清热除烦，凉血止血 | 1. 咯血、衄血<br>2. 虚烦不眠 |
| 决明子 | 生药 | 味甘苦咸，性微寒 | 疏风清肝，润肠通便 | 1. 风热上壅<br>2. 肝胆郁火<br>3. 大便秘结 |
| | 炒药 | 味甘苦咸，性平 | 益肾明目 | 青盲内障 |
| 柴胡 | 生药 | 味苦，性微寒 | 和表里，清实热 | 1. 半表半里证<br>2. 疟疾 |
| | 炒药 | 味苦，性平 | 疏肝解郁，升举清阳 | 1. 胁肋疼痛<br>2. 气虚下陷 |
| | 鳖血拌药 | 味苦咸，性微寒 | 和表里，退虚热 | 午后潮热 |

续表

| 药名 | | 性味 | 主要功用 | 适用范围 |
|---|---|---|---|---|
| 竹茹 | 生药 | 味甘，性微寒 | 清肺化痰 | 1. 肺热咳逆<br>2. 肺热咯血 |
| | 姜汁炒药 | 味甘辛，性平 | 和胃止呕 | 1. 恶心呕吐<br>2. 惊悸失眠<br>3. 妊娠恶阻 |
| 黄芩 | 生药 | 味苦，性寒 | 清热泻火 | 1. 热病邪在气营<br>2. 邪在半表半里 |
| | 炒药 | 味苦，性寒偏平和 | 清热燥湿，和胃安胎 | 1. 痢疾<br>2. 湿温<br>3. 胎动不安 |
| | 酒炒药 | 味苦微辛，性寒 | 清肺凉肝 | 1. 肺热咳嗽<br>2. 肝火头痛 |
| | 炭药 | 味苦微涩，性微寒 | 清热止血 | 1. 吐血、衄血<br>2. 崩中漏下 |
| 黄连 | 生药 | 味大苦，性大寒 | 泻火解毒 | 1. 热毒壅盛<br>2. 血热妄行 |
| | 炒药 | 味苦，性寒 | 清热燥湿，理肠止利 | 1. 泄泻<br>2. 痢疾 |
| | 姜汁炒药 | 味苦微辛，性寒偏平和 | 清热燥湿，和胃止呕 | 恶心呕吐 |
| | 酒炒药 | 味苦微辛，性寒稍平和 | 清心除烦 | 心悸失眠 |
| 黄柏 | 生药 | 味苦，性寒 | 泻火解毒 | 1. 热毒烦乱<br>2. 黄疸 |
| | 炒药 | 味苦，性寒稍平和 | 清热燥湿 | 1. 热痢<br>2. 足痿 |

续表

| 药名 | | 性味 | 主要功用 | 适用范围 |
|---|---|---|---|---|
| 黄柏 | 盐水炒药 | 味苦微咸，性寒 | 泻肾中之火 | 肾虚火旺 |
| | 炭药 | 味苦微涩，性寒偏平和 | 清热止血 | 1. 便血<br>2. 崩漏 |
| 金银花 | 生药 | 味甘微苦，性寒 | 清热解毒之功善走上焦和肌表 | 1. 温病初期<br>2. 痈疽疔毒 |
| | 炒药 | 味甘微苦，性寒偏平 | 清热解毒之功善走中焦和气分 | 温病中期 |
| | 炭药 | 味甘微苦涩，性微寒 | 清热解毒之功善走中焦和血分 | 赤痢、疫痢 |
| 连翘 | 连翘 | 味苦，性微寒 | 清热解毒，消肿散结 | 1. 邪入卫分<br>2. 邪入气分<br>3. 疮疖痰毒 |
| | 朱砂拌连翘 | 味苦微甘，性微寒 | 清热解毒，镇心安神 | 邪在气分，累及于心 |
| | 连翘芯 | 味苦，性微寒 | 清心安神 | 邪入气营 |
| | 朱砂拌连翘芯 | 味苦微甘，性微寒 | 镇心定惊 | 邪入营血 |
| 升麻 | 生药 | 味辛甘，性微寒 | 发表透疹，清热解毒 | 1. 麻疹初起<br>2. 口舌生疮<br>3. 咽喉肿痛 |
| | 蜜炙药 | 味甘，性微寒偏平 | 升举阳气 | 气虚下陷 |
| 人中白 | 生药 | 味咸，性寒 | 清热除蒸 | 骨蒸劳热 |
| | 煅药 | 味咸，性微寒 | 祛瘀止血 | 1. 咽喉肿痛<br>2. 吐血、衄血 |

续表

| 药名 | | 性味 | 主要功用 | 适用范围 |
|---|---|---|---|---|
| 牡丹皮 | 生药 | 味辛苦，性微寒 | 清热凉血，活血散瘀 | 1. 热入营血<br>2. 跌仆损伤<br>3. 牙龈肿痛<br>4. 肠痈疼痛 |
| | 炒药 | 味苦，性微寒 | 和血 | 月经不调 |
| | 炭药 | 味苦微涩，性微寒偏平 | 止血 | 吐血、衄血 |
| 银柴胡 | 生药 | 味甘，性微寒 | 清疳热 | 1. 小儿疳积热<br>2. 小儿夏季热 |
| | 炒药 | 味甘微苦，性微寒 | 凉血止血 | 咯血、衄血 |
| | 鳖血拌药 | 味甘咸，性微寒 | 退骨蒸 | 1. 肺痨骨蒸潮热<br>2. 热病后期发热 |
| 白薇 | 生药 | 味苦微咸，性寒 | 凉血通淋 | 1. 血淋<br>2. 热淋 |
| | 炒药 | 味苦微咸，性微寒 | 清热益血 | 血虚发热 |
| | 蜜炙药 | 味苦甘微咸，性寒 | 滋阴清热 | 阴虚发热 |

# 第四章　泻下逐水药

凡是有攻积、逐水、引起腹泻，或润肠通便的药物，称为泻下逐水药，或称泻下药。

泻下逐水药主要适用于里实的证候，大致可归纳三个方面：一为通利大便，以排除肠道内的宿食积滞及燥屎；一为清热泻火，使实热壅滞通过泻下而解除；一为逐水消肿，使水邪从大便排出，以达到祛除停饮、消退水肿的目的。

泻下逐水药可分泻下药（包括攻下药和润下药）、逐水药两类，一般适合于下列证候：

1. 热结寒凝，血虚津枯等所致的大便秘结者。

2. 火毒上攻，目赤面肿，牙龈肿痛，以及痈疽疔毒邪甚之时。

3. 实热老痰，胸闷喘促，喉中痰声辘辘，或顽痰阻络，痰核石硬等。

4. 水湿蓄积，经隧不通，肿胀甚盛，二便不利者。

5. 瘀血停滞，腹中癥块，妇女月经闭止等。

6. 热结旁流，或食积腐败导致腹痛下利不畅者。

7. 虫积腹痛，大便不通者。

泻下药应用于热病，必须表证已罢，里实已成。如表证未解，当先解表，然后攻里；若里证急者，则以表里双解。

泻下药的作用较猛，峻下逐水药尤为峻烈，故宜用于邪实病急的证候。润下药的泻下作用较为缓和，不致引起大泻，可用于体虚血少、津液不足之便秘。

泻下逐水药均是以泻下为主要作用，尤其是攻下药和峻下逐水药，对孕妇和月经期、失血过度以及老年阳气衰微等，应当慎用和禁用。

## 第一节　泻　下　药

泻下药主要适用于邪热与胃肠中的糟粕互结，或宿食内停化热的大便秘结，腹满疼痛，甚则烦躁谵语，口渴潮热，手足汗出，舌苔黄燥，脉象沉实的证候。由于本类药物多数味苦性寒，兼具清热泻火作用，更宜用于火盛热炽的里实之证。

本类药物包括攻下药和润泻药。攻下药即大黄、芒硝；润下药即蜂蜜等。攻下药的作用和适用范围已在前述。润下药具有润燥滑肠作用，主要适用于老年体亏，津少肠燥，或产后血虚，或病后津液未复等所致的大便秘结。同时还须结合引起便秘的原因，如津液不足者，宜配伍生津养液的药物；血虚者，宜配伍滋阴养血的药物，使大便通畅，阴血、津液日趋恢复，不致大便再度秘结。

临床使用本类药物治疗大便秘结，大都应用生药，效果较好。经炮制后，其作用有所改变，可用于其他多种病证，如黄疸、痞满、淋证、瘀血停滞等。



### 大黄　（黄良、锦纹大黄、川军）

为蓼科多年生草本植物掌叶大黄（北大黄）、唐古特大黄及药用大黄（南大黄）的根茎。秋末冬初采挖，用碗片削去外层粗皮，阴干或烘干贮存。掌叶大黄及唐古特大黄主产于青海、甘肃等；药用大黄主产于四川、湖北等地。均有攻积导滞、泻火解毒、活血祛瘀作用，主治一切实热证和瘀血证。饮片可分生药、制药、酒洗药、炭药四种：生药味苦，性寒，以攻积导滞、泻火解毒力专，多用于热积便秘和热毒壅盛之证；制药味苦，性寒偏平和，泻下力逊，清热化湿力胜，多用于湿热内阻之候；酒洗药味苦微辛，性寒稍平和，以活血行瘀力强，多用于瘀血证；炭药味苦微涩，性寒偏平，以和血止血力强，多用于出血证。此外，有些地区在制药中还加入10%车前草和10%侧柏叶同制，目的取其清膀胱和凉血热。

【加工炮制】 生药（生大黄）：将原药拣去杂质，大小分当，洗净，润透，切片，晒干或烘干即成；制药（制大黄）：将原药润透，切成小块，加黄酒（每100公斤大黄，用黄酒25公斤）拌匀，放在蒸笼或缸中蒸黑，晒至半干，并将蒸时所流出之原汁，拌入吸尽后，再晒或烘干即得；酒洗药（酒洗大黄）：取生大黄片加黄酒（每100公斤大黄，用黄酒15～20公斤）喷淋拌匀，略焖，烘干或微火炒干即成；炭药（大黄炭）：取生大黄片置锅内，武火炒至表面呈炭黑色，内心棕黄色为度。

【临床应用】

**一、生药**

1. 热积便秘：常与芒硝、枳实、厚朴同用，能增强攻积导滞、泻热通便作用，可用于热病中期，阳明腑实，潮热谵语，大便秘结，腹满硬痛，矢气频作等，如大承气汤。

2. 火毒伤络：常与黄连、黄芩同用，能增强泻火解毒、安络止血作用，可用于火邪化毒，灼伤络脉，吐血、衄血，大便秘结，烦躁不安；亦治三焦积热，眼目赤肿，口舌生疮及热毒痈疽等，如泻心汤。

3. 疮疡肿毒（外用）：本品非但内服可泻火解毒，而且外敷亦能泻火解毒。常与黄柏、甘草、天花粉等配合，研为细末，油或银花露调敷患处，可用于一切阳证热毒疮疖，如金黄散；也治烧伤、烫伤。

**二、制药**

1. 黄疸：常与茵陈、栀子同用，能增强清热化湿、利胆退黄作用，可用于湿热熏蒸于胆，黄疸鲜明如橘子色，口渴，腹满，二便不利，如茵陈蒿汤。

2. 淋证：常与车前子、瞿麦、萹蓄、栀子等同用，具有清热泻火、利湿通淋作用，可用于湿热下迫膀胱，少腹急满，小便浑赤，尿时涩痛，淋沥不畅，如八正散。

3. 痞满：常与枳实、白术、神曲等同用，具有清热化湿、消积散痞作用，可用于湿热内阻，胃肠受伤，脘腹痞满，或下痢，或泄泻，或大便秘结等，如枳实导滞丸。

**三、酒洗药**

1. 蓄血发狂：常与水蛭、虻虫、桃仁同用，具有攻逐蓄血作用，可用于瘀血蓄积，发狂，喜忘，少腹硬满，小便自利，大便易而色黑，脉沉结；亦治妇女瘀血经闭，少腹疼痛拒按者，如抵当汤。

2. 瘀血腹痛：常与桃仁、䗪虫同用，能增强活血破瘀作用，可用于产后瘀血阻滞，腹中疼痛；亦治月经停闭，如下瘀血汤。

3. 瘀血肠痈：常与丹皮、桃仁、冬瓜子同用，具有泻热破瘀、散结消痈作用，可用于瘀热阻于阑门，尚未成脓，右少腹疼痛拒按，或右足屈而不伸，如大黄牡丹汤；若上药服后疗效不显著，可改与红藤、紫地丁、金银花、延胡索、没药等配合，往往可获效果，如红藤煎。若瘀热毒邪壅结肠中，腹痛剧烈，大便秘结，宜用生药，以速泻肠中瘀热毒邪及粪垢，不可拘泥于酒洗药。

4. 跌仆损伤：常与红花、当归、桃仁、柴胡等同用，具有活血祛瘀、疏肝和络的作用，可用于跌仆损伤，瘀血停滞，胸胁疼痛，如复元活血汤。若疼痛减之缓慢，可加配香附、青皮行气止痛。



**四、炭药**

1. 呕血、咯血：常与侧柏叶、茜草根、棕榈皮等同用，能增强止血作用，可用于热邪伤络，血不循经，呕血、咯血等，如十灰散。若火毒伤络，吐衄量多，便结溲赤者，宜用生药，速导火毒下行，不可拘泥于炭药。

2. 下利腹痛：常与山楂、枳壳、神曲、麦芽等同用，具有化滞止泻作用，可用于饮食停滞，化而未尽，胃脘痞闷，下利腹痛。

【处方用名】 用生药写生大黄、大黄、生川军、生锦纹；用制药写制大黄、制军、制锦纹；用酒洗药写酒洗军、酒洗川军、酒洗大黄；用炭药写大黄炭、川军炭。

【用量】 生药、制药、酒洗药、炭药基本相同，一般3～12克。用于通便者，宜后下；研粉吞服0.5～1.5克；炭药用作止泻 2～3 克，不能剂量过大。

【参考】

1. 大黄主要含[1]蒽醌衍生物，包括大黄素、大黄酚、大黄酸、芦荟大黄素等[2]；大黄鞣甙类，主要为葡萄糖没食子鞣甙。此外还含有游离没食子酸[3]。

2. 大黄能刺激大肠，增加其推进性蠕动而促进排便，但又含有鞣酸，小剂量有收敛作用，大剂量则在致泻后发生继发性便秘。服用后其黄色成分由汗腺或乳腺排出[1]。

3. 大黄蒽醌衍生物有强大的抗菌作用，其中以大黄酸、大黄素和芦荟大黄素抗菌作用较强。体外实验证实最敏感的细菌为葡萄球菌、链球菌，其次为白喉杆菌、伤寒杆菌、副伤寒杆菌、肺炎双球菌、痢疾杆菌、绿脓杆菌、大肠杆菌等，对多数皮肤真菌也有抑菌作用。抑菌的原理：大黄蒽醌衍生物对细菌的核酸和蛋白质的合成有明显抑制作用[1]。

4. 据动物实验，大黄酸、大黄素对小鼠黑色素瘤有明显抑制作用；大黄素对小鼠乳腺癌，大黄酸对艾氏癌（腹水型）也有抑制作用[1]。



5. 大黄炒炭存性后，结合性大黄酸绝大部分均被破坏，而鞣质则较稳定。同时，由于加热高温的作用，生成了一些炭素，增加了一些吸附作用，故有止泻止血之功[2]。

## 芒硝

为天然硫酸钠经煎炼而成。主产于河北、河南、山东等地。古代将原药初步煎炼的，称为“皮硝”；再进一步煎炼后，结于盆底凝成块者，称为“朴硝”；结于上面的细芒如锋者，称为“芒硝”。“芒硝”经风化成粉末者，称为“风化硝”。“芒硝”与萝卜同煮后，去萝卜，凝成结晶状物，称为“玄明粉”。目前大部分地区分为芒硝与皮硝两种。芒硝味咸苦，性寒，有润燥软坚、泻热通便作用，多用于热积便秘和咽喉肿痛；皮硝味咸辛苦，性寒，适用于局部外敷，有消积散痈作用，多用于食积停滞和乳痈初起。

【加工炮制】 芒硝（实为古称玄明粉）：取皮硝倾入萝卜汁中（每100公斤皮硝，用萝卜20～30公斤，先煮萝卜成汁，捞去萝卜，将皮硝倒入），烊化后，将汁过滤，清汁再置于缸中，并放入稻草硬梗或细竹枝若干，待结成晶状物取出，去稻草或竹枝，阴干即成；皮硝：为天然品（原皮硝）初步煎炼，质极不纯的结晶体，不宜内服。

【临床应用】

**一、芒硝**

1. 热积便秘：常与大黄等同用，共奏润燥软坚、泻热通便作用，可用于胃肠实热，热邪与糟粕互结，大便秘结等，如大承气汤、调胃承气汤。

2. 结胸满痛：常与大黄、甘遂同用，具有泻热逐水作用，可用于热邪与水饮互结，或夹痰夹食，结于胸腹，胸闷气短，脘腹硬满疼痛，痛不可近，口燥而渴，大便秘结，如大陷胸汤。

3. 口疮咽痛：常与硼砂、朱砂、龙脑同用，研成细末，外搽局部，具有清热解毒作用，可用于火热之邪上炎，口舌糜烂，咽喉肿痛，如一字散。



4. 湿疹痒痛：常与明矾同用，开水溶化，外涂局部，具有清热祛湿作用，可用于湿毒外溢肌肤，湿疹痒痛。

**二、皮硝**

1. 食积：本品适量（一般30～60克）外敷腹部，具有化食消积作用，可用于饮食停积，脘腹疼痛（小儿患者疗效尤好）。

2. 乳痈：本品适量外敷乳房，具有软坚消痈作用，可用于乳痈初起，肿硬疼痛。此外，外敷乳房还有回乳功用，用于哺乳妇女断乳时，但乳房有明显胀满感，疗效较好。

【处方用名】 用芒硝写芒硝、玄明粉、元明粉等；用皮硝写皮硝。

【用量】 芒硝5～10克，冲服，外用适量；皮硝外用适量。

【参考】

1. 芒硝主要含硫酸钠，约占96%～98%；尚含少量氯化钠、氯化镁、硫酸镁、硫酸钙等无机盐[1]。

2. 硫酸钠不易被肠壁吸收，在肠内溶解于水后形成高渗的盐溶液，因而使肠道保持大量水分，扩张肠管，引起肠蠕动增强而排便，因此芒硝属于机械刺激性泻药。一般于服药后4～6小时排便，无肠绞痛等副作用[3]。

## 蜂蜜 （白蜜）

为蜜蜂科昆虫中华蜜蜂、意大利蜂等酿成的糖类物质。春夏秋三季采收，将蜂巢割下，拧取其汁，或用摇蜜机等多种方法分离出蜜汁贮存。主产于江苏、浙江、广东等地。有滑肠通便、润肺补中、缓急止痛，以及解乌头毒作用，主治肠燥便秘、肺燥干咳、中虚胃痛等。饮片可分生药、炼药两种：生药味甘，性微凉，以滑肠通便、解乌头毒力胜，多用于肠燥便秘，乌头中毒或防止服乌头中毒；炼药味甘，性微温，以润肺止咳、补中止痛力强，多用于肺燥干咳，中虚胃痛等；并常用于止咳平喘及补中益气药物炮制的辅料。故《本草纲目》说："蜂蜜入药之功有五：清热也，补中也，解毒也，润燥也，止痛也。生则性凉，故能清热；熟则性温，故能补中；甘而平和，故能解毒；柔而濡泽，故能润燥；缓可以止心腹肌肉疮疡之痛。"

【加工炮制】 生药（生蜂蜜）：将原药滤去杂质即成；炼药（炼蜂蜜）：取生蜂蜜放入锅中，加热至沸腾，用筛子滤去杂质，继而再熬炼呈深黄色为度。

【临床应用】

**一、生药**

1. 肠燥便秘：本品可单味应用，亦可与他药配伍应用；既可内服，亦可用微火浓缩制成栓子，纳入肛门。临床常与香油，或火麻仁、瓜蒌仁、杏仁等同用，能增强润肠通便作用，可用于年老体弱，病后津液不足，肠中干燥，大便干结。

2. 乌头中毒（或防止乌头中毒）：常与甘草同用，能增强解乌头毒作用，可用于服乌头（包括草乌、附子、天雄）后，舌咽发麻，头昏目眩，四肢拘挛等。黑龙江曾报道用生白蜜解救生川乌中毒一例说：“患者因服生川乌后，先感舌咽发麻，继之即觉头昏、目眩、腹痛、呕吐，一小时后昏倒地下。经针刺神志转清醒，惟面色苍白，出汗，四肢拘挛，呻吟不已，并自诉腹部剧痛，阵发挛急，视物模糊，头旋目瞀，手足失去感觉，心悸。处理：用生白蜜200克冷开水冲搅匀徐徐咽下，服下一刻多钟四肢挛急次数减少，势亦缓解，半点钟腹痛减轻，服至500克时，四肢无拘挛，知觉半复，腹痛减去大半，六小时渐能平卧，次日诸症悉平，三日内身体恢复。”（《黑龙江中医药》1966.5）

**二、炼药**

1. 肺燥干咳：常与枇杷叶、麦门冬、川贝母同用，能增强润肺止咳作用，可用于燥邪伤肺，咳呛无痰，咽喉干燥。若肺痨干咳、咯血或痰中带血者，则多与生地、人参、茯苓等同用，具有补肺除痨作用，如琼玉膏。若肺中燥热炽盛，而兼大便秘结，宜用生药，不拘泥于炼药。



2. 胃脘疼痛：常与甘草、陈皮等同用，能增强缓急止痛作用，可用于中虚胃痛，痛时喜按喜暖，得甘味则痛轻减。

此外，炼药还用于丸剂，不仅有粘合、防腐、矫味之功，而且有缓和药性和补益作用。

【处方用名】 用生药写生蜂蜜、生白蜜；用炼药写蜂蜜、炼蜂蜜、炼蜜。

【用量】 生药、炼药基本相同，一般10～30克，冲服。

【注意】 由于某些植物（如南蛇藤）采集的蜂蜜，可能有毒，服后可出现中毒现象，如头痛、呕吐、腹泻、乏力、暂时性失明等。若发现这些中毒症状，应即停止服用蜂蜜，并给予对症处理。

【参考】 蜂蜜主要含果糖、葡萄糖，还有蔗糖、无机盐、酶、有机酸、少量糊精、蛋白质、树胶样物质、蜡、色素、芳香性物质及花粉粒[(1)]。

## 第二节　逐　水　药

逐水药又称峻下逐水药，是指具有攻逐水邪的药物，能引起强烈的腹泻，主要适用于胸腹积水，痰饮结聚，肿胀喘满等壅实之证。若邪盛正虚者，则攻补并投，兼顾施治。

临床使用本类药物治疗水液滞留的病证，多数应用制药，生药用于外敷较多。

本类药物非但药性猛烈，而且多数有毒性，故对剂量、配伍等方面，必须充分注意，谨慎使用，以免发生不良后果。

### 牵牛子

为旋花科一年生攀援草本植物牵牛的成熟种子。8～10 月间果实成熟果壳未裂开时采收，晒干后，用棒打下种子，除去果壳及杂质贮存。种子外表棕黑色者，称为“黑丑”；外表白色或黄白色者，称为“白丑”。主产于山西、河南、辽宁等地。有泻水消肿、祛痰逐饮、杀虫攻积作用，主治水肿、痰喘和虫积腹痛。饮片可分生药、炒药两种：生药味苦，性寒，有毒，以泻水消肿、杀虫攻积力胜，多用于水肿和虫积；炒药味苦，性寒偏平和，有小毒，以祛痰逐饮力强，多用于痰喘咳逆。

黑丑与白丑功用相同，但黑丑药力迅猛，白丑较缓和。目前有些地区黑白二丑混合应用，不予分开。

【加工炮制】 生药（生牵牛子）：将原药用清水淘净，捞起，晒或烘干，拣去杂质即成；炒药（炒牵牛子）：取净生牵牛子置锅中，文火清炒至膨胀爆裂为度。

【临床应用】

**一、生药**

1. 水肿胀满：常与木通、白术、桑白皮、肉桂等同用，能增强泻利水液、消退浮肿作用，可用于水湿壅阻，肢体浮肿，大小便涩，上气喘促，如牵牛子散；若水邪泛滥，水肿胀满，腹大如鼓，形气俱实，口渴，气粗，二便秘涩，则常与甘遂、芫花、大戟、大黄等同用，具有泻下逐水作用，如舟车丸。

2. 虫积腹痛：常与槟榔、大黄等同用，既能杀灭肠虫，又能驱泻虫体，可用于虫积腹痛，大便秘结，如牛榔丸、沈氏牵牛散。

**二、炒药**

痰喘咳逆：常与葶苈子、杏仁、陈皮等同用，能增强祛痰逐饮、通利气机作用，可用于痰壅气阻，咳逆喘急，胸腹满胀，大便不利等。

此外，本品与桃仁配合，还可治肠风结涩，大便艰难不通之证；研末冲服，可用于饮食积滞。

【处方用名】 用生药写牵牛子、生牵牛、生黑丑、生白丑、黑白丑、二丑；用炒药写炒牵牛、炒黑丑、炒白丑、炒二丑。

【用量】 生药、炒药基本相同，一般 3～8 克，生药须打碎煎；研末吞服，一般 1～3 克，分二至三次服下。

【注意】 本品药性猛烈，不论是生药和炒药均不宜久服，只作暂投，攻其实邪。同时此药有毒，不能用量过大，临床常用量一般不致中毒，如用之过量可引起中毒，出现头昏、心烦、血尿、大便有粘液血、剧烈腹痛、呕吐等，应及时对症处理。



【参考】

1. 牵牛子含牵牛子甙（约 2%），为树脂性甙，又称牵牛子脂；此外还含有脂肪油约 11%[3]。

2. 牵牛子所含的树脂性物质，在肠内遇到胆汁及肠液，分解出牵牛子素，对肠道有强烈刺激性，增加肠蠕动，引起肠粘膜充血，分泌增加，故为水泻性泻剂[1]。

## 甘遂 （猫儿眼）

为大戟科多年生肉质草本植物甘遂的根。春秋两季采挖，以秋季采挖质好，洗净，晒干贮存。主产于陕西、河南、山西等地。有泻水逐饮、消肿散结作用，主治腹水、胸水、癫狂以及外敷湿热肿毒。饮片可分生药、制药、醋药三种：生药味苦，性寒，有毒，药力峻烈，临床多不作内服，限于外敷，可用于湿热肿毒之证；制药味苦，性寒，毒性减轻，以消胸中痰水力胜，多用于胸水和癫狂；醋药味苦微酸，性寒偏平和，毒性减轻，以消腹水力强，多用于癥积腹水。此外，有些地区用面裹煨药，目的为缓和药性和减少对胃肠的损害。

【加工炮制】 生药（生甘遂）：将原药拣去杂质，筛去灰屑即成；制药（制甘遂）：取生甘遂用清水漂3～5天，每天换水二次，捞起，与豆腐共煮（每10公斤甘遂，用豆腐5公斤），煮至内无白心，取出，除去豆腐，晒或烘干即得；醋药（醋甘遂）：取净生甘遂加醋（每10公斤甘遂，用醋3～5斤）拌匀，晾至半干，炒燥即得。

【临床应用】

**一、生药**

湿热肿毒：单味研成细末，水调外敷局部，有消肿散结作用，可用于湿热壅滞，酿成肿毒，痈疽初起，红肿疼痛。若病势剧者，还须配合内服清热解毒药。

**二、制药**

1. 留饮胸痛：常与大戟、芫花、大枣同用，能增强攻逐水饮作用，可用于水饮伏于胸胁，咳嗽气促，胸胁疼痛，或痛引背部；亦治水肿腹胀，大便秘结，如十枣汤。若痰涎伏于心膈上下，胸背疼痛剧烈，可与白芥子、大戟配合，具有消逐痰涎作用，如控涎丹。

2. 痰迷癫狂：常与朱砂同用，具有逐痰开窍、镇心安神作用，可用于痰迷心窍，癫狂烦乱。

**三、醋药**

1. 腹水胀满：常与牵牛子、大黄、大戟、芫花、青皮、木香等同用，具有逐水行气作用，可用于水湿壅阻，气机不利，腹水胀满，口渴，气粗，大小便秘，如舟车丸。

2. 腹痛便秘：常与桃仁、厚朴、大黄、木香等同用，具有泻下散结、理气止痛作用，可用于湿热与糟粕互结，肠胃气机壅阻，腹中剧痛阵作，满胀不舒，呕吐物带有粪臭味，大便秘结不通，如甘遂通结汤。

3. 疝气偏坠：常与茴香等同用，具有消肿散结、理气止痛作用，可用于湿热壅结厥阴经脉，疝气偏坠疼痛者。

【处方用名】 生药外用适量，并必须严格控制使用，以免引起中毒；制药、醋药用量基本相同，煎服 1.5～3 克，研末吞服 0.5～1 克。

【参考】

1. 甘遂含三萜成分（大戟醇）、棕榈酸、柠檬酸、草酸、鞣质、树脂、葡萄糖、蔗糖、淀粉等[1]。

2. 甘遂的有效成分为不溶于水的黄色树脂状物质，故作丸散用较好[1]。

3. 甘遂生用泻下作用较强，毒性亦较大，经醋炙后毒性及泻下作用均相应减小[1]。

## 商陆 （当陆）



为商陆科多年生草本植物商陆的根。早春或晚秋采掘，洗净，晒干贮存。主产于河南、湖北、安徽、广西等地。有逐水退肿、消痈解毒作用，主治水肿胀满，二便秘涩，痈疽肿毒（外敷用）。饮片可分生药、醋药两种：生药味苦，性寒，有毒，以消痈解毒力胜，多用于外敷痈疽肿毒，如作内服逐水，不宜久投，以免中毒；醋药味苦酸，性寒偏平和，毒性减轻，以逐水消肿力强，多用于水肿胀满。

【加工炮制】 生药（生商陆）：将原药用清水洗净，润透，切片，晒或烘干即成；醋药（醋商陆）：取净生商陆片加醋（每 10 公斤商陆，用醋 3～5 公斤）拌匀，稍闷，再用文火炒干即得。

【临床应用】

**一、生药**

1. 痈疽肿毒：常与食盐少许共捣糊，外敷局部，有消痈解毒作用，可用于痈疽肿毒。若症势剧者，常与当归尾、赤芍药、红花、防风、连翘等配合，熬膏外敷，增强消痈解毒之功，如商陆膏。

2. 水肿尿少：本品单味或与瘦猪肉适量煎服，均治浮肿尿少；亦可与赤小豆适量，装入鲫鱼腹中煮服，疗水肿溲少，如商陆豆方。

**二、醋药**

1. 遍身水肿：常与羌活、秦艽、茯苓、椒目、槟榔、姜皮、木通等同用，具有疏风透表、逐水消肿作用，可用于水湿壅阻，全身浮肿，二便不利，喘满口渴，如疏凿饮子。

2. 腹水胀满：常与甘遂、大黄、芫花、猪苓等同用，具有泻下逐水作用，可用于里水腹胀，胸脘满闷，大便秘结，小便不利，如商陆丸。

【处方用名】 用生药写生商陆、商陆、当陆；用醋药写醋商陆、醋炒商陆、醋当陆。

【用量】 生药 2～5 克，外用适量；醋药 3～8 克。

【注意】 本品在有些省区的农村误认为是土人参，有滋补作用，以致发生中毒事故，应辨真伪。据有关报道，在临床处方中，也必须严格掌握剂量，以免引起中毒。剂量过大中毒，一般在服后半至 3 小时发病。其中毒症状为恶心、呕吐、腹泻、头痛、语言不清、烦躁不安、手足乱动、站立不稳、肌肉抽搐。严重者血压下降、昏迷、瞳孔散大，心脏和呼吸中枢麻痹而死亡。孕妇有流产危险。若发现中毒，应立即处理，如洗胃、泻盐，服蛋清、面糊及活性炭、补液、给镇静剂；呼吸、循环障碍给兴奋剂等对症治疗。



【参考】

1. 商陆含商陆素、氧化肉豆蔻酸、皂甙和硝酸钾等[3]。

2. 商陆有利尿作用。其作用可能是刺激血管运动中枢，使肾血流量增加而利尿，但大剂量反引起尿量减少。此外，内服商陆后能刺激肠粘膜引起腹泻[1]。

## 附：泻下逐水药性能与主治简表

| 类别 | 药名 | | 性味 | 主要功用 | 适用范围 |
|---|---|---|---|---|---|
| 泻下药 | 大黄 | 生药 | 味苦，性寒 | 攻积导滞，泻火解毒 | 1. 热积便秘<br>2. 火毒伤络<br>3. 疮疡肿毒 |
| | | 制药 | 味苦，性寒偏平和 | 清热化湿 | 1. 黄疸<br>2. 淋证<br>3. 痞满 |
| | | 酒洗药 | 味苦微辛，性寒偏平和 | 活血行瘀 | 1. 蓄血发狂<br>2. 瘀血腹痛<br>3. 瘀血肠痈<br>4. 跌仆损伤 |
| | | 炭药 | 味苦微涩，性寒偏平和 | 和血止血 | 1. 呕吐、咯血<br>2. 下利腹痛 |
| | 芒硝 | 芒硝 | 味咸苦，性寒 | 润燥软坚，泻热通便 | 1. 热积便秘<br>2. 结胸满痛<br>3. 口疮咽痛<br>4. 湿疹痒痛 |
| | | 皮硝 | 味咸辛苦，性寒 | 消积散痈（外用） | 1. 食积<br>2. 乳痈 |
| | 蜂蜜 | 生药 | 味甘，性微凉 | 滑肠通便，解乌头毒 | 1. 肠燥便秘<br>2. 乌头中毒 |
| | | 炼药 | 味甘，性微温 | 润肺止咳，补中止痛 | 1. 肺燥干咳<br>2. 胃脘疼痛 |
| 逐水药 | 牵牛子 | 生药 | 味苦，性寒 | 泻水消肿，杀虫攻积 | 1. 水肿胀满<br>2. 虫积腹痛 |
| | | 炒药 | 味苦，性寒偏平和 | 祛痰逐饮 | 痰喘咳逆 |

续表

| 类别 | 药名 | | 性味 | 主要功用 | 适用范围 |
| --- | --- | --- | --- | --- | --- |
| 逐水药 | 甘遂 | 生药 | 味苦，性寒，有毒 | 泻下逐水，消肿散结（多作外用） | 湿热肿毒 |
| | | 制药 | 味苦，性寒，有小毒 | 消胸中痰水 | 1. 留饮胸痛<br>2. 痰迷癫狂 |
| | | 醋药 | 味苦微酸，性寒偏平和，有小毒 | 消腹中水液 | 1. 腹水胀满<br>2. 腹痛便秘 |
| | 商陆 | 生药 | 味苦，性寒，有毒 | 消痈解毒（多作外用） | 痈疽肿毒 |
| | | 醋药 | 味苦酸，性寒偏平和，有小毒 | 逐水消肿 | 1. 遍身水肿<br>2. 腹水胀满 |

# 第五章 消 导 药

凡是具有健运脾胃、促进消化作用的药物，称为消导药，又叫消化药。

消导药在临床上一般适用于下列证候：

1. 饮食过度，消化失常，或宿食停滞，脘腹胀满，嗳腐吞酸，恶心呕吐，便秘或泄泻。

2. 脾胃虚弱，运化失健，饮食不消，食欲减退，口淡乏味，食后腹胀等。

在使用消导药时，必须注意适当的配伍。如饮食所伤，只投本类药即可；若脾胃虚弱，运化不健，宜配伍补益脾胃药物；宿食化热，宜配伍苦寒清热药物；宿食气滞，宜配伍破气化滞药物；大便秘结，宜配伍泻下通便药物；兼夹湿邪，宜酌配芳香化湿或苦温燥湿药物；兼夹寒邪，宜酌配温中散寒药物。



使用本类药物治疗饮食积滞或脾胃虚弱，运化不健，大都应用制药效果较好。其生药还可用于其他病证，如瘀血疼痛、癥积肿块、石淋、乳癖等。

## 山楂 （棠梂子、柿楂子、山里红）

为蔷薇科植物落叶灌木山里红（北山楂）及野山楂（南山楂）的成熟果实。秋季采摘，晒干贮存。北山楂普遍栽培，主产于山东、河北、河南、辽宁等地；南山楂多为野生，主产于江苏、浙江、云南、四川等地。均有消食化积、理肠止利、祛瘀散结作用，主治肉食积和瘀血证。饮片可分为生药、炒药、炭药三种：生药味酸甘，性微温，以祛瘀散结力专，多用于瘀血停滞；炒药味甘酸，性温，以消食化积力胜，多用于肉食积滞；炭药味酸涩微甘，性微温，以理肠止利力强，多用于泄泻、痢疾。此外，有些地区还有焦药和糖炒药。焦药（即介于炒药和炭药之间），取其既能化积滞，又能止下利；糖炒药（即生山楂加入15%红糖溶化，拌炒至糖汁吸尽），取其暖胞宫，止恶露。

【加工炮制】 生药（生山楂）：将原药拣净杂质，筛去灰屑即成；炒药（炒山楂）：取净生山楂置锅内，清炒至表面有焦斑为度；炭药（山楂炭）：取净生山楂置锅内，武火炒至外表呈炭黑色为度，但须存性。

【临床应用】

**一、生药**

1. 产后瘀阻腹痛：常与当归、川芎、益母草同用，具有祛瘀滞、生新血作用，可用于产后恶露不尽，腹痛拒按等。

2. 瘀血停滞经闭：常与红糖同用，能增强祛瘀通经作用，可用于瘀血凝滞，月经停闭，形体瘦弱。若服上药疗效不显著，偏于寒者可加配红花、桂枝；偏于热者可加配桃仁、大黄，以加强祛瘀通经之功。

3. 心血瘀阻胸痛：常与丹参、党参等同用，具有活心血、补心气功用，可用于心气虚弱，心血瘀阻，胸痛气短，心悸怔忡，舌质紫暗，脉来沉涩。

4. 疝气偏坠卵痛：常与橘核、小茴香同用，具有散结止痛作用，可用于疝气偏坠，阴卵疼痛。

**二、炒药**

1. 食积停滞：常与莱菔子、神曲、麦芽、陈皮等同用，能增强消食化积作用，可用于食积停滞，脘腹胀痛，不思饮食，或大便溏泄，如保和丸。

2. 脾虚食少：常与白术、白芍、神曲、茯苓等同用，具有健脾益胃、促进运化作用，可用于脾胃虚弱，运化不健，纳谷不香，饮食衰减，大便不实，如小保和丸。

**三、炭药**

1. 泄泻：常与麦芽、神曲、鸡内金、葛根等同用，具有健脾止泻作用，可用于脾胃运化不健，腹满肠鸣，大便泄泻，或兼腹中疼痛。

2. 痢疾：常与木香、黄连、黄芩等同用，具有清热化积、理肠止利作用，可用于湿热与食互结，损伤肠膜，腹痛下痢，赤白相兼等。

【处方用名】 用生药写生山楂、楂肉；用炒药写炒山楂、炒楂肉；用炭药写山楂炭、楂炭。

【用量】 生药 15～30 克；炒药 10～20 克；炭药 10～15 克。

【参考】

1. 山楂含苹果酸、枸橼酸、维生素 C、核黄素、胡萝卜素、蛋白质、脂肪等。野山楂又含山楂酸、鞣质、皂甙等[3]。

2. 山楂能扩张血管，降低血压，降低胆固醇，收缩子宫。又有增加胃液消化酶，帮助消化的作用。焦山楂煎剂对痢疾杆菌及绿脓杆菌有强烈的抗菌作用[1]。



3. 据报道，生山楂制剂治疗冠状动脉硬化性心脏病心功能不全和高血压有一定效果[4]。

## 神曲 （六曲）

为面粉、麸皮和其他药物混合后经发酵而成的加工品。全国各地均有制备。有消食化积、健脾和中，以及疏散表邪作用，主治饮食积滞，脘腹胀满，大便泄泻，或恶寒发热等。饮片可分生药、焦药两种：生药味辛甘，性温，以消食、解表力胜，多用于饮食积滞而夹外感的证候；焦药味甘微涩，性温，以化积止泻力强，多用于食积泄泻。此外，部分地区还有炒药（即生神曲与麸皮拌炒黄色），目的取其增强健脾悦胃和减少解表作用。

【加工炮制】 生药（生神曲）：用面粉、麸皮各 25 公斤，赤豆粉、杏仁泥各 2.25 公斤；再取鲜青蒿、鲜苍耳草、鲜辣蓼草各 2.5 公斤，洗净，加水捣汁，拌入面粉等品内，搅成厚糊状，压平，切成小方块，发酵，待其表面全部生黄衣为度，晒干即成。焦药（焦神曲）：取生神曲用武火炒至外表呈焦黑色，内心呈老黄色为度。

【临床应用】

**一、生药**

1. 食积夹感：常与紫苏、藿香、山楂、陈皮等同用，能增强消食和解表作用，可用于外感风寒，内伤饮食，脘腹胀满，不思饮食，恶寒发热等。

2. 本品常与某些矿石类药物同用制成丸剂，既可促进矿石药的消化吸收，又可作为赋形剂，如磁朱丸。

**二、焦药**

1. 食积泄泻：常与山楂、莱菔子、茯苓等同用，能增强消积止泻作用，可用于食积停滞，脾胃受伤，大便泄泻，脘痞腹胀，如保和丸。若素有脾虚，复加饮食积滞，大便泄泻，则常与白术等配合，具有健脾和中、化积止泻作用，如曲蘖枳术丸、大安丸。



2. 脾虚少食：常与党参、白术、山药、鸡内金、谷芽等同用，具有补脾益气、开胃进食作用，可用于脾胃虚弱，运化不健，不思饮食，大便不实，倦怠乏力。

【处方用名】 用生药写生神曲、生六曲；用焦药写焦神曲、焦六曲、六神曲。

【用量】 生药、焦药基本相同，一般 10～20 克。生药须布包入煎。

【参考】

1. 神曲含淀粉酶、酵母菌、乙种维生素、挥发油、甙类物质(3)。

2. 据《国药的药理学》说：“神曲，是借其发酵作用以促进消化功能，但是在胃酸过多、发酵异常的患者，当绝对避免使用”(8)。胃酸过多者用神曲后有泛酸、嗳酸倾向，故不宜用[3]。

## 麦芽（麦蘖、大麦芽）

为禾本科一年生草本植物大麦的颖果萌芽干燥品。我国各地有产，可随时制备。有消食和中、舒肝回乳作用，主治食积不化（尤为米面薯芋食积和小儿乳积）及授乳妇女断乳。饮片可分生药、炒药、焦药三种：生药味咸甘，性平偏凉，以舒肝回乳力专，多用于乳癖和哺乳妇女断乳；炒药味咸甘，性平偏温，以消食和中力胜，多用于饮食积滞和中虚食少；焦药味咸甘带涩，性平偏温，以和中止泻力强，多用于食积泄泻，或脾虚泄泻。

【加工炮制】 生药（生麦芽）：将大麦拣去杂质，用清水浸泡，冬春浸24小时，夏秋浸12小时，淘净，捞起，放在箩内，用湿蒲包盖紧，每天淋水数次，使其出芽至2分长，晒干即成；炒药（炒麦芽）：取生麦芽置锅内，文火清炒至表面黄色为度；焦药（焦麦芽）：取生麦芽放入锅内，武火清炒至表面焦黄色为度。



【临床应用】

**一、生药**

1. 乳癖：常与橘叶、柴胡、香附、陈皮、鹿角片、丝瓜络等同用，具有舒肝气、消癖块作用，可用于肝郁气滞，痰阻乳络，乳房结核，形如鸡卵，可以推动，皮色不变，无明显疼痛，或略有胀痛等。

2. 断乳：《丹溪纂要方》应用炒药，“治产妇无子食乳，乳房胀痛，令人发热恶寒，用大麦蘖二两，炒为末，每服五钱，白汤下。”但目前各地有生药、炒药、焦药应用的不同，有用生的，有用炒的，有用焦的，还有生炒并用的。根据本品功效分析和临床观察，似乎生药较炒药效果好，炒药较焦药效果好。《丹溪纂要方》应用炒药可能是“为末”关系，因生药不易研细。这是探讨，不一定对的。

若兼乳房胀满疼痛者，宜配合皮硝外敷以软坚散结；若成乳痈者，宜配合蒲公英、金银花、连翘、青皮、柴胡等内服，以疏肝调气、清热解毒，并外敷玉露散凉血消肿。

**二、炒药**

1. 饮食停滞：常与鸡内金、陈皮、山楂等同用，能增强消积和中作用，可用于饮食停滞，脘腹胀满，嗳腐吞酸，不饥恶食。若小儿乳食不化，时时吐乳，可单味煎服，不需配合其他药物。

2. 中虚食少：常与山药、党参、白术、木香等同用，具有健脾快胃、促进食欲作用，可用于脾胃虚弱，食欲减退，食后不消等。

**三、焦药**

1. 食积泄泻：常与神曲、山楂、陈皮、茯苓等同用，具有消食化积、和中止泻作用，可用于饮食停滞，大便泄泻，腹中肠鸣，胸脘痞满等。

2. 脾虚泄泻：常与党参、白术、干姜、乌梅等同用，具有补气健脾、和中止泻作用，可用于脾胃虚寒，运化失常，大便溏泄，食欲减退，神疲乏力。



【处方用名】 用生药写生麦芽；用炒药写炒麦芽、麦芽；用焦药写焦麦芽。

【用量】 生药、炒药、焦药基本相同，一般 10～15 克；回乳 60～120 克。

【参考】

1. 麦芽含有淀粉酶、转化糖酶、维生素乙、脂肪、卵磷脂、糊精、麦芽糖、葡萄糖等[(1)]。

2. 麦芽越嫩越短的芽含酶量越高，微炒对酶无影响，如炒焦则降低其酶的活力[(1)]。

3. 麦芽炒后，增加了有助于开胃醒脾、消导化食的功用[(2)]。

## 谷芽 （稻芽、谷蘖）

为禾本科一年生草本植物粳稻的颖果萌芽干燥品。全国各地有产，可随时制备。有健脾益胃、消食和中作用，主治食滞不化和中虚食少。饮片可分生药、炒药两种：生药味甘，性平，以养胃消食力胜，多用于胃中气阴不足，食欲减退；炒药味甘，性平偏温，以健脾消食力强，多用于食积不化和脾胃虚弱，纳少便溏。此外，部分地区还有焦药（即生谷芽炒至焦黑色），目的取其和脾止泻。

【加工炮制】 生药（生谷芽）：将谷子用清水浸泡，冬春浸 24 小时，夏秋浸 12 小时，淘净，捞起，放入箩内，用湿蒲包盖紧，每天洒水数次，使其出芽至市制 2 分长，晒干即成；炒药（炒谷芽）：取生谷芽置锅内，清炒至黄棕色微焦为度。

【临床应用】

**一、生药**

胃中气阴两伤：常与石斛、麦门冬、山药、省头草等同用，能增强养胃和中、促进食欲作用，可用于热病后期，胃中气阴两伤，受纳消谷之职失常，知饥不欲食，或不饥不食，形神不足等。

**二、炒药**

1. 食积不化：常与麦芽、山楂、神曲等同用，能增强消食化积作用，可用于饮食积滞，脘腹痞满，不饥恶食。

2. 中虚食少：常与白术、党参、山药、砂仁、甘草等同用，具有补脾启运、快胃进食作用，可用于脾胃虚弱，运化不健，饮食减少，食谷不化，大便不实。

【处方用名】 用生药写生谷芽、生稻芽；用炒药写炒谷芽、炒稻芽、香谷芽、谷芽。

【用量】 生药、炒药基本相同，一般 10～20 克，大剂量可用 30～60 克。

【参考】

1. 谷芽含维生素B族、淀粉酶、脂肪、蛋白质等[5]。

2. 本品生用以消食为主，炒用能增强健脾开胃的作用[5]。

## 鸡内金 （鸡肶胵、鸡肫皮）

为脊椎动物雉科家禽类鸡的肌胃角质内膜。我国各地有产，宰鸡时剥取，洗净，晒或烘干贮存。有消食攻积、祛瘀化石、固脬缩尿作用，主治食积不化，脾虚泄泻，石淋和遗尿等。饮片可分生药、炒药两种：生药味甘，性平，以攻积祛瘀、化石通淋力胜，多用于食滞固结，臌胀和石淋；炒药味甘微涩，性平，以消食止泻、固脬缩尿力强，多用于饮食停滞和脾虚泄泻以及遗尿。

【加工炮制】 生药（生鸡内金）：将原药用清水洗净污垢，拣去杂质，晒干即成；炒药（炒鸡内金）：取净生鸡内金用河砂或铁砂拌炒至发胖鼓起，筛去砂子即得。亦有用生鸡内金清炒至具焦斑者。

【临床应用】

**一、生药**

1. 食滞固结：常与枳实、山楂、麦芽等同用，能增强化滞攻积作用，可用于饮食停滞不能及时消散，相反固结而成痞块，胃脘硬满，按之疼痛，不思饮食。若兼腹满胀痛甚者，可加配木香、厚朴行气散满；大便秘结者，宜加配槟榔、大黄导滞通便。

2. 气郁臌胀：常与白术、柴胡、陈皮等同用，具有运脾疏肝、化瘀破滞作用，可用于肝脾失调，腹满臌胀，如鸡胵汤。

3. 砂石淋证：常与朴硝、硝石、黄芪等同用，具有化石通淋、益气扶正作用，使攻不伤正，补不碍滞，可用于湿与热互结，酿成砂石，小便艰难，甚至尿道阻塞，尿来中断，或尿中夹有砂石，茎中刺痛，如砂淋丸。同时亦可加配石韦、海金沙之类以增强化石通淋之功。

此外，目前常用本品与金钱草、对坐草、芒硝、木香等配合，治疗胆道结石，亦有一定效果。

**二、炒药**

1. 伤食泄泻：常与神曲、山楂、麦芽等同用，能增强消积止泻作用，可用于各种食积所引起的大便泄泻，脘腹痞胀，食欲不振。若症势较轻者，亦可单味研粉吞服。

2. 脾虚泄泻：常与白术、干姜、大枣同用，具有健脾实便、快胃进食作用，可用于脾胃虚弱，饮食减少，大便泄泻日久不愈，如益脾饼。亦可与白术、山药、扁豆、砂仁、谷芽配合，治同上证。

3. 脬虚遗尿：常与桑螵蛸、益智仁等同用，能增强固脬缩尿作用，可用于膀胱虚弱，不能约束尿液，夜间遗尿；亦治肾气不足或小儿肾气失充，小便频数者。

【处方用名】 用生药写生鸡金、生鸡内金、生鸡肫皮；用炒药写炒鸡金、炙鸡金、鸡内金。

【用量】 生药 5～8 克；炒药 8～12 克。炒药研粉吞服 1.5～3 克。



【参考】

1. 据报道，鸡内金含胃激素、蛋白质，其中含多种氨基酸，如胱氨酸、精氨酸、色氨酸等，并含胆绿素类物质[3]。

2. 鸡内金能促进胃腺分泌。胃激素经过高热易于破坏，一般以生用微炒为佳[1]。

3. 本品微炒研粉吞服，疗效较汤剂为好[10]。

## 附：消导药性能与主治简表

| 药名 | | 性味 | 主要功用 | 适用范围 |
|---|---|---|---|---|
| 山楂 | 生药 | 味酸甘，性微温 | 祛瘀散结 | 1. 产后瘀阻<br>2. 瘀血经闭<br>3. 心血瘀滞 |
| | 炒药 | 味甘酸，性温 | 消食化积 | 1. 食积停滞<br>2. 脾虚食少 |
| | 炭药 | 味酸涩微甘，性微温 | 理肠止利 | 1. 泄泻<br>2. 痢疾 |
| 神曲 | 生药 | 味辛甘，性温 | 消食，解表 | 食积夹感 |
| | 焦药 | 味甘微涩，性温 | 化积止泻 | 1. 食积泄泻<br>2. 脾虚少食 |
| 麦芽 | 生药 | 味咸甘，性平偏凉 | 舒肝回乳 | 乳癖 |
| | 炒药 | 味咸甘，性平偏温 | 消食和中 | 1. 饮食停滞<br>2. 中虚食少 |
| | 焦药 | 味咸甘滞涩，性平偏温 | 和中止泻 | 1. 食积泄泻<br>2. 脾虚泄泻 |
| 谷芽 | 生药 | 味甘，性平 | 养胃消食 | 胃中气阴两伤 |
| | 炒药 | 味甘，性平偏温 | 健脾消食 | 1. 食积不化<br>2. 中虚食少 |
| 鸡内金 | 生药 | 味甘，性平 | 攻积祛瘀，化石通淋 | 1. 食滞固结<br>2. 气郁臌胀<br>3. 砂石淋证 |
| | 炒药 | 味甘微涩，性平 | 消食止泻，固脬缩尿 | 1. 伤食泄泻<br>2. 脾虚泄泻<br>3. 脬虚遗尿 |

# 第六章　化痰止咳平喘药

凡以化痰为主要作用的药物，称为化痰药；以止咳或平喘为主要作用的药物，称为止咳平喘药。由于化痰药大都能用来止咳平喘，止咳平喘药又多兼有化痰作用，所以将两者合并在一起介绍。

化痰止咳平喘药主要适用于咳嗽、气喘。但化痰药除此之外，还可用于瘰疬、瘿瘤、癫痫、惊厥等病证。

临床使用化痰止咳平喘药时，应注意以下几点：

1. 痰是一种由某些病邪形成的病理产物，诊治时应找出其产生的根源，不能见痰治痰。

2. 咳嗽而兼咯血者，不宜应用燥烈的化痰药，以免引起大量出血。

3. 麻疹初期咳嗽不宜应用温性和带有收涩性的化痰止咳药，以防影响透疹。



化痰止咳平喘药由于具体性能之不同，可分为温化寒痰药、清化热痰药和止咳平喘药三类。

## 第一节　温化寒痰药

温化寒痰药具有温肺化痰或燥湿化痰的作用，主要适用于寒痰或湿痰，咳嗽气喘，痰多稀薄，以及肢节酸痛，阴疽流注等症。同时本类药物常与干姜、或麻黄、或桂枝等配合，能提高温化寒痰之功。

临床使用本类药物治疗咳嗽、气喘的证候，多数应用生药，效果较好。经炮制后毒性减轻，功用有所改变，可用于其他多种病证，如痞满、呕吐等。

本类药物由于性多温燥，对于阴虚燥咳，或有吐血、咯血病史者，应当慎用。

## 半夏 （和姑、天落星）

为天南星科多年生草本植物半夏的地下球状块茎。夏秋两季采挖，以秋季采质量较好。采挖后，洗净，除去外皮和根须，晒干贮存。主产于四川、湖北、河南、安徽、江苏等地。有化痰止咳、燥湿消痞、降逆止呕作用，主治咳嗽、呕吐、痞满等。饮片分类在古代甚多，有仙半夏、姜半夏、法半夏、竹沥半夏、水半夏、半夏曲等，大凡多不离明矾和生姜的炮制，故其功用无多大改变。所以目前大多数地区分为生药和制药两种。生药味辛，性温，有毒，以化痰止咳力胜，多用于咳嗽；制药味辛，性温，以燥湿消痞、降逆止呕力强，多用于胸脘痞满、恶心呕吐等。

【加工炮制】 生药（生半夏）：将原药拣去杂质，筛去灰屑即成；制药（制半夏）：取净生半夏清水浸泡 8～16 小时，润透，捞起，沥干，切片，再与明矾粉、姜汁（每 100 公斤半夏，用明矾 20 公斤、鲜生姜 18 公斤捣汁或用干姜 3 公斤煎汁）搅拌均匀，放入缸内腌伏，至口嚼无麻感为度。



【临床应用】

**一、生药**

湿痰咳嗽：常与橘红、甘草等同用，能增强化痰止咳作用，可用于湿痰内阻，肺气不利，咳嗽痰白粘腻，胸膈满闷，如二陈汤。若兼寒邪相杂，咳而气喘者，宜再加配杏仁、旋覆花、苏子以温肺散寒，降气平喘。

此外，本品配伍得当，亦可治疗热痰咳嗽，临床常与黄芩、麦冬、知母、天花粉等同用，具有清肺化痰作用，对咳嗽剧烈、咯痰黄稠之症，有一定疗效（仅浙江、上海等少数地区用生药，其余均用制药）。

**二、制药**

1. 恶心呕吐：常与生姜同用，能增强散寒燥湿、降逆止呕作用，可用于寒邪客胃，或痰饮中停，呕吐清水或痰涎，如小半夏汤。若寒邪甚者，可加配丁香、藿香，如藿香半夏汤；饮邪甚者，可加配茯苓，如小半夏加茯苓汤；若寒邪化热，呕恶时作，则常与黄连、竹茹、橘皮同用，具有清热降火、和胃止呕功用，如黄连竹茹橘皮半夏汤。

2. 胃脘痞满：常与黄连、黄芩、干姜等同用，具有开结消痞作用，可用于胃气不和，中脘痞满，或兼恶心呕吐，肠鸣下利，如半夏泻心汤。

3. 小结胸：常与黄连、瓜蒌同用，具有清热化痰、宽胸散结作用，可用于小结胸热邪内陷，痰热互结，胃脘硬满，按之疼痛，如小陷胸汤。

4. 梅核气：常与厚朴、紫苏叶等同用，具有降逆化痰、开郁散结作用，可用于七情郁结，痰涎凝聚，咽中如有物阻，咯之不出，咽之不下，胸中满闷等，如半夏厚朴汤。

【处方用名】 用生药写生半夏；用制药写制半夏、半夏。

【用量】 生药 5～10 克，近代临床报道可用至 30 克者；制药 5～15 克。

【注意】 生半夏宜水煎服，不宜研粉吞服。因水煎服一般无多大反应，而用粉末吞服，对舌、咽喉有较强烈麻辣刺激感和引起中毒。中毒症状：舌、喉发痒而灼热、肿大，流涎、言语不清、嘶哑、张口困难；严重者可致窒息，呼吸停止。处理：内服中毒，给服稀醋或鞣酸或浓茶、蛋白等。呼吸困难者给氧，必要时气管切开。支持疗法，对症处理。中草药：生姜 30 克、防风 60 克、甘草 15 克，煎汤，先含漱一半，后内服一半。或醋 30～60 克，加姜汁少许，内服或漱口。



【参考】

1. 半夏含挥发油、棕榈酸、植物甾醇、生物碱、粘液质、淀粉、油酸、硬脂酸、亚麻仁油酸等[1]。

2. 半夏中有毒成分难溶于水，止呕和镇咳的有效成分能溶于热水。其有毒成分，不能单纯被姜汁所破坏，也不能在 100℃加热三小时完全破坏，而能被白矾（明矾）所消除。故制半夏必须加白矾。生姜则是协助半夏的止呕作用[1]。

3. 20%半夏煎剂给猫灌胃（0.6 克/公斤），可抑制猫的人工性咳嗽，其效力略次于磷酸可待因灌胃（1 毫克/公斤）。半夏煎剂 3 克即可对抗最小有效量的阿朴吗啡及硫酸铜引起狗的致呕作用，半夏的镇吐作用可能是对呕吐中枢的直接作用而引起[11]。

## 天南星 （虎掌、蛇芋）

为天南星科多年生草本植物天南星的地下块茎。秋季采挖，去掉茎叶、根须和外皮，晒干贮存。主产于四川、河南、湖北、贵州、云南等地。有祛风止痉、燥湿化痰等作用，主治破伤风、癫痫、中风、咳喘等。饮片可分生药、姜制药、胆制药三种：生药味苦辛，性温，有毒，以祛风止痉力专，多用于破伤风、癫痫、中风；姜制药味苦辛，性温，以燥湿化痰力胜，多用于湿痰咳喘；胆制药味苦，性凉，以清热化痰、熄风定惊力强，多用于热痰咳喘，急惊风，癫痫等。

【加工炮制】 生药（生天南星）：将原药刷去表面垢物，筛净灰屑浸润切片即成；姜制药（姜制南星）：取生天南星清水浸泡 12～24 小时，润透，切片，与生姜汁拌匀，再与明矾粉搅拌（每 100 公斤天南星，用鲜生姜 25 公斤捣汁或干姜 4 公斤煎汁，明矾 25 公斤），放入缸内腌伏，口嚼无麻感为度；胆制药（胆制南星）：取生南星用清水漂三天，每日换水两次，与明矾拌匀（每 100 公斤天南星，用明矾 25 斤），存放缸内加水，腌至无麻舌感，捞出，清水漂净，晒干，磨粉，再与猪胆汁搅拌均匀（每 100 公斤天南星粉，用鲜猪胆汁 250 公斤或牛羊胆汁等量），做成小块，晒干即成。以陈者为佳，故又称陈胆星。

【临床应用】

**一、生药**

1. 破伤风：常与防风、白附子等同用，能增强祛风止痉作用，可用于破伤风牙关紧急，身体强直，角弓反张，如玉真散。

2. 中风：常与半夏、白附子等同用，具有祛风逐痰功用，可用于风痰入络，半身不遂，手足顽麻，口眼㖞斜，口角流涎，如青州白丸子。若兼手足抽搐者，宜与全蝎等配合，以搜风止痉，如大省风汤。

3. 眩晕：常与天麻、半夏等同用，具有祛风燥湿、化痰止眩作用，可用于痰湿内蕴，阻遏清阳，头目眩晕，羞明畏光，卧床不起，恶心呕吐，如玉壶丸。（以上也仅浙江、上海等少数地区用生药，其余地区均用制药）

此外，本品用米泔或醋磨取浓汁外涂，具有解毒、消肿、止痛作用，可治肿毒疮疖。

**二、姜制药**

1. 湿痰咳嗽：常与陈皮、半夏同用，能增强燥湿化痰作用，可用于脾运不健，聚湿为痰，上贮于肺，咳嗽痰白，粘腻不易咯出，胸脘痞闷等，如玉粉丸。

2. 寒痰咳嗽：常与肉桂、半夏、生姜同用，具有燥湿祛痰、散寒化饮作用，可用于寒痰或痰饮，咳嗽气促，痰多色白，胸膈满闷，如姜桂丸。



**三、胆制药**

1. 热痰咳嗽：常与黄芩、瓜蒌等同用，能增强清热化痰作用，可用于痰热阻肺，咳嗽痰黄，稠厚胶粘，胸膈不利，或兼发热，如清气化痰丸。

2. 急惊风：常与黄连、全蝎、天麻等同用，能增强清热祛痰、熄风止痉作用，可用于急惊痰喘，手足抽搐等，如千金散。

3. 癫痫：常与石菖蒲、郁金等同用，具有化痰开窍作用，可用于痰气互结，清窍被蒙，癫痫突然仆倒，昏不知人，口吐涎沫。若偏于寒湿者，宜用姜制药，以散寒燥湿；抽搐剧者，宜用生药，以加强熄风止痉作用。

【处方用名】 用生药写生天南星、生南星；用姜制药写制天南星、制南星、天南星；用胆制药写胆南星、陈胆星。

【用量】 生药 3～10 克，据近代临床报道可用至 30 克；姜制药 5～12 克；胆制药 3～10 克，用至 6 克以上者宜包煎。

【注意】 生南星性峻烈，有戟喉麻舌等毒性反应，故宜水煎服，不宜研粉吞服，如须入丸、散中吞服，用量不可过大，以免引起中毒。中毒症状与处理，参阅半夏条。

【参考】

1. 天南星含生物碱、皂甙、安息香酸等；生物碱为此药之有毒成分[1]。

2. 本品所含皂甙能刺激胃粘膜，反射性引起支气管分泌物增加，有祛痰作用；同时本品的水浸液有镇静、抗惊厥作用，故可用于癫痫、破伤风等[5]。

3. 皮肤与生天南星接触，则发生瘙痒肿胀，可用水或稀醋洗之。生天南星有毒，用白矾制煮，可减其毒性[1]。

4. 鲜南星之提液能抑制 Hela 细胞生长和对小白鼠肿瘤有抑瘤效用[12]。



## 白附子 （禹白附、鸡心白附）

为天南星科多年生草本植物独角莲的块茎。9～10 月间采挖，除去残茎和须根，晒干贮存。主产于河南、四川、陕西、吉林、山西等地。有祛风化痰、逐寒燥湿作用，主治口眼㖞斜，抽搐，头痛等。饮片可分生药、制药两种：生药味辛甘，性温，有毒，以祛风痰、止痉力胜，多用于口眼㖞斜，抽搐呕吐；制药味微辛甘，性温，有小毒，以祛寒邪、化湿痰力强，多用于寒湿头痛和湿痰头痛。

【加工炮制】 生药（生白附子）：将原药拣去杂质，筛去灰屑浸润切片即得；制药（制白附子）：取生白附子用清水漂 3～5 天，每天换水两次，捞起，再与豆腐同煮（每 100 公斤白附子，用豆腐 25 公斤，或用甘草 5 公斤，黑豆 10 斤煎汁同煮），煮至内无白心，取出，拣去豆腐，切片，晒或烘干即成。

【临床应用】

**一、生药**

1. 口眼㖞斜：常与僵蚕、全蝎同用，能增强祛风化痰作用，可用于风痰阻络，口眼㖞斜，语言謇涩，如牵正散。

2. 抽搐呕吐：常与天南星、半夏、天麻、全蝎、木香等同用，具有祛风痰、止痉动、顺胃气作用，可用于风痰壅阻，四肢抽搐，呕吐痰涎等，如白附饮。

**二、制药**

1. 寒湿头痛：常与白芷、藁本、天南星等同用，能增强逐寒湿、止头痛作用，可用于寒湿内阻，清阳被遏，头痛时作，遇寒加剧等。

2. 痰湿头痛：常与半夏、天南星、白术、防风等同用，能增强燥湿化痰作用，可用于痰湿阻滞，清阳被蒙，头痛沉重，或兼眩晕，呕吐痰涎。

【处方用名】 用生药写生白附子、生禹白附；用制药写制白附子、禹附子、白附子。



【用量】 生药、制药基本相同，一般3～5克。

【注意】 白附子（禹白附）与关白附是两种不同的药物。白附子为天南星科植物独角莲的块茎；关白附为毛茛科植物黄花乌头的块根，有大毒，切不可用生药，味辛甘，性大热，有搜风、祛寒、燥湿等作用，可用于风寒湿痹，骨节疼痛，手足拘挛，或半身不遂等。

【参考】 白附子（禹白附）含粘液质、草酸钙、蔗糖、皂甙及甾醇等。从关白附中分离得六种生物碱，一为已知的次乌头碱，另五种暂称关附甲素、乙素、丙素、丁素、戊素；关白附有类似乌头的毒性[(1)]。

## 旋覆花 （金沸花、全福花）

为菊科多年生草本植物旋覆花的头状花序。8～9月间当花蕾全放时采收，晒干贮存。主产于广西、河北、广东等地。有祛痰平喘、化饮行水、降气止呕功用，主治痰饮咳喘，胃气上逆等证。饮片可分生药、蜜炙药两种：生药味辛苦咸，性微温，以化饮行水、降气止呕力胜，多用于水饮内停，胃气上逆；蜜炙药味甘咸，性微温不燥，以祛痰平喘力强，多用于痰喘咳嗽。此外，部分地区还有炒药，目的为加强温中和胃功用。

【加工炮制】 生药（生旋覆花）：将原药拣去杂质及长梗即得；蜜炙药（蜜炙旋覆花）：取净生旋覆花加炼蜜（每 10 公斤旋覆花，用蜂蜜 2.5～5 公斤）拌匀，文火炒至吸尽蜜汁为度。

【临床应用】

**一、生药**

1. 水饮内停：常与半夏、茯苓同用，能增强化饮行水作用，可用于水饮中停，胃气失降，呕吐水涎等。

2. 中虚痰浊：常与代赭石、人参、半夏、生姜等同用，能协同降逆补虚作用，可用于中气虚弱，痰浊内阻，气逆嗳气，恶心呕吐，胸脘痞满，如旋覆代赭汤。



3. 肝着痞闷：常与葱白等同用，具有下气散结、通阳和血作用，可用于肝着寒邪凝滞，肝经气血郁阻，胸胁痞满，甚则胀痛，如旋覆花汤。叶天士常以此方随证加当归须、桃仁、泽兰、郁金之类，治胸胁板着胀痛，收效良好。可见以此药为主，配伍得当，治疗肝着确有效果。

**二、蜜炙药**

1. 寒痰咳喘：常与麻黄、苏子、杏仁、厚朴等同用，具有祛寒痰、平喘急作用，可用于寒痰内阻，肺气不利，咳喘多痰，胸胁闷满。

2. 热痰咳喘：常与桑白皮、前胡、桔梗等同用，具有祛热痰、平喘息作用，可用于痰热阻肺，肃降之职失常，咳喘胸闷，咯痰黄稠。

【处方用名】 用生药写旋覆花、全福花、金沸花；用蜜炙药写蜜炙旋覆花、蜜炙全福花、蜜炙金沸花、炙旋覆花等。

【用量】 生药5～10克，包煎；蜜炙药6～15克。

【参考】

1. 旋覆花含黄酮甙、旋覆花甾醇A、旋覆花甾醇B、旋覆花甾醇C及菊糖[11]。

2. 旋覆花酮对组织胺引起的豚鼠支气管痉挛有缓解作用，其作用较氨茶碱慢而且弱；本品经动物实验证实有较弱的利尿作用，比木通、茯苓的利尿作用均弱[11]。

## 白前 （石蓝、鹅管白前、竹叶白前）

为萝藦科多年生草本植物柳叶白前及芫花叶白前的根及根茎。春秋两季均可采收。采挖后，洗净，晒干贮存。主产于浙江、安徽、湖北等地。有降气理肺、化痰止咳作用，主治咳嗽痰多，气逆喘促。饮片可分生药、炒药、蜜炙药三种：生药味辛甘，性微温，以解表理肺、化痰止咳力专，多用于咳嗽兼见表证者；炒药味甘微辛，性温，以温肺散寒、化痰止咳力胜，多用于肺寒咳嗽证；蜜炙药味甘甜微辛，性温润，以润肺降气、化痰止咳力强，多用于肺虚咳嗽证。



【加工炮制】 生药（生白前）：将原药拣去杂质，用清水略浸，取出，润软，切片，晒或烘干，筛去灰屑即成；炒药（炒白前）：取净生白前片放入锅内，文火炒至微焦为度；蜜炙药（蜜炙白前）：取净生白前片加炼蜜（每100公斤白前，用蜂蜜25公斤）拌匀，稍润，文火炒至蜜汁吸尽为度。

【临床应用】

**一、生药**

1. 风寒咳嗽：常与桔梗、荆芥、百部等同用，能增强解表理肺、化痰止咳作用，可用于风寒犯肺，气失宣降，咳嗽咯痰不爽，或兼畏风寒，脉浮缓，如止嗽散。

2. 风热咳嗽：常与桑白皮、前胡、象贝等同用，具有清肃肺气、化痰止咳作用，可用于风邪犯肺，痰热内阻，气失肃降，咳嗽气促，咯痰黄稠。本品虽属性温，但性近平，故配伍得当，亦可应用于风热咳嗽。

**二、炒药**

1. 寒痰咳嗽：常与麻黄、紫菀、杏仁等同用，能增强温肺祛痰作用，可用于寒痰阻肺，气失通降，咳嗽痰白，胸闷气促。

2. 湿痰咳嗽：常与半夏、天南星、陈皮、茯苓等同用，具有温肺化饮、燥湿祛痰作用，可用于痰湿着肺，气机不利，咳嗽痰白粘腻，胸脘痞闷，食欲减退。

**三、蜜炙药**

1. 肺虚寒咳：常与款冬花、紫菀、黄芪、棉花根皮等同用，可用于肺气不足，寒痰内阻，咳嗽气短，咯痰白沫，面色㿠白，神疲体倦。

2. 肺虚热咳：常与麦冬、沙参、马兜铃、枇杷叶等同用，具有润肺祛痰作用，可用于肺阴不足，痰热内阻，咳嗽痰黄，口干咽燥等。

【处方用名】 用生药写生白前、白前、嫩白前；用炒药写炒白前；用蜜炙药写蜜炙白前、炙白前。

【用量】 生药、炒药基本相同，一般 5～10 克，但生药不宜用量过大，容易产生恶心呕吐；蜜炙药 6～12 克。

【参考】

1. 白前含三萜皂甙[11]。

2. 白前生用有降气、下痰、止咳的作用；蜜炙后具有润肺和中的功用[2]。

## 鹅管石 （珊瑚鹅管石）

为珊瑚虫类笛珊瑚的石灰质骨骼。2～3 月间采收，洗净，阴干贮存。主产于广东、广西等地。有温肺化痰、暖肾壮阳、通利乳汁作用，主治肺虚咳喘，阳事不举，乳汁不下。饮片可分生药、煅药两种：生药味甘咸，性微温，以温肺化痰、通利乳汁力胜，多用于肺虚咳喘，乳汁不下；煅药味甘微咸涩，性温，以温肾壮阳力强，多用于肾虚气喘，阳痿不举。

【加工炮制】 生药（生鹅管石）：将原药拣去杂质，清水洗净，晒干即成；煅药（煅鹅管石）：取净生鹅管石放在铁锅内，埋于炉火中，煅至灰白色为度。

【临床应用】

**一、生药**

1. 肺虚咳喘：常与杏仁、紫菀、款冬花、棉花根皮等同用，具有益肺祛痰作用，可用于肺气虚弱，咳嗽气喘，痰白量多等。

2. 乳汁不下：常与黄芪、当归、通草、王不留行等同用，具有补益气血、通利乳汁作用，可用于气血不足，乳汁不下或下而甚少。

**二、煅药**

1. 肾喘：常与五味子、肉桂、黑锡、沉香等同用，能协同温肾纳气作用，可用于肾阳不足，纳气无权，气喘抬肩，呼多吸少。



2. 阳痿：常与淫羊藿、阳起石、巴戟天、胡芦巴等同用，能协同温肾壮阳作用，可用于肾阳虚弱，阳事不举，腰酸膝软，精神衰疲等。

【处方用名】 用生药写鹅管石、生鹅管石、珊瑚鹅管石；用煅药写煅鹅管石。

【用量】 生药、煅药基本相同，一般 10～15 克。

【注意】 本品与钟乳石功用、主治相似，故经常互称互用，但钟乳石为天然碳酸钙钟乳状的岩石，而本品为珊瑚虫类笛珊瑚的石灰质骨骼，是两者不同之处。

【参考】

1. 鹅管石主要含碳酸钙[3]。

2. 本品煅用能增强兴奋强壮作用[2]。

## 第二节　清化热痰药

清化热痰药具有清热祛痰的作用，主要适用于痰热阻肺，咳嗽痰黄，以及由于痰热所引起的癫痫、惊厥、瘰疬等。治疗癫痫、惊厥，须配清热、镇痉的药物同用；瘰疬须配软坚散结的药物同用，以提高疗效。

临床使用本类药物治疗痰热的证候，多数应用生药，效果较好。经炮制后部分药物功用有所改变，可用于其他的病证，如胃痛吐酸、妇女带下等。

本类药物性多偏寒，对于寒痰、湿痰和脾胃虚弱，应当慎用。

### 前胡

为伞形科多年生草本植物白花前胡的根。深秋或冬季采挖，洗净泥土，晒干贮存。主产于陕西、河南、浙江、安徽等地。有疏散风热、降气化痰作用，但长于降气化痰，逊于疏散风热，故主要用于咳嗽证。饮片可分生药、炒药、蜜炙药三种：生药味辛苦，性微寒，以化痰兼散风邪力胜，多用于咳嗽兼见表证者；炒药味苦微辛，性近平，以降气祛痰力专，多用于痰气互阻之咳嗽；蜜炙药味苦甘微辛，性微寒，以润肺祛痰力强，多用于燥邪伤肺之咳嗽。

【加工炮制】 生药（生前胡）：将原药拣去杂质，用清水洗净，润透，切片，晒干，筛去灰屑即成；炒药（炒前胡）：取净生前胡片置锅内，用文火炒至微焦为度；蜜炙药（蜜炙前胡）：取净生前胡片加炼蜜（每100公斤前胡，用蜂蜜20～30公斤）拌匀，炒至蜜汁吸尽为度。

【临床应用】

**一、生药**

1. 风热咳嗽：常与牛蒡子、桔梗、薄荷等同用，能增强疏散风热作用，可用于风热犯肺，咳嗽咽痒，鼻塞流涕，发热微恶风寒，如感冒热咳方。

2. 风寒咳嗽：常与杏仁、苏叶、桔梗等同用，具有疏散风寒、化痰止咳作用，可用于风寒客肺，咳嗽痰稀，鼻流清涕，头痛，恶寒微发热，如杏苏散。

**二、炒药**

痰气互结咳嗽：常与苏子、杏仁、半夏、陈皮、厚朴等同用，能增强降气化痰作用，可用于痰气互结，肺失肃降，咳嗽气逆，咯痰色白，胸膈满闷等。若兼寒邪甚者，宜加配桂枝、紫菀散寒化痰；兼夹热邪者，可加配黄芩、桑白皮清热肃肺。

**三、蜜炙药**

燥邪伤肺咳嗽：常与贝母、麦门冬、桑白皮、甘草同用，能增强润肺祛痰作用，可用于燥热侵袭于肺，气失清肃，咳嗽痰黄，咽喉干燥，胸闷气促，或兼胸中烦热；亦治肺虚痰热者，如前胡散。

【处方用名】 用生药写前胡、嫩前胡、粉前胡；用炒药写炒前胡；用蜜炙药写蜜炙前胡、炙前胡。

【用量】 生药、炒药 5～10 克；蜜炙药 6～12 克。



【参考】

1. 前胡含挥发油、鞣酸等[3]。

2. 前胡经动物实验证实有显著增加呼吸道分泌的作用，祛痰效力与桔梗相当，但无显著镇咳作用[13]。

## 瓜蒌 （栝楼、栝蒌、地楼）

为葫芦科多年生草质藤本植物的成熟果实。10～11 月间采收，挂于通风处风干，或纵剖二爿，挖出子瓤，去瓤，将果皮种子晒干贮存。主产于河南、山东、安徽、浙江等地。有清肺化痰、宽胸散结、润燥滑肠作用，主治肺热咳嗽，胸痹疼痛，肠燥便秘等。饮片可分皮、子、全实三类，其中皮类，又分为生药、炒药两种；子类又分为生药、炒药、霜药三种；全实类即用果实，或皮与子合用。

皮类：生药味苦甘，性寒，以清热利肺力胜，多用于肺热咳嗽，咯痰黄稠；炒药味苦甘，性寒偏平，以宽胸散结力强，多用于胸痹闷痛。此外，部分地区有蜜炙药，目的增强润肺祛痰作用。

子类：生药味甘微苦，性寒，以清肺祛痰、滑肠通便力专，多用于肺热咳嗽，肠燥便秘；炒药味甘微苦，性寒偏平，以理肺祛痰力胜，多用于痰阻于肺，咳嗽气促；霜药味甘稍苦，性寒，以润肺祛痰力强，但滑肠作用显著减弱，多用于肺热咳嗽，咯痰不爽，而大便不实者。

全实类：性味、功用与皮类药和子类药相同。

【加工炮制】

皮类

生药（生瓜蒌皮）：将原皮药用水喷潮，润软，去柄，切片，晒干即成；炒药（炒瓜蒌皮）：取净生瓜蒌皮片置锅内，清炒至棕色，部分微焦为度。

子类

生药（生瓜蒌子）：将原子药去净杂质，筛去灰屑即得；炒药（炒瓜蒌子）：取净生瓜蒌子置锅内，炒至清烟上升，呈微焦色为度；霜药（瓜蒌子霜）：取净生瓜蒌子研成粗粉，榨去油即成。



全实类

本类药（全瓜蒌）一般分为生药、炒药两种，加工炮制与皮、子类药相同。部分地区用全果实切片付药；部分地区采用皮、子各半付药；一部分地区皮药 1/3、子药 2/3 付药。

【临床应用】

皮类

**一、生药**

1. 肺热咳嗽：常与象贝母、芦根、桔梗、鱼腥草同用，能增强清热利肺、祛痰止咳作用，可用于痰热阻肺，咳嗽痰黄；胸闷不舒等。

2. 肺火咳嗽：常与黄芩、栀子、橘络、丝瓜络、茜草根同用，具有清肺火、舒胸络作用，可用于痰火阻肺，胸络不舒，咳嗽胸痛，口鼻火疮，或兼痰中带血等。

**二、炒药**

1. 痰浊胸痛：常与薤白、半夏、厚朴、白芥子、紫菀等同用，具有宽胸散结、理肺祛痰作用，可用于痰浊内阻，胸阳不振，胸痛满闷，咳嗽痰白，或气急喘促等。

2. 瘀血胸痛：常与红花、蒲黄、薤白、乳香等同用，具有宽胸散结、活血祛瘀作用，可用于心血瘀阻，胸部疼痛，甚则痛彻背部，舌紫脉涩。

子类

**一、生药**

1. 肺热肠燥便秘：常与杏仁、生白蜜等同用，能增强利肺滑肠作用，可用于肺移热于大肠，咳嗽气促，大便秘结。若单纯肠燥便秘者，可与火麻仁、郁李仁配合应用；肠中津液枯竭者，可与玄参、麦门冬、生地黄等同用；阴血虚少者，可与当归、桃仁、生首乌等同用。



2. 瘀热肠痈便秘：常与大黄、丹皮、筋骨草等同用，具有泻热通便、化瘀消痈作用，可用于阑门瘀阻，右少腹疼痛，大便秘结，而痈未成脓者。

**二、炒药**

1. 痰热咳喘：多与桑白皮、杏仁、胆南星等同用，具有清热肃肺、祛痰止咳作用，可用于痰热壅阻，咳嗽气急，咯痰黄稠。若热邪不盛者，则宜与苏子、紫菀等配合，以理肺化痰。

2. 痰浊咳喘：常与半夏、白芥子、紫菀、款冬花等同用，具有理肺气、化痰浊作用，可用于痰浊阻肺，气失肃降，咳嗽气喘，咯痰白沫等。

**三、霜药**

1. 肺火肠滑：常与川贝母、马兜铃、黄芩、诃子肉等同用，具有润肺泻火作用，却无滑肠之弊，可用于肺虚痰火，大肠虚滑，但肺火甚于肠滑，咳嗽痰黄，口干咽痛，大便溏泄等。

2. 肺热脾弱：常与麦门冬、北沙参、白芍药、山药、扁豆、桔梗等同用，具有滋阴润肺、和中益脾作用，可用于肺虚内热，脾弱不运，咳嗽少痰，咽喉干燥，食欲不佳，大便不实等。

全实类

**一、生药**

1. 痰热互结：常与黄连、半夏同用，具有清热化痰、宽胸散结作用，可用于痰热互结，咳嗽多痰，胸闷且痛等，如小陷胸汤。若兼寒热往来，热多寒少，宜再加配柴胡、黄芩、枳实之类，如柴陷汤。

2. 乳痈初起：常与连翘、赤芍药、金银花、蒲公英等同用，具有清热解毒、活血散瘀作用，可用于瘀热互阻，乳络不畅，乳房肿痛，或兼恶寒发热等。

**二、炒药**

炒药多用于痰浊胸痛和瘀血胸痛。痰浊者，常与薤白、半夏、白酒同用，如栝楼薤白半夏汤；瘀血者，常与红花、乳香、蒲黄等同用，具体适用范围，详见皮类炒药和子类炒药。



【处方用名】

皮类：用生药写栝楼皮、瓜蒌皮、生蒌皮；用炒药写炒栝楼皮、炒瓜蒌皮、炒蒌皮。

子类：用生药写栝楼仁、栝楼子、瓜蒌仁、瓜蒌子；用炒药写炒栝楼仁、炒瓜蒌仁、炒栝楼子、炒瓜蒌子；用霜药写栝楼霜、瓜蒌霜。

全实类：用生药写全瓜蒌、全栝楼、原栝楼；用炒药写炒全瓜蒌、炒全栝楼等。

【用量】

皮类：生药、炒药基本相同，一般10～15克。

子类：生药、炒药、霜药基本相同，一般10～15克。生药用时打碎煎。

全实类：生药、炒药基本相同，一般12～30克。

【注意】 本品古代多称栝楼或栝蒌，近代常称瓜蒌。但江浙地区将本品称为瓜蒌，而将葫芦科草本植物王瓜称为栝楼，所以江浙及上海地区处方用名习写瓜蒌，便于与王瓜区分。

【参考】

1. 瓜蒌含三萜皂甙、有机酸、树脂、糖类、脂肪油、色素等[1]。

2. 瓜蒌经体外实验证实对大肠杆菌、宋内氏痢疾杆菌、变形杆菌、伤寒杆菌、副伤寒杆菌、绿脓杆菌、霍乱弧菌有抑制作用，对部分皮肤真菌亦有不同程度的抑制作用。瓜蒌经体外实验证实有抗癌作用，瓜蒌皮、仁都有效，而瓜蒌皮的功效比瓜蒌仁好；种壳、脂肪油都无效。以60%醇提取物抗癌作用较强[1]。

3. 栝楼子含脂肪油，经炮制成栝楼霜后，可以缓和其滑肠的副作用[2]。



## 桔梗 （苦梗、符篙）

为桔梗科多年生草本植物桔梗的根。春秋两季均可采掘，秋季采者为质优。采掘后，除去苗叶，洗净泥土，剥去外皮，晒干贮存。主产于安徽、湖北、辽宁等地。有开肺利咽、祛痰排脓作用，主治咳嗽、肺痈、失音。饮片可分生药、炒药、炙药三种：生药味苦辛，性平，以宣肺祛痰力专，多用于外感咳嗽，咽喉肿痛等；炒药味苦微辛，性微温，以理肺祛痰力胜，多用于寒饮或湿痰咳嗽；蜜炙药味苦甘微辛，性平偏润，以润肺祛痰力强，多用于肺阴不足之咳嗽。

【加工炮制】 生药（生桔梗）：将原药拣去杂质，除去残茎，用清水洗净，润透，切片，晒干，筛去灰屑即成；炒药（炒桔梗）：取净生桔梗片置锅内，用文火炒至微黄色为度；蜜炙药（蜜炙桔梗）：取净生桔梗加炼蜜（每10公斤桔梗，用蜂蜜3公斤），拌匀，稍闷，文火炒至蜜汁吸尽为度。

【临床应用】

**一、生药**

1. 风热咳嗽：常与薄荷、甘草、芦根等同用，具有疏风清热、宣肺祛痰作用，可用于风热外邪客肺，咳嗽痰黄，咽喉痒痛，或兼发热微恶风寒等，如桑菊饮、银翘散。

2. 风寒咳嗽：常与荆芥、防风、甘草等同用，具有疏风散寒、宣肺祛痰作用，可用于风寒外邪客肺，咳嗽痰白，咽喉发痒，头痛，少汗，或兼恶寒发热等，如荆防败毒散。若寒邪甚者，则常与麻黄、荆芥、杏仁等同用，如五拗汤；寒邪轻者，宜与荆芥、白前、百部等同用，如止嗽散。

3. 咽喉肿痛：最常与甘草配伍，称甘桔汤；此外与金银花、连翘、马勃、蝉衣、射干、荆芥等同用，具有宣肺利咽、清热解毒作用，可用于风毒壅阻肺系，咽喉肿痛，发热憎寒等，如加减荆防败毒散。若毒邪甚者，宜与板蓝根、玄参、金银花、僵蚕、人中黄等配合，如加减普济消毒饮。

**二、炒药**



1. 寒饮咳喘：常与紫菀、款冬花、干姜、茯苓、杏仁同用，具有理肺祛痰、散寒化饮作用，可用于宿疾寒饮，肺失通降，咳嗽气喘，咯痰稀白。

2. 湿痰咳嗽：常与半夏、陈皮、厚朴、杏仁、茯苓等同用，具有理肺祛痰、化湿和脾作用，可用于湿痰内阻，肺气不利，咳嗽痰白，粘腻不易咯出，或有胸闷气急。

**三、蜜炙药**

1. 肺痈咳吐脓血：古方与巴豆配伍，称桔梗白散；此外，可与薏苡仁、冬瓜仁、芦根、桃仁、鱼腥草等同用，具有润肺祛痰、清热排脓作用，可用于风热客肺，蓄热内蒸，热壅血瘀，郁结成痈，咳吐脓血，胸闷且痛。若邪实正充，宜用生药，不能拘泥于炙药。如兼阴虚者，可再加配麦冬、天花粉滋阴润肺；兼有气虚者，可再加配羊乳、棉花根皮补益肺气。

2. 劳瘵干咳失音：常与百合、川贝母、玄参、麦门冬等同用，能增强润肺祛痰、利喉开音作用，可用于肺阴不足，音门失养，干咳无痰或少痰，音哑喉燥等。若兼肾阴不足者，宜再加配生地黄、熟地黄等滋养肾阴，如百合固金汤。

【处方用名】 用生药写桔梗、白桔梗、苦桔梗、玉桔梗；用炒药写炒桔梗；用蜜炙药写蜜炙桔梗、炙桔梗。

【用量】 生药3～6克；炒药5～8克；蜜炙药5～10克。

【参考】

1. 桔梗含桔梗皂甙，水解后产生桔梗皂甙元；另含菊糖、植物甾醇等[3]。

2. 桔梗有较强的促进气管分泌作用，能稀释痰液，有利于排痰，故有较好的祛痰作用，其祛痰效果与氯化铵相似。另外，本品有溶血作用。本品含皂甙，如用量过大，服后易引起恶心呕吐[1]。

## 葶苈子 （大适、丁历）



葶苈子有南北两种。南葶苈为十字花科一年生或二年生草本植物播娘蒿的成熟种子；北葶苈为十字花科一年生或二年生草本植物腺茎独行菜的种子。均在5～6月间采收。采收后，除净杂质，晒干贮存。主产于江苏、山东、河南、河北、陕西等地。皆有泻肺定喘、行水消肿作用，主治咳嗽气喘，水肿溲少。饮片可分生药、炒药、蜜炙药三种：生药味辛苦，性大寒，以泻肺行水力专，多用于水肿溲少者；炒药味苦微辛，性寒，以理肺定喘力胜，多用于痰饮咳喘；蜜炙药味苦微辛甘，性寒而润，以润肺定喘力强，多用于肺虚而痰多者。此外，部分地区还有盐炙药（用2%食盐化水，拌炒干），使药性入肾脬，以利水液。

【加工炮制】 生药（生葶苈子）：将原药筛去泥屑杂质即成；炒药（炒葶苈子）：取净生葶苈子置锅内，用文火清炒至微焦为度；蜜炙药（蜜炙葶苈子）：取净生葶苈子加炼蜜（每

100公斤葶苈子，用蜂蜜25～30公斤）拌匀，稍润，炒至蜜汁吸尽为度。

【临床应用】

**一、生药**

1. 腹水：常与防己、椒目、大黄同用，具有行水泻下作用，可用于腹水胀满，小便不利，大便秘结等，如己椒苈黄丸。

2. 胸水：常与杏仁、大黄、芒硝同用，具有宽胸逐水作用，可用于结胸胸胁积水，能仰不能俯等，如大陷胸丸。

3. 全身水肿：常与茯苓、桑白皮、白术、郁李仁等同用，具有化湿行水作用，可用于遍体浮肿，小便不利等，如葶苈子散。

**二、炒药**

1. 肺痈：常与大枣同用，具有理肺消痈、祛痰平喘作用，可用于肺痈初期，尚未成脓，咳喘不能平卧；亦治支饮胸满喘咳，如葶苈大枣泻肺汤。

2. 痰饮：常与莱菔子、白芥子、白术、茯苓等同用，能增强理肺祛痰、蠲饮化浊作用，可用于痰饮内停，肺失通降，咳喘胸闷，咯痰白沫等。



**三、蜜炙药**

本品历来虽只宜用于实证，但经蜜炙制后，亦可用于肺虚痰阻者，如肺阴虚者，常与麦冬、桑白皮、瓜蒌等同用；肺气虚者，常与棉花根皮、羊乳、紫菀、款冬花之类同用。

【处方用名】 用生药写葶苈子、生葶苈、甜葶苈；用炒药写炒葶苈、炒甜葶苈；用蜜炙药写蜜炙葶苈、炙葶苈子、炙葶苈。

【用量】 生药、炒药、炙药基本相同，一般3～10克。

【参考】

1. 葶苈子含硫甙及脂肪油，并可能含强心甙类物质[11]。

2. 独行菜种子具有强心作用，在猫的心肺装置实验中，对水合氯醛形成的衰弱心脏，能使其心肌收缩力加强，输出量增加，血压随之轻度升高，静脉压下降；并有平喘作用[11]。

3. 葶苈子经炒后，可降低其辛寒性味，并能增强平喘利尿的作用[2]。

## 浮海石 （海浮石、浮水石）

为火山岩浆形成的石或多孔珊瑚石。质地疏松而轻，放在水中不沉。四季皆可采集。主产于广东、台湾、浙江沿海一带。有清肺化痰、软坚散结等作用，主治痰热咳嗽，瘰疬结核等。饮片可分生药、煅药两种：生药味咸，性平偏寒，以清肺化痰力胜，多用于痰热咳嗽，或肺火咯血；煅药味咸，性平，以软坚散结力强，多用于瘰疬结核等。

【加工炮制】 生药（生浮海石）：将原药拣去杂质，清水漂浸洗净，晒干，敲碎成块粒状即得；煅药（煅浮海石）：取洗净生浮海石，置砂罐内，经炉火中煅透，取出放冷即成。

【临床应用】

**一、生药**

1. 肺热咳嗽：常与黄芩、瓜蒌、前胡、贝母同用，能增强清肺化痰作用，可用于痰热阻肺，气失清肃，咳嗽痰黄，不易咯出，胸闷气促等。

2. 肺火咯血：常与青黛、栀子、瓜蒌仁、诃子肉同用，具有清肺止血、化痰止咳作用，可用于肺火伤络，咳嗽咯血，或痰中带血，胸闷心烦等，如咳血方。

此外，还可用于砂淋，小便涩痛，并常与甘草、车前子、石韦等同用，能增强清热通淋作用。

**二、煅药**

1. 瘰疬结核：常与海藻、昆布等同用，能增强软坚散结作用，可用于痰阻颈项络脉，瘰疬日久不愈。若瘰疬新患，热邪偏盛，宜用生药，并再加配夏枯草、贝母之类，以清热散结。

2. 骨骱肿痛：常与白芥子、苍术、地龙、威灵仙、红花等同用，具有燥湿散结、利节舒筋作用，可用于痰湿瘀血互结骨节，骨骱肿痛，活动不利等。

【处方用名】 用生药写浮海石、海浮石、生海石、生浮石；用煅药写煅浮海石、煅海石、煅浮石。

【用量】 生药、煅药基本相同，一般10～15克。煅药打碎入煎。

【参考】

1. 浮海石为火山玻璃质（占95%），主含二氧化硅，又含三氧化二铝等[3]。

2. 浮海石生用清肺热，经火煅后，有燥湿作用[2]。

## 海蛤壳 （海蛤、蛤壳）

为软体动物帘蛤科多种海蛤的贝壳，常用的为文蛤或青蛤的贝壳。春秋两季自海滨浅滩泥沙中淘取，洗净，晒干贮存。主产于沿海各地。有清肺化痰、软坚散结，以及利尿止带等作用，主治痰火咳喘，瘰疬瘿瘤，以及水肿、带下、胃痛吐酸等。饮片可分生药、煅药两种：生药味苦咸，性微寒，以清肺化痰、软坚散结、利尿消肿力胜，多用于肺火咳喘，瘰疬瘿瘤，水肿尿少等；煅药味微苦咸，性平，以止带化浊、制酸止痛力强，多用于妇女白带和胃痛吐酸。



【加工炮制】 生药（生蛤壳）：将原药拣去杂质，敲碎成小块，用清水淘净，晒干即得；煅药（煅蛤壳）：取原药拣去杂质，洗净晒干，置铁丝篮中，在炉火上，煅至灰褐色，取出摊凉，碾碎即成。

【临床应用】

**一、生药**

1. 痰火咳喘：常与青黛同用，具有泻肝清肺化痰作用，可用于肝火扰肺，气失肃降，咳嗽气急，胸闷胁痛，或兼痰中带血等，如黛蛤散。若邪热不盛者，可改与瓜蒌仁配合，如海蛤丸。

2. 瘰疬：常与牡蛎、夏枯草、象贝、海藻、川芎、山慈菇等同用，能增强软坚散结作用，可用于痰阻颈项络脉，瘰疬结核日久不愈，如化坚丸。

3. 瘿瘤：常与海蛤壳、海藻、昆布、海带、青木香等同用，能增强软坚消瘿作用，可用于气郁痰结，瘿瘤漫肿，如四海舒郁丸。

4. 水肿：常与滑石、冬葵子、桑白皮、木通、泽泻等同用，能增强利尿消肿作用，可用于湿热内阻，肢体浮肿，小便不利，如海蛤汤。

**二、炒药**

1. 白带：常与黄柏、椿根皮、车前子、莲须等同用，具有清热止带作用，可用于湿热下注，带脉失约，白带如涕如唾，连绵不断。若兼赤带者，宜再加配赤芍、茜草根凉血和血。

2. 胃痛：常与瓦楞子、木香等同用，能增强制酸止痛作用，可用于肝胃不和，胃脘疼痛，呕吐酸水等。

【处方用名】 用生药写生蛤壳、蛤壳、海蛤壳；用煅药写煅蛤壳、煅海蛤壳。



【用量】 生药、煅药基本相同，一般10～15克。

【参考】 据报道，海蛤壳含碳酸钙、壳角质等[8]。

## 冬瓜子 （冬瓜仁、白瓜子、瓜瓣）

为葫芦科一年生草本植物冬瓜的种子。夏秋季采摘成熟果实，剜出种子，去瓤、浮去空子，漂净，晒干贮存。主产于四川、浙江、江苏、河南等地。有清热渗湿、化痰排脓作用，主治肺热咳嗽，肺痈、肠痈以及浊带等。饮片可分生药、炒药、蜜炙药三种：生药味微甘，性寒，以清热、化痰、排脓力专，多用于肺实热咳、肺痈、肠痈等；炒药味微甘，性微寒，以渗湿化痰力胜，多用于肺热咳嗽而热势不甚者，以及男子白浊、女子带下等；蜜炙药味甘性寒，以润肺祛痰力强，多用于肺虚热咳等证。

【加工炮制】 生药（生冬瓜子）：将原药筛去灰屑即成；炒药（炒冬瓜子）：取净生冬瓜子置锅内，用文火清炒至微焦为度；蜜炙药（蜜炙冬瓜子）：取净生冬瓜子加炼蜜（每 100 公斤冬瓜子，用蜂蜜 25～30 公斤）拌匀，稍润，文火炒至蜜汁吸尽为度。

【临床应用】

**一、生药**

1. 咳嗽（黄痰）：常与前胡、贝母等同用，能增强清肺化痰作用，可用于肺中实热，咳嗽痰黄，胸膈痞闷等，如前贝杏瓜汤。

2. 肺痈：常与苇根、桃仁、薏苡仁同用，能增强清肺化痰、逐瘀排脓作用，可用于肺痈咳吐脓痰、腥臭，胸闷疼痛，如苇茎汤。

3. 肠痈：常与大黄、牡丹皮、桃仁、芒硝同用，具有泻热破瘀、散结消痈作用，可用于肠痈初起，尚未成脓，右少腹疼痛拒按，或右足屈而不能伸者，如大黄牡丹汤。

4. 膀胱积热：常与泽泻、猪苓、栀子等同用，具有清热利湿作用，可用于湿热蓄积膀胱，小便不利，或尿频涩痛等。 

**二、炒药**

1. 咳嗽（白痰）：常与杏仁、白前、紫菀等同用，能增强化痰止咳作用，可用于痰热阻肺而热势不甚，咳嗽痰多色白，胸闷气促等。

2. 白浊、带下：常与黄柏、萆薢等同用，能增强渗湿化浊作用，可用于湿热内阻，男子白浊，女子带下，故《本草纲目》附方治女子白带，皆独用陈冬瓜仁，炒为末，米饭调服。

**三、蜜炙药**

蜜炙药多用于肺虚或肺燥咳嗽，常与川贝母、桑白皮、地骨皮、麦门冬、知母等同用，能加强润肺祛痰作用。但冬瓜子究属滑利之品，对于肺气虚弱者，应当禁用；肺阴不足而痰热不盛者，也宜慎用。

【处方用名】 用生药写生冬瓜子、冬瓜子、冬瓜仁；用炒药写炒冬瓜子、炒冬瓜仁；用蜜炙药写蜜炙冬瓜子、炙冬瓜子、蜜炙冬瓜仁、炙冬瓜仁。

【用量】 生药、炒药、蜜炙药基本相同，一般6～15克。

【参考】 冬瓜子含胡芦巴碱、腺嘌呤、脂肪油[3]。

## 第三节　止咳平喘药

止咳平喘药具有制止咳嗽、下气平喘作用，主要适用于咳嗽和气喘的证候。

咳喘的证候较为复杂，有外感咳喘，有内伤咳喘，寒热虚实各不相同，必须辨证施治，选用相适宜的配伍。一般外感为病属于表热的，宜配伍辛凉解表的药物；属于表寒的，宜配伍辛温解表的药物；若属于里热的，宜配伍清化里热的药物；属于里寒的，宜配伍温里祛寒的药物。内伤为病属于虚热的，宜配伍滋阴清热的药物；属于虚寒的，则宜配伍补阳祛寒的药物。



临床使用本类药物治疗咳喘的证候，大都表证、实证以用生药效果较好，里证、虚证以用制药效果较好。

**杏仁**　（杏核仁、杏子、苦杏仁）

为蔷薇科落叶乔木杏的成熟种仁。夏季果实成熟时采收，敲开核壳，取出核仁，晒干贮存。主产山西、河北等地。有止咳平喘、润肠通便等作用，主治咳逆上气，大便秘结。饮片可分生药、炒药、霜药三种：生药味苦，性温，有小毒，以降气止咳、润肠通便力专，多用于新病咳喘，肠燥便秘；炒药味苦，性温偏燥，有温肺散寒作用，而润肠作用相对减弱，多用于肺寒久咳；霜药味苦，性温，以肃肺止咳力强，而润肠作用显著减弱，多用于肺虚咳喘，而兼脾虚大便不实者。

【加工炮制】 生药（生杏仁）：将原药筛去灰屑，拣去硬壳，打碎，或沸水煮去皮，晒干即成；炒药（炒杏仁）：取净生杏仁置锅内，用文火清炒至深黄微焦为度；霜药（杏仁霜）：取净生杏仁研成粗粉，用吸油纸包裹、压榨，反复数次，至油净为度，再研细末过筛即得。

【临床应用】

**一、生药**

1. 新病咳喘：常与麻黄、甘草同用，能增强止咳平喘作用，可用于风寒客肺，咳喘胸闷，如三拗汤；若寒从热化，咳逆气急，身热口渴，宜再加配石膏，有清肺平喘作用，如麻杏甘石汤。本品非但可用于咳喘，而且常用于咳嗽，与苏叶、半夏、桔梗、陈皮等同用，可治风寒或凉燥咳嗽，如杏苏散；与桑叶、沙参、象贝、栀子等同用，可治风热或温燥咳嗽，如桑杏汤。

2. 肠燥便秘：常与火麻仁、桃仁、当归、生地等同用，协同滋阴益血、润肠通便作用，可用于久病体虚，或产后血少，或热病后津液不足，大肠干燥，便出艰难或秘结不通，如润肠丸；若肠胃燥热，脾约便秘，则与大黄、枳实、火麻仁等配合，具有泻热通便之功，如麻子仁丸。



**二、炒药**

寒痰咳嗽：常与细辛、干姜、五味子、款冬花、紫菀等同用，能协同温肺散寒、祛痰止咳作用，可用于寒痰阻肺，肃降之职失常，咳嗽气促，咯痰白沫。

**三、霜药**

1. 肺阴不足，脾气虚弱：常与麦门冬、沙参、百合、山药等同用，协同滋养肺阴、补益脾气作用，可用于肺阴不足，脾气虚弱，咳嗽少痰，咽干口燥，大便不实，神疲体倦等。

2. 肺气虚弱，脾气亏损：常与款冬花、百部、黄芪、党参等同用，协同补益脾肺、止咳祛痰作用，可用于脾肺气虚，咳嗽痰白，神疲乏力，面色㿠白，大便不实等。

【处方用名】 用生药写杏仁、苦杏仁、生杏仁；用炒药写炒杏仁、炒苦杏仁；用霜药写杏仁霜、苦杏仁霜。

【用量】 生药、炒药5～10克；霜药3～6克。

【参考】

1. 苦杏仁含有氰甙，名苦杏仁甙，约含3%；此外，还含有苦杏仁酶（包括苦杏仁酶和樱叶酶等）和苦杏仁油（脂肪油）约50%[1]。

2. 苦杏仁甙经酶水解后产生氰氢酸，对呼吸中枢有镇静作用。氰甙在胃肠道经水解产生氰氢酸被吸收而中毒。呼吸麻痹是致死的主要原因[1]。

3. 中毒症状：有时病者口中和呼气中有杏仁味。轻者，表现为吐泻、腹痛、头晕无力；重者，抽风昏迷，瞳孔散大；极严重者，血压下降、深度昏迷、抽风不止，出现呼吸衰竭或循环衰竭。处理：用5%硫代硫酸钠或高锰酸钾液或1%～3%双氧水洗胃和灌肠，洗胃后，以硫代硫酸钠10克留置于胃中。吸氧，尽早应用呼吸兴奋剂，一旦呼吸停止，应持续人工呼吸直到呼吸恢复为止。给予大量维生素丙。特效治疗：迅速静注亚硝酸钠，成人用0.2～0.5克（6～12毫克/公斤体重）制成1%～3%溶液10～20毫升，儿童用1%溶液，剂量酌减（此药需新鲜配制，注射时必须严密注意血压，血压下降应立即注射肾上腺素）。后继以硫代硫酸钠，成人12.5～25克（0.2～0.4克/公斤体重），儿童剂量酌减，制成10%～50%溶液缓慢静注。或大剂量美蓝6～12毫克/公斤体重，以1%溶液静注以代替亚硝酸钠，再以硫代硫酸钠静注。重危病人可先予亚硝酸戊异酯吸入，每隔2分钟吸30秒，反复吸入3次，以代替亚硝酸钠[9]。

4. 苦杏仁生用极易中毒。中毒后可用杏树皮100克，水煎内服以解之[10]。

## 苏子 （紫苏子、白苏子）

为唇形科一年生草本植物紫苏或白苏的种子，以紫苏子为质优。秋季成熟时采收，晒干贮存。主产于江苏、湖北、山东、四川等地。有祛痰止咳、降气平喘、润肠通便作用，主治气逆咳喘，大便秘结等。饮片可分生药、炒药、蜜炙药三种：生药味辛，性温，以祛痰降气、润肠通便力专，多用于湿痰咳嗽，气滞便秘；炒药味微辛，性温燥，以温肺散寒、祛痰平喘力胜，多用于寒痰咳喘；蜜炙药味微辛甘，性温润，以润肺祛痰、降气平喘力强，多用于肺虚咳喘。此外，部分地区还有霜药（即用炒苏子研碎，榨去油质），目的为减轻润肠通便作用。

【加工炮制】 生药（生苏子）：将原药用清水淘净，晒干，拣去杂质，筛去灰屑即得；炒药（炒苏子）：取净生苏子置锅内，文火清炒至起剧烈爆声，外壳微焦为度；蜜炙药（蜜炙苏子）：取净生苏子加炼蜜（每100公斤苏子，用蜂蜜20公斤）拌匀，炒至蜜汁吸尽为度。

【临床应用】

**一、生药**

1. 湿痰咳嗽：常与半夏、陈皮、茯苓等同用，具有化湿和中、祛痰降气作用，可用于湿痰壅阻，肺气不利，脾运失健，咳嗽胸闷，痰多粘腻，饮食少思，或有恶心等。

2. 气滞便秘：常与火麻仁、枳壳等同用，能增强理气通便作用，可用于中焦气阻，胃肠积滞，脘腹满胀，大便秘结。

**二、炒药**

1. 肺寒痰浊咳喘：常与白芥子、莱菔子同用，共奏温肺散寒、祛痰平喘作用，可用于寒痰壅阻，肺失通降，脾胃运化失常，咳嗽气喘，咯痰白沫，胸脘痞满，食欲减退，如三子养亲汤。

2. 上盛下虚咳喘：常与前胡、厚朴、甘草、肉桂等同用，具有肃肺祛痰、益肾纳气作用，可用于痰涎壅阻于肺，肾气不足，咳嗽多痰，喘促乏力等，如苏子降气汤。

**三、蜜炙药**

1. 肺气虚咳：常与棉花根皮、羊乳、紫菀、款冬花等同用，协同补益肺气、祛痰止咳作用，可用于肺气虚弱，肃降失常，咳嗽气促，神疲乏力等。

2. 肺阴虚咳：常与北沙参、麦门冬、川贝母等同用，协同滋阴润肺、祛痰宁咳作用，可用于肺阴不足，痰热内阻，咳嗽气促，咯痰稠粘，口干咽燥等。

【处方用名】 用生药写生苏子、生紫苏子；用炒药写炒苏子、炒紫苏子、紫苏子、苏子；用蜜炙药写蜜炙苏子、炙苏子。

【用量】 生药、炒药、蜜炙药基本相同，一般 5～12 克。生药须打碎入煎。

【参考】

1. 苏子含挥发油、维生素 $B_1$[(3)]。

2. 苏子经炒爆后，种皮破裂，药物松脆，易于煎出药味。蜜炙后可以加强润肺止咳的作用[(2)]。

## 紫菀 （紫菀茸、青菀）

为菊科多年生草本植物紫菀的根及须根。冬季采挖后，除去地上茎及泥土，晒干贮存。主产于河北、四川、安徽等地。有祛痰止咳作用，主治咳嗽气喘，痰吐不利。饮片可分生和蜜炙药两种：生药味辛苦，性温，以散寒祛痰力胜，多用于风寒咳嗽及寒饮咳喘；蜜炙药味微辛甘，性温润，以润肺祛痰力强，多用于肺虚久咳。此外，部分地区还有蒸药（即生紫菀置蒸笼内蒸透，晒或烘干），其目的为驱除辛散作用，多用于肺虚寒痰，咳嗽气急。



【加工炮制】 生药（生紫菀）：将原药拣去杂质，用清水洗净，捞起，沥干，切片，晒干即得；蜜炙药（蜜炙紫菀）：取净生紫菀片加炼蜜（每 100 公斤紫菀，用蜂蜜 25～30 公斤）拌匀，稍润，文火炒至蜜汁吸尽为度。

【临床应用】

**一、生药**

1. 风寒咳嗽：常与百部、白前、荆芥等同用，能增强散寒祛痰作用，可用于风寒客肺，咳嗽痰白，或兼微有恶寒，如止嗽散。

2. 寒饮咳喘：常与麻黄、细辛、款冬花、半夏等同用，具有温肺散寒、祛痰平喘作用，可用于寒饮内阻，肺气壅塞，咳嗽气喘，喉中痰鸣如水鸡声，如射干麻黄汤。

**二、蜜炙药**

1. 肺气虚咳：常与黄芪、棉花根皮、款冬花、杏仁等同用，具有补益肺气、祛痰止咳作用，可用于肺气虚弱，痰阻于内，咳嗽气短，面色㿠白，神疲体倦等。

2. 肺阴虚咳：常与麦门冬、阿胶、川贝母等同用，具有滋阴润肺、祛痰止咳作用，可用于肺阴不足，痰热内阻，咳嗽咽干，咯血或痰中带血，如紫菀散。

【处方用名】 用生药写生紫菀、紫菀；用蜜炙药写蜜炙紫菀。

【用量】 生药、蜜炙药基本相同，一般5～12克。

【参考】

1. 紫菀含紫菀皂甙、紫菀酮及槲皮素等[1]。



2. 紫菀有较好的祛痰作用。在体外对大肠杆菌、宋内氏痢疾杆菌、变形杆菌、伤寒杆菌、副伤寒杆菌、绿脓杆菌、霍乱弧菌及致病性皮肤真菌有抗菌作用[1]。

3. 实验证实紫菀有抗结核的作用，能抑制人型及牛型结核杆菌[47]。

4. 本品生用有降气化痰、止咳平喘的作用，经蜜炙后具有润肺止嗽之功[2]。

## 款冬花 （冬花、九九花）

为菊科多年生草本植物款冬的未开放的头状花序。冬季采收，阴干或晒干。主产于甘肃、陕西、四川、河南等地。有下气止咳作用，主治咳嗽气喘。饮片可分为生药、炒药、蜜炙药三种：生药味辛，性温，以散寒止咳力专，多用于内有寒饮所停，外有风寒所客，咳嗽喘促；炒药味微辛，性温燥，以暖肺止咳力胜，多用于寒痰喘嗽；蜜炙药味微辛甘，性温润，以润肺止咳力强，多用于肺虚咳嗽。

【加工炮制】 生药（生款冬花）：将原药筛去灰屑，拣去梗即成；炒药（炒款冬花）：取净生款冬花置锅内，文火清炒至微焦为度；蜜炙药（蜜炙款冬花）：取净生款冬花加炼蜜（每100公斤款冬花，用蜂蜜30～35公斤）拌匀，炒至蜜汁吸尽为度。

【临床应用】

**一、生药**

新凉引动伏饮：常与射干、麻黄、紫菀、细辛等同用，能协同发散寒邪、止咳定喘作用，可用于风寒外袭，水饮内发，内外合邪，闭塞肺气，咳逆上气，喉中痰声辘辘等，如射干麻黄汤。

**二、炒药**

寒痰咳喘：常与杏仁、紫菀、钟乳石、五味子、干姜等同用，能增强暖肺祛寒、止咳平喘作用，可用于外无风寒所侵，内有寒痰所停，咳嗽气喘，咯痰白沫，日久不愈者。



**三、蜜炙药**

1. 肺气虚咳：常与黄芪、棉花根皮、紫菀、五味子等同用，具有补益肺气、止咳祛痰作用，可用于肺气虚弱，寒痰内阻，咳嗽气急，咯痰白沫，神疲乏力，面色㿠白，动则自汗。

2. 肺阴虚咳：常与麦门冬、知母、百合、沙参、川贝母等同用，具有滋阴润肺、止咳祛痰作用，可用于肺阴不足，痰热互结，咳嗽少痰，口干咽燥，或兼潮热盗汗。

【处方用名】 用生药写生款冬花、生冬花；用炒药写炒款冬花、炒冬花；用蜜炙药写款冬花、蜜炙冬花、炙款冬花、炙冬花。

【用量】 生药、炒药5～10克；蜜炙8～12克。

【参考】

1. 款冬花含款冬二醇、粘液质、鞣质、左旋植物甾醇及蒲公英黄色素等(1)。

2. 款冬花经实验证实确有一定的镇咳效力[18]。

3. 款冬花醇浸膏对豚鼠能解除因组织胺而引起的哮喘[1]。

4. 本品生用化痰、下气止嗽，蜜炙后增强润肺镇咳、矫味作用[2]。

## 钟乳石 （石钟乳、滴乳石）

为天然碳酸钙钟乳状的岩石。常年可采。主产于广西、湖北、四川、贵州、甘肃等地。有温肺气、壮元阳、下乳汁作用，主治肺虚劳嗽，冷哮痰喘，肾虚阳痿及乳汁不下等。饮片可分生药、煅药两种：生药味甘，性温，以温肺气、下乳汁力胜，多用于咳喘及乳汁不下；煅药味甘微涩，性温，以壮元阳力强，多用于肾虚阳痿，腰脚冷痹。

【加工炮制】 生药（生钟乳石）：将原药拣净杂质，洗净，晒干，敲成小块即成；煅药（煅钟乳石）：取净生钟乳石置坩埚内，放入炉火中煅至红透，取出摊凉，碾细即得。

【临床应用】

**一、生药**



1. 肺虚劳嗽：常与川贝母、白及、白芍药等同用，具有润养肺气、祛痰宁嗽作用，可用于肺虚劳嗽，上气咳喘，或兼咯血或痰中带血，如补肺散。

2. 冷哮痰喘：常与麻黄、杏仁、甘草同用，能增强温肺散寒、祛痰平喘作用，可用于冷哮痰喘，喉中哮鸣，胸膈满闷，面色晦青，如钟乳丸。

3. 乳汁不通：常与漏芦、天花粉等同用，能增强通利乳汁作用，可用于乳汁不通，或乳下较少等，如钟乳汤。

**二、煅药**

1. 阳痿脚弱：常与菟丝子、淫羊藿、杜仲、苁蓉等同用，能增强壮肾阳、坚筋骨作用，可用于肾中元阳虚弱，阳事不举，脚膝酸软等。

2. 大肠虚滑：常与肉豆蔻、赤石脂等同用，具有涩肠固滑作用，可用于大肠虚寒，大便滑下，甚至大便失禁。

【处方用名】 用生药写石钟乳、滴乳石、钟乳石；用煅药写煅乳石、煅钟乳石、煅滴乳石、煅石钟乳。

【用量】 生药、煅药基本相同，一般10～15克。

【参考】

1. 钟乳石主要成分为碳酸钙[1]。

2. 碳酸钙具有制酸、止血、增加乳汁、促进骨质生长和帮助肺结核空洞钙化等作用。煅用取其性缓，增强兴奋强壮作用[2]。

3. 本品性较热，肾阳虚者可偶而服之，多服久服易引起胃石[3]。

**百部** （一窝虎、山百根）

为百部科多年生草本植物蔓生百部和直立百部的块根。春秋两季均可采挖。采掘后，洗净泥土，沸水浸烫2～3分钟，捞取，晒干贮存。主产于浙江、安徽、江苏等地。有止咳、杀虫作用，主治咳嗽和诸虫。饮片可分生药、蒸药、蜜炙药三种：生药味甘苦，性微温，以杀虫灭虱力专，多用于诸虫虱症等；蒸药味甘苦，性较生药为温，以温肺止咳力胜，多用于寒痰咳嗽；蜜炙药味甘微苦，性微温而润，以润肺止咳力强，多用于肺痨咳嗽。此外，部分地区还有炒药（即生百部置锅内，炒至微黄），取其增强温肺作用。



【加工炮制】 生药（生百部）：将原药拣尽杂质，去掉芦头，洗净，润透，切片，晒干即得；蒸药（蒸百部）：取净生百部片，放在蒸笼内蒸一小时，取出，晒干或烘干即成；蜜炙药（蜜炙百部）：取净生百部片加炼蜜（每100公斤百部，用蜂蜜20公斤）拌匀，稍润，炒至蜜汁吸尽为度。

【临床应用】

**一、生药**

1. 蛲虫：本品30克，浓煎成10～20毫升，晚上保留灌肠，连用五天，有一定疗效。亦有与槟榔配合，研末，油调敷肛门周围，治疗蛲虫病者。

2. 虱症：本品100克，用酒精500毫升浸泡24小时后，外搽患部，可治头虱、体虱及阴虱。

**二、蒸药**

1. 风寒新咳：常与麻黄、杏仁、甘草同用，协同温肺散寒、制止咳嗽作用，可用于风寒犯肺，气失宣通，咳嗽痰白等，如百部丸。

2. 寒痰久咳：常与紫菀、款冬花、白前、甘草等同用，协同祛寒暖肺、止咳化痰作用，可用于寒痰阻肺，气失肃降，咳嗽反复不愈，咯痰不易吐出等。

**三、蜜炙药**

1. 肺痨咳嗽：常与麦门冬、沙参、百合、桑白皮、地骨皮等同用，协同润肺止咳作用，可用于肺痨阴亏，咳嗽少痰，或痰中带血，或潮热盗汗等，如百部汤。

2. 小儿顿咳：常与紫菀、川贝母、白前、沙参、甘草等同用，除增强润肺止咳外，兼有祛痰之功，可用于小儿顿咳（百日咳）；亦治成人肺虚久咳，如百部煎。



【处方用名】 用生药写生百部；用蒸药写蒸百部；用蜜炙药写蜜炙百部、炙百部。

【用量】 生药外用适量；蒸药5～12克；蜜炙药8～15克。

【参考】

1. 百部含生物碱。百部碱能降低呼吸中枢兴奋性，抑制咳嗽反射而奏止咳之效[1]。

2. 生百部，主要含生物碱，对脾胃有刺激作用，在原料加工时，需放甑内蒸2～3小时，可破坏部分生物碱，以降低其生用时副作用。但生物碱又是杀虫的有效成分，蒸后显然对杀虫作用有所影响。本品经蜜炙后，能增强润肺镇咳作用，多用于肺燥咳嗽的病人[2]。

## 马兜铃 （兜铃）

为马兜铃科多年生蔓草缠绕或匍匐状细弱草本植物马兜铃的果实。深秋初冬时采收成熟果实，阴干或晒干贮存。主产于四川、湖南、安徽、江苏、浙江等地。有清肺止咳、降气平喘作用，主治咳嗽喘逆。饮片可分生药、蜜炙药两种：生药味苦微辛，性寒，以清热泻肺、止咳平喘力胜，多用于肺热咳喘；蜜炙药味苦微辛甘，性寒，以清热润肺力强，多用于肺虚痰热，咳嗽带血。此外，部分地区还有炒药（即生马兜铃用文火炒至微焦），取其降低苦寒之性，多用于痰热阻肺，而热邪不甚者。

【加工炮制】 生药（生马兜铃）：将原药筛去灰屑，拣净杂质，剪去果柄即成；蜜炙药（蜜炙马兜铃）：取净生马兜铃加炼蜜（每 100 公斤马兜铃，用蜂蜜 30～40 公斤）拌匀，稍润，炒至吸尽蜜汁为度。

【临床应用】

**一、生药**

1. 肺热喘逆：常与桑白皮、葶苈子、半夏、甘草等同用，能增强清热泻肺、止咳平喘作用，可用于痰热壅阻于肺，气逆咳喘，胸膈烦闷，如马兜铃汤。

2. 肺热咳嗽：常与黄芩、桔梗、牛蒡子、芦根、桑叶、菊花等同用，具有清肺热、止咳嗽、利咽喉作用，可用于风热犯肺，咳嗽痰黄，咽喉疼痛等。

**二、蜜炙药**

1. 肺痨咳嗽：常与沙参、麦门冬、川贝母、百部、百合等同用，能增强清热润肺、止咳祛痰作用，可用于肺阴不足，痰热内阻，咳嗽少痰，咽喉干燥，潮热盗汗。若咳嗽咯血或痰中带血者，则宜与阿胶、糯米等配合，有补肺止血之功，如补肺阿胶汤。

2. 痧后喘咳：常与地骨皮、枇杷叶、沙参、海浮石、栀子等同用，具有清泄痧后余热、润肺止咳平喘作用，可用于麻疹后余热未净，咳嗽气喘，口干咽燥，虚烦少眠。

【处方用名】 用生药写马兜铃、生马兜铃；用蜜炙药写蜜炙马兜铃、炙马兜铃。

【用量】 生药 3～8 克；蜜炙药 6～12 克。

【参考】

1. 马兜铃种子含马兜铃酸、马兜铃碱酸等[3]。

2. 马兜铃治疗高血压病有一定疗效，有助于降压和改善症状[17]。

3. 马兜铃味甚苦，用量过大，易致呕吐[4]。

4. 马兜铃的副作用偶见有恶心、呕吐，蜜炙后入药可免此弊[3]。

5. 马兜铃蜜炙后降低其苦寒性，增加润肺止咳作用[2]。

## 桑白皮

为桑科落叶乔木桑的根皮。春秋两季均可采挖。采挖后，洗净，刮去粗皮，以木槌轻击，使皮部与木心分离，剥取白皮，晒干贮存。主产于浙江、江苏、安徽、湖南等地。有泻肺行水、止咳平喘作用，主治肺热咳喘，水肿溲少等。饮片可分生药、炒药、蜜炙药三种：生药味甘，性寒，以泻肺行水力专，多用于水肿溲少；炒药味甘，性寒偏平，以降气平喘力胜，多用于水饮停肺；蜜炙药味甘，性寒偏润，以润肺清热，止咳平喘力强，多用于肺热咳喘。

【加工炮制】 生药（生桑白皮）：将原药迅速洗净，切片，晒干即成；炒药（炒桑白皮）：取净生桑白皮片置锅内，用文火清炒至微焦为度；蜜炙药（蜜炙桑白皮）：取净生桑白皮加炼蜜（每 100 公斤桑白皮，用蜂蜜 30 公斤）拌匀，炒至蜜汁吸尽为度。

【临床应用】

**一、生药**

水肿尿少：常与生姜皮、茯苓皮、大腹皮等同用，具有泻肺行水、和中渗湿作用，可用于水湿停滞，头面四肢悉肿，胸腹胀满，上气促急，小便不利，如五皮散。

**二、炒药**

水饮喘咳：常与麻黄、杏仁、桂枝、干姜等同用，具有化饮利肺、降气平喘作用，可用于水饮停肺，咳嗽喘急，胸膈满闷，如桑白皮汤。

**三、蜜炙药**

肺热喘咳：常与地骨皮、甘草等同用，能增强润肺清热、止咳平喘作用，可用于肺热咳喘，皮肤蒸灼，日晡尤盛，如泻白散。若兼咯血者，宜加配白茅根、茜草根和络止血；兼见肺阴不足者，可再加配沙参、麦门冬、天门冬滋养阴液。

【处方用名】 用生药写桑白皮、桑根皮、生桑白皮；用炒药写炒桑白皮、炒桑皮、炒桑根皮；用蜜炙药写蜜炙桑皮、炙桑白皮、炙桑根白皮。

【用量】 生药、炒药 5～15 克；蜜炙药 8～20 克。

【参考】

1. 桑白皮含 α-榄香精、果胶、挥发油、棕榈酸等[3]。

2 桑白皮有降压作用；并有显著的利尿作用，能带出较多的氯化物[5]。

3. 本品生用治肺热喘咳，消痰；蜜炙后可增强其润肺的功用[2]。

4. 本品生用清肺气而利水，炙用泻水而止咳[6]。

## 枇杷叶

为蔷薇科常绿小乔木枇杷的叶片。全年均可采收，春夏采者为佳。采收后，晒干贮存。主产于广东、浙江等地。有止咳化痰、和胃止呕作用，主治肺热咳嗽，胃逆呕吐等。饮片可分为生药、炒药、蜜炙药三种：生药味微苦，性微寒，以清肺止咳力专，多用于肺热咳嗽；炒药味微苦，性平，以和胃止呕力胜，多用于胃失顺降，呕吐或呃逆；蜜炙药味微苦甘，性平而润，以润肺止咳力强，多用于肺燥或肺阴不足，痰热内阻，咳嗽少痰等。此外，部分地区还有姜汁药（即生枇杷叶切成条片，加姜汁少许拌炒），目的为增强止呕作用。

【加工炮制】 生药（生枇杷叶）：将原药刷去绒毛，切成条片或打碎，筛去灰屑即成；炒药（炒枇杷叶）：取生枇杷叶条片，清炒至微焦为度；蜜炙药（蜜炙枇杷叶）：取生枇杷叶条片加炼蜜（每 100 公斤枇杷叶，用蜂蜜 30 公斤）拌匀，文火炒至蜜汁吸尽为度。

【临床应用】

**一、生药**

肺热咳喘：常与栀子、桑白皮、沙参等同用，能增强清肺止咳作用，可用于痰热阻肺，咳嗽气喘，咯痰黄稠，如枇杷清肺饮。

**二、炒药**

恶心呕吐：常与半夏、茯苓、生姜等同用，能增强和胃止呕作用，可用于胃气上逆，恶心呕吐，如枇杷叶饮。若肺热犯胃，咳时作呕，则宜用生药，并常与竹茹、芦根等配伍，可加强疗效。

**三、蜜炙药**

肺燥咳嗽：常与麦门冬、石膏、杏仁、阿胶等同用，能增强清燥润肺、止咳祛痰作用，可用于燥邪伤肺，或肺阴素亏，干咳无痰，或咳嗽少痰，或痰中带血，咽喉干燥等，如清燥救肺汤。



【处方用名】 用生药写枇杷叶、生枇杷叶；用炒药写炒枇杷叶；用蜜炙药写蜜炙枇杷叶、炙枇杷叶。

【用量】 生药、炒药 5～12 克；蜜炙药 8～15 克。

【参考】

1. 枇杷叶含苦杏仁甙、乌索酸、齐墩果酸、苹果酸、柠檬酸、鞣质、维生素 $B_1$[3]。

2. 枇杷叶有抑制流感病毒作用[1]。

3. 枇杷叶绒毛与叶的化学成分基本相同，绒毛并不含有致咳或其他副作用[20]，去毛主要是防其吸入刺激气管粘膜而产生咳嗽反应[3]。

4. 本品生用清肺化痰止咳；蜜炙后增强其润肺化痰止咳的作用[2]。蜜炙治咳较好，姜汁涂炙或生用治呕较好[3]。

## 附：化痰止咳药性能与主治简表

| 类别 | 药名 | | 性味 | 主要功用 | 适用范围 |
|---|---|---|---|---|---|
| 温化寒痰药 | 半夏 | 生药 | 味辛，性温 | 化痰止咳 | 湿痰咳嗽 |
| | | 制药 | 味辛，性温 | 燥湿消痞，降逆止呕 | 1. 恶心呕吐<br>2. 胃脘痞满 |
| | 天南星 | 生药 | 味苦辛，性温，有毒 | 祛风止痉 | 1. 破伤风<br>2. 中风<br>3. 眩晕 |
| | | 姜制药 | 味苦辛，性温 | 燥湿化痰 | 寒湿咳嗽 |
| | | 胆制药 | 味苦，性凉 | 清热化痰，熄风定惊 | 1. 热痰咳嗽<br>2. 急惊风<br>3. 癫痫 |
| | 白附子 | 生药 | 味辛甘，性温，有毒 | 祛风痰，止痉动 | 1. 口眼㖞斜<br>2. 抽搐呕吐 |
| | | 制药 | 味微辛甘，性温，有小毒 | 祛寒邪，化湿痰 | 寒湿头痛 |
| | 旋覆花 | 生药 | 味辛苦咸，性微温 | 化饮行水，降气止呕 | 1. 水饮内停<br>2. 中虚痰浊<br>3. 肝着痞闷 |
| | | 蜜炙药 | 味甘咸，性微温 | 祛痰平喘 | 气逆喘咳 |
| | 白前 | 生药 | 味辛甘，性微温 | 解表理肺，化痰止咳 | 外感咳嗽 |
| | | 炒药 | 味甘微辛，性温 | 温肺散寒，化痰止咳 | 寒湿咳嗽 |
| | | 蜜炙药 | 味甘甜微辛，性温润 | 润肺降气，化痰止咳 | 肺虚咳嗽 |
| | 鹅管石 | 生药 | 味甘咸，性微温 | 温肺化痰，通利乳汁 | 1. 肺虚咳喘<br>2. 乳汁不下 |
| | | 煅药 | 味甘微咸涩，性温 | 温肾壮阳 | 1. 肾虚气喘<br>2. 阳痿不举 |

续表

| 类别 | 药名 | | | 性味 | 主要功用 | 适用范围 |
|---|---|---|---|---|---|---|
| 清化热痰药 | 前胡 | 生药 | | 味辛苦，性微寒 | 化痰兼散风邪 | 外感咳嗽 |
| | | 炒药 | | 味苦微辛，性近平 | 降气祛痰 | 痰气互结咳嗽 |
| | | 蜜炙药 | | 味苦甘微辛，性微寒 | 润肺祛痰 | 燥邪伤肺咳嗽 |
| | 瓜蒌 | 皮 | 生药 | 味苦甘，性寒 | 清热利肺 | 肺热咳嗽 |
| | | | 炒药 | 味苦甘，性寒偏平 | 宽胸散结 | 胸痹闷痛 |
| | | 子 | 生药 | 味甘微苦，性寒 | 清肺祛痰，滑肠通便 | 1. 肺热肠燥<br>2. 肠痈便秘 |
| | | | 炒药 | 味甘微苦，性寒偏平 | 理肺祛痰 | 1. 痰热咳喘<br>2. 痰浊咳喘 |
| | | | 霜药 | 味甘微苦，性寒 | 润肺祛痰 | 1. 肺火肠滑<br>2. 肺热脾弱 |
| | | 全实 | 生药 | 味甘苦，性寒 | 清肺祛痰 | 痰热互结 |
| | | | 炒药 | 味甘苦，性寒偏平 | 理肺祛痰 | 胸痹闷痛 |
| | 桔梗 | 生药 | | 味苦辛，性平 | 宣肺祛痰 | 1. 外感咳嗽<br>2. 咽喉肿痛 |
| | | 炒药 | | 味苦微辛，性微温 | 理肺祛痰 | 寒湿咳嗽 |
| | | 蜜炙药 | | 味苦甘微辛，性平偏润 | 润肺祛痰 | 1. 肺痈<br>2. 劳瘵 |

续表

| 类别 | 药名 | | 性味 | 主要功用 | 适用范围 |
|---|---|---|---|---|---|
| 清化热痰药 | 葶苈子 | 生药 | 味辛苦，性大寒 | 泻肺行水 | 水肿尿少 |
| | | 炒药 | 味苦微辛，性寒 | 理肺定喘 | 痰饮咳喘 |
| | | 蜜炙药 | 味苦微辛甘，性寒而润 | 润肺定喘 | 肺虚咳喘 |
| | 浮海石 | 生药 | 味咸，性平偏寒 | 清肺化痰 | 1. 肺热咳嗽<br>2. 肺火咳血 |
| | | 煅药 | 味咸，性平 | 软坚散结 | 瘰疬结核 |
| | 海蛤壳 | 生药 | 味苦咸，性微寒 | 清肺化痰，软坚散结 | 1. 肺火咳喘<br>2. 瘰疬、瘿瘤 |
| | | 煅药 | 味微苦咸，性平 | 止带化浊，制酸止痛 | 1. 妇女白带<br>2. 胃痛吐酸 |
| | 冬瓜子 | 生药 | 味微甘，性寒 | 清热、化痰、排脓 | 1. 肺热咳嗽<br>2. 肺痈<br>3. 肠痈 |
| | | 炒药 | 味微甘，性微寒 | 渗湿化痰 | 1. 咳嗽<br>2. 白浊 |
| | | 蜜炙药 | 味甘，性寒 | 润肺祛痰 | 肺虚咳嗽 |
| 止咳平喘药 | 杏仁 | 生药 | 味苦，性温，有小毒 | 宣通肺气，润肠通便 | 1. 外感咳喘<br>2. 肠燥便秘 |
| | | 炒药 | 味苦，性温偏燥 | 温肺散寒 | 肺寒咳嗽 |
| | | 霜药 | 味苦，性温 | 肃肺止咳 | 肺虚咳喘 |
| | 苏子 | 生药 | 味辛，性温 | 祛痰降气，润肠通便 | 1. 湿痰咳嗽<br>2. 气滞便秘 |
| | | 炒药 | 味微辛，性温燥 | 温肺散寒，祛痰平喘 | 寒痰咳喘 |
| | | 蜜炙药 | 味微辛甘，性温润 | 润肺祛痰，降气平喘 | 肺虚咳喘 |

续表

| 类别 | 药名 | | 性味 | 主要功用 | 适用范围 |
|---|---|---|---|---|---|
| 止咳平喘药 | 紫菀 | 生药 | 味辛苦，性温 | 散寒祛痰 | 寒痰咳嗽 |
| | | 蜜炙药 | 味微辛甘，性温润 | 润肺祛痰 | 肺虚久咳 |
| | 款冬花 | 生药 | 味辛，性温 | 散寒止咳 | 外感咳嗽 |
| | | 炒药 | 味微辛，性温燥 | 温肺止咳 | 寒痰咳嗽 |
| | | 蜜炙药 | 味微辛甘，性温润 | 润肺止咳 | 肺虚咳嗽 |
| | 钟乳石 | 生药 | 味甘，性温 | 温肺气，下乳汁 | 1. 气逆咳嗽<br>2. 乳汁不下 |
| | | 煅药 | 味甘微涩，性温 | 温肾壮阳 | 肾虚阳痿 |
| | 百部 | 生药 | 味甘苦，性微温 | 杀虫灭虱 | 1. 蛲虫<br>2. 虱症 |
| | | 蒸药 | 味甘苦，性温 | 温肺止咳 | 寒痰咳嗽 |
| | | 蜜炙药 | 味甘微苦，性微温而润 | 润肺止咳 | 肺痨咳嗽 |
| | 马兜铃 | 生药 | 味苦微辛，性寒 | 清热泻肺，止咳平喘 | 肺热咳喘 |
| | | 蜜炙药 | 味苦微辛甘，性寒 | 清热润肺 | 肺虚痰热 |
| | 桑白皮 | 生药 | 味甘，性寒 | 泻肺行水 | 水肿尿少 |
| | | 炒药 | 味甘，性寒偏平 | 降气平喘 | 水饮停肺 |
| | | 蜜炙药 | 味甘，性寒偏润 | 润肺清热，止咳平喘 | 肺热咳喘 |
| | 枇杷叶 | 生药 | 味微苦，性微寒 | 清肺止咳 | 肺热咳嗽 |
| | | 炒药 | 味微苦，性平 | 和胃止呕 | 恶心呕吐 |
| | | 蜜炙药 | 味微苦甘，性平而润 | 润肺止咳 | 肺燥咳嗽 |

# 第七章　理　气　药

凡以疏理气机为主要作用的药物，称为理气药。本类药物具体有行气止痛、疏肝解郁、顺气宽胸、破气散结、降逆止呕、和胃消食等功效，适用于气分郁滞病证。

气分病证主要包括两个方面：一为气滞，是属于实证；一为气虚，是属于虚证。气滞是应用疏理气机的药物治疗，气虚是应用补气的药物治疗。所以这里重点介绍治疗气滞的理气药，对治疗气虚的补气药，在补益药中介绍。

所谓“气滞”就是指人体气机运行不畅，发生停滞而言。气滞的发生原因大都由于冷热失调，情志忧郁，饮食不节，以及痰饮、湿浊、损伤瘀血等所致。其表现的症状，常因发病原因和部位不同而异。现分述如下：

1. 脾胃气滞：脘腹胀满，食欲减退，或嗳气吞酸，恶心呕吐，胃腹疼痛，大便失常等。



2. 肝气郁滞：胁肋胀痛，疝气疼痛，妇女月经不调，以及乳房胀痛或结块等。

3. 肺气壅滞：呼吸不畅，胸闷气塞，或咳嗽、气喘等。

临床使用本类药物治疗气滞证候，多数应用生药，但有一部分经炮制后可增强理气功用和减轻副作用。

理气药大都辛温香散，易于耗气伤阴，对于气虚、阴虚的患者，要注意配伍和慎重使用。

## **橘皮**　（陈皮）

为芸香科常绿小乔木或灌木柑橘多种植物的成熟果皮。

冬春季采收，晒干贮存。主产于广东、福建、四川、江西等地。有理气和中、燥湿化痰作用，主治脾胃气滞，湿痰咳嗽。饮片可分生药、炒药两种：生药味辛苦，性温，以燥湿化痰力胜，多用于湿痰咳嗽；炒药味苦微辛，性温，以理气和中力强，多用于脾胃气滞。

【加工炮制】 生药（生橘皮）：将原药拣去杂质，用清水喷潮，切片或切丝，晒干即成；炒药（炒橘皮）：取净生橘皮片用麸皮拌炒至黄色，筛去麸皮即得。

【临床应用】

**一、生药**

湿痰咳嗽：常与半夏、茯苓等同用，能增强燥湿化痰作用，可用于脾肺俱病，湿痰内阻，胸膈满闷，咳嗽痰白量多，如二陈汤。本品虽属燥湿之药，但与蛇胆汁、僵蚕、地龙等同用，能中和其燥性，可用于痰热阻肺，通降不利，咳嗽痰黄，胸闷气促，如蛇胆陈皮末。

**二、炒药**

脾胃不和：常与厚朴、苍术等同用，能增强理气燥湿、健脾和胃作用，可用于湿邪中阻，脾胃不和，脘腹胀满，不思饮食，口中无味，呕吐泄泻，舌苔白腻等，如平胃散。若寒邪中停，胃失顺降，恶心呕吐者，则常与生姜配合，具有温中理气功用，如橘皮汤；若脾胃虚弱，气机不和，则常与人参、白术等同用，具有和中补虚作用，如五味异功散；若脾气虚弱，胃有虚热，恶心呕吐，神疲乏力，则常与竹茹、人参等配合，具有益脾清胃、调气止呕作用，如橘皮竹茹汤。



【处方用名】 用生药写橘皮、陈皮、新会皮、广陈皮；用炒药写炒陈皮、炒橘皮等。

【用量】 生药、炒药基本相同，一般3～10克。

【参考】

1. 橘皮含橙皮甙、中肌醇、挥发油和维生素$B_1$[3]。

2. 橘皮有升高血压，兴奋心脏，抑制胃、肠、子宫运动及抑尿作用。橙皮甙有类似维生素P的作用，能降低毛细血管的脆性，以防止微血管出血[1]。

## 青皮

为芸香科常绿小乔木或灌木柑橘多种植物的未成熟果实。5～6月间采收，晒干贮存。主产于广东、福建、广西、四川、浙江等地。有疏肝止痛、破气消积作用，主治胁肋胀痛，食积停滞等。饮片可分生药、醋炒药两种：生药味苦辛，性温，以破气消积力胜，多用于食积停滞，癥积痞块；醋炒药味苦微辛酸，性温，以疏肝止痛力强，多用于胁肋疼痛，乳房胀痛，以及疝气作痛。此外，部分地区还有炒药或麸炒药（即生青皮用文火清炒至微焦黄色，或加入适量麸皮拌炒至黄色，筛去麸皮即得），其目的为缓和辛散烈性，增强化积和中作用。

【加工炮制】 生药（生青皮）：将原药拣去杂质，清水润透，切片，晒干即得；醋炒药（醋炒青皮）：取净生青皮片加米醋（每500克青皮，用米醋50～75克）拌匀，文火炒至微黄色为度。

【临床应用】

**一、生药**

1. 食积停滞：常与山楂、神曲、麦芽等同用，能增强破气消食作用，可用于饮食停滞，胃脘痞满。



2. 癥积痞块：常与枳实、三棱、莪术等同用，具有破气消积、活血祛瘀作用，可用于气滞血瘀，腹中癥块，或兼脘腹胀满。

**二、醋炒药**

1. 胁肋疼痛：常与柴胡、香附、郁金等同用，能增强疏肝止痛作用，可用于肝气郁滞，胁肋疼痛。若肝胃不和，气机失畅，胁肋胀痛，嗳气纳呆，则常与香附、木香、砂仁、藿香等配合，具有疏肝和胃作用，如七味调气汤。

2. 乳房胀痛：常与橘叶、麦芽、丝瓜络等同用，具有疏肝调气、消胀止痛作用，可用于肝气郁结，乳络失于通畅，乳房胀痛。

3. 疝气疼痛：常与金铃子、橘核、茴香、乌药等同用，具有疏肝气、止疝痛作用，可用于肝经气滞，疝气疼痛。

【处方用名】 用生药写青皮、生青皮、小青皮；用醋炒药写醋炒青皮、醋青皮。

【用量】 生药、醋炒药基本相同，一般3～10克。

【参考】

1. 青皮所含的主要成分与陈皮相似[1]。

2. 青皮的药理作用，健胃与陈皮相同，但行气、化滞效力较陈皮强，且有一定的发汗散寒作用[3]。

3. 醋炒青皮，因醋能入肝，并取其沉降收敛之性，以缓减青皮的去窜破泄的副作用，从而增强疏肝、理气、止痛的效能[2]。

## 香橼皮 （香圆）

为芸香科常绿小乔木枸橼或香橼之果皮。10月间采收成熟果实，剥去瓤及子，晒或烘干贮存。主产于四川、云南、江苏、浙江等地。有理气、祛痰作用，主治痞满胁痛，咳嗽气促等。饮片可分生药、炒药两种：生药味辛苦酸，性温偏润，以顺气祛痰力胜，多用于咳嗽多痰，胸闷气促；炒药味苦微辛酸，性温偏燥，以理气和中力强，多用于胃脘痞满，胁肋胀痛，呕吐嗳气，不思饮食。

【加工炮制】 生药（生香橼皮）：将原药用清水润透，切片，晒干即得；炒药（炒香橼皮）：取净生香橼皮片置锅内，用麸皮拌炒至黄色为度。



【临床应用】

**一、生药**

1. 痰饮：常与半夏、茯苓、生姜等同用，具有祛痰化饮作用，可用于咳吐白沫，胸膈痞满等。

2. 咳嗽：《养疴漫笔》用本品与炼蜜配合，具有润肺祛痰作用，可用于肺气不利，痰阻肺中，咳嗽日久不愈，咯痰不爽。

**二、炒药**

1. 痞满：常与厚朴、白豆蔻等同用，能增强理气和中、消痞散满作用，可用于脾胃不和，脘腹痞满，饮食少思。

2. 胁痛：常与香附、甘松、青皮等同用，具有理气和中、疏肝止痛作用，可用于肝气郁结，胁肋胀痛，或兼胃脘疼痛。

3. 呕吐：常与佛手柑、半夏、砂仁等同用，能增强理气和胃作用，可用于胃气不和，恶心呕吐。

【处方用名】 用生药写生香橼、香橼皮、香圆、陈香橼；用炒药写炒香橼皮、炒香圆、麸炒香橼。

【用量】 生药、炒药基本相同，一般 5～10 克。

【参考】 香橼皮含枸橼油，主要为右旋柠檬烃、水芹萜、枸橼醛、乙酸胡荽酯等[1]。

## 木香 （五香）

为菊科多年宿根草本植物云木香、川木香、土木香的根。9～10 月间采挖，洗净，晒干贮存。主产于云南（云木香）、四川（川木香）等地；此外，国外印度、缅甸等也有产，常称为广木香。有行气止痛、温中止泻作用，主治脘腹疼痛，痢疾，泄泻等。饮片可分生药、煨药两种：生药味辛苦，性温，以行气止痛力胜，多用于脘腹疼痛；煨药味微辛苦带涩，性温，以温中止泻力强，多用于痢疾，泄泻。



【加工炮制】 生药（生木香）：将原药拣去杂质，用清水略浸，洗净，捞起，中途淋水，润透，切片，晒干即得；煨药（煨木香）：取净生木香片用适量麸皮煨炒至黄褐色，或用面粉糊裹，放入灰火中煨透，剥去面粉即成。

【临床应用】

**一、生药**

1. 胃脘疼痛：常与白豆蔻、丁香、砂仁等同用，能增强行气止痛作用，可用于寒湿内阻，胃肠气滞，脘腹胀痛，如木香调气散。若脾胃运化不健，气行不畅，饮食不消，则多与山楂、青皮等配合，具有行气化食作用，如匀气散。

2. 胁肋疼痛：常与枳壳、川楝子、金钱草等同用，具有行气止痛、清肝利胆作用，可用于肝胆湿热，气行不畅，胁肋疼痛。

此外，本品生药常用于补剂中，既有助于补药的吸收，又能减轻补药的腻滞，如归脾汤等。

## 二、煨药

1. 痢疾：常与黄连同用，具有理肠止痢作用；可用于湿热内阻，腹痛下痢，里急后重等，如香连丸。

2. 泄泻：常与苍术、陈皮、茯苓、神曲等同用，能增强温中止泻作用，可用于寒湿中阻，脾胃运化不健，大肠传化失司，大便泄泻，腹痛肠鸣。若脾胃虚弱，大肠滑脱，则常与肉豆蔻、白术、党参、炮姜等配合，具有温补脾胃、固肠止泻作用。

【处方用名】 用生药写广木香、南木香、土木香、木香、老木香；用煨药写煨木香，或炒木香。

【用量】 生药、煨药基本相同，一般 3～10 克。

【参考】

1. 木香含挥发油、云木香碱、树脂、菊糖。挥发油主要成分为木香内酯、木香酸、木香醇、α-及 β-木香烃等[3]。

2. 体外实验证实木香粉剂对大肠杆菌、枯草杆菌、伤寒杆菌、白色葡萄球菌等，有较强的抗菌作用[21]。动物实验证实，木香煎液能通过对迷走神经的作用，使大肠兴奋，收缩力加强，蠕动加快[22]，因而能缓解胃肠气胀所致的腹痛。

3. 木香治疗胆绞痛有相当疗效，其作用原理可能是因能解除胆道括约肌痉挛所致[5]。

4. 本品生用理气，煨后减去油性，有实大肠止泄泻的功能[2]。

# 厚朴 （赤朴、烈朴）

为木兰科落叶乔木厚朴或凹叶厚朴的树皮。夏季剥取树皮，堆放在土坑内，使其“发汗”后，取出晒干贮存。主产于四川、湖北、贵州、湖南、浙江等地。以四川、湖北质量最佳，称紫油厚朴；浙江所产温朴，质量亦好。有行气燥湿散满、降逆平喘作用，主治脘腹胀满，咳逆气喘等。饮片可分为生药、制药两种：生药味苦辛，性温，以降逆平喘力胜，多用于咳逆气喘；制药味苦辛辣，性温燥，以行气燥湿散满力强，多用于脘腹胀满。

【加工炮制】 生药（生厚朴）：将原药洗净，润透，刮去粗皮，切片，晒干即得；制药（制厚朴）：取净生厚朴片加生姜煎汁（每100公斤厚朴，用鲜生姜10公斤）拌匀，吸尽，文火炒干为度；亦有地区用10%生姜和5%紫苏煎汤拌制，晒或低温烘干即得。

【临床应用】

**一、生药**

咳逆气喘：常与杏仁、桂枝等同用，能增强降逆平喘作用，可用于风寒客肺，恶风而喘，如桂枝加厚朴杏仁汤。若寒饮化热，上气咳喘，喉中痰声辘辘，胸闷烦躁，则常与麻黄、石膏、杏仁、细辛、五味子等配合，具有化饮平喘、清热除烦作用，如厚朴麻黄汤。

**二、炒药**

痞满胀痛：常与草豆蔻、陈皮、干姜、木香等同用，能增强行气宽中、燥湿散满作用，可用于寒湿中阻，气滞不畅，脘腹胀满疼痛，如厚朴温中汤。若中虚而见腹满者，则常与人参、半夏等配合，具有益气健脾、宽中散满作用，如厚朴生姜半夏甘草人参汤。



【处方用名】 用生药写生厚朴、生川朴；用制药写厚朴、制厚朴、紫油厚朴、制川朴。

【用量】 生药、制药基本相同，一般3～10克。

【参考】

1. 厚朴含厚朴酚、异厚朴酚、巨箭毒碱及挥发油，其中挥发油中含桢楠醇[3]。

2. 厚朴经体外实验证实对痢疾、大肠杆菌、伤寒杆菌有较强的抗菌作用[23]。

3. 厚朴对横纹肌的强直收缩有轻度缓解作用，因其对横纹肌的运动神经末梢有一定麻痹作用，与箭毒作用相类似[24]。

4. 厚朴能刺激消化道粘膜引起反射性兴奋[3]。

5. 本品姜汁炒后，能增强温中燥湿之功能[2]。

## 小茴香 （莯香、谷茴香、谷香）

为伞形科多年生草本植物茴香的成熟果实。夏末果实成熟枯黄时，割取全株，晒干后，打下果实，去净茎叶，拣去杂质贮存。主产于山西、陕西、四川、甘肃、黑龙江等地。有散寒止痛、调中醒胃作用，主治寒疝腹痛，呕逆少食。饮片可分生药、炒药两种：生药味辛，性温，以调中醒胃力胜，多用于呕吐，呃逆，饮食少进；炒药味辛微咸，性温，以散寒止痛力强，多用于寒疝腹痛。

【加工炮制】 生药（生小茴香）：将原药拣去梗杂，筛去泥屑即成；炒药（盐水炒小茴香）：取净生小茴香加盐水（每100公斤小茴香，用食盐3公斤，开水溶化）拌匀，稍闷，文火炒至黄色为度。

【临床应用】

**一、生药**

呕逆食少：常与白豆蔻、半夏、陈皮等同用，能增强调中醒胃作用，可用于胃气不和，呕吐、呃逆，饮食不思等。若脾胃虚寒，脘腹冷痛，呕吐清水，则常与附子、吴茱萸、生姜、党参等同用，具有温中补虚之功。

**二、炒药**

寒疝腹痛：常与吴茱萸、木香、川楝子同用，能增强散寒疏气止痛作用，可用于寒凝气滞，疝气疼痛，如导气汤。目前临床亦有与橘核、荔子核等配合，治疗寒疝腹痛，其效果亦佳。

【处方用名】 用生药写小茴香、生茴香、谷茴香、茴香；用炒药写炒小茴香、盐水炒茴香等。

【用量】 生药、炒药基本相同，一般5～10克。

【参考】

1. 小茴香含挥发油，其中主要为茴香醚、小茴香酮[3]。

2. 用小茴香等治疗64例鞘膜积液患者，治愈59例，进步

1例，无效4例。用法：小茴香五钱、食盐一钱五分，同炒焦研为细末，再用青壳鸭蛋二个出壳，合煎为饼，以温米酒配蛋饼服下，连服四天为一疗程；休息两天，再服第二疗程，如需要，可连服数个疗程[25]。

3. 小茴香盐水炒后，能引药入下焦，增强行气散结治寒疝腹痛的功能[2]。

## 川楝子 （楝实、金铃子）

为楝科乔木植物川楝的成熟果实。冬季采收，洗净，晒干贮存。主产于四川、贵州、云南等地。有行气止痛、杀虫疗癣作用，主治胁脘胀痛，疝气疼痛，虫积及头癣。饮片可分生药、炒药两种：生药味苦，性寒，以杀虫疗癣力胜，多用于虫积、头癣；炒药味苦，性寒偏平和，以行气止痛力强，多用于胁脘胀痛，疝气疼痛。

本品除上述理气、杀虫等作用外，还有清热泻火功用，所以临床常用于热证之疼痛者。



【加工炮制】 生药（生川楝子）：将原药劈成二半，筛去灰屑即成；炒药（炒川楝子）：取净生川楝子片置锅中，清炒至微焦为度；亦有用盐水（每100公斤川楝子，加盐3～4公斤，开水溶化）拌匀，炒至黄色，取出即得。

【临床应用】

**一、生药**

1. 蛔虫腹痛：常与鹤虱、槟榔等同用，能增强杀虫作用，可用于蛔虫积滞，脐腹疼痛；亦治蛲虫病，如安虫散。

2. 头癣：将本品晒燥或焙燥研成细末，用猪油或麻油调成油膏，涂于患处，在涂药前用明矾水先将患处洗净，一日一次，连续可敷七日，具有杀虫止痒作用，可用于头癣等证。

**二、炒药**

1. 胁脘胀痛：常与延胡索同用，能增强行气止痛作用，可用于肝经郁火，胁肋胀痛，或脘腹疼痛等，如金铃子散。

2. 疝气疼痛：常与小茴香、木香等同用，具有调气化滞、散结止痛作用，可用于疝气时作，睾丸偏坠等，如导气汤。

【处方用名】 用生药写川楝子、金铃子；用炒药写炒川楝子、炒金铃子。

【用量】 生药、炒药基本相同，一般5～12克。

【参考】

1. 川楝子含挥发性脂肪酸，为醋酸及已酸[26]。

2. 川楝子经体外实验证实对猪蛔虫有杀灭作用[27]。

3. 川楝子经体外实验证实对铁锈色小芽孢癣有抑制作用[28]。

4. 本品苦寒有小毒，盐水炒后，可以降低其苦寒之性，并引药下行，增强行气散结止痛的作用[2]。

## 枳壳

为芸香科小乔木植物酸橙、香圆或枳将近成熟的果实。9～10月间采收，横剖成两半，晒干贮存。主产于四川、江西、福建、浙江等地。有破气、行痰、消食以及止利止血等作用，主治胸膈痰滞，脘痞胁胀，宿食不消，呕逆嗳气，下利便血等。饮片可分生药、炒药、蜜炙药、炭药四种：生药味酸苦，性微寒，以破气散结力专，多用于气实壅满，胸脘痞胀等；炒药味苦微酸，性平，以理气消食力胜，多用于脾胃气滞，脘腹不舒，呕逆嗳气等；蜜炙药味酸苦微甘，性微寒偏润，以利肺行痰力强，多用于肺气不利，胸膈痞闷，咳嗽多痰等；炭药味苦微酸涩，性平，以止利止血力强，多用于下利便血。



【加工炮制】 生药（生枳壳）：将原药拣去杂质，洗净，润透，切片，晒干，筛去瓤屑即得；炒药（炒枳壳）：取净生枳壳片用麸皮（或加10%水酒先喷入吸尽）拌炒至黄色，筛去麸皮即成；蜜炙药（蜜炙枳壳）：取净生枳壳片加炼蜜（每10公斤枳壳，用蜂蜜2.5公斤）拌匀，稍润，置锅内炒至蜜汁吸尽为度；炭药（枳壳炭）：取净生枳壳片置锅内，清炒至焦黑色为度。

【临床应用】

**一、生药**

1. 脘腹气结疼痛：常与槟榔、青皮、大黄等同用，能增强破气散结作用，可用于气实壅满，脘腹痞胀疼痛，二便俱少等。

2. 瘀血积块疼痛：常与五灵脂、桃仁、延胡索、香附等同用，具有破气散结、活血逐瘀作用，可用于气滞血瘀，腹中癥块，如膈下逐瘀汤。

**二、炒药**

1. 宿食停滞：常与山楂、陈皮、麦芽、鸡内金等同用，能增强消食和中作用，可用于食积停滞，胃脘痞满，厌恶食饮等。

2. 呕逆嗳气：常与木香、白豆蔻、砂仁等同用，能增强理气调中作用，可用于胃气不和，脾运失健，呕逆嗳气，不思饮食。若兼脾胃虚弱，纳运无权，可再加配白术、党参等。

**三、蜜炙药**

肺气不利：常与瓜蒌皮、苏子、杏仁等同用，能增强利肺行痰作用，可用于肺气不利，通降失常，咳嗽多痰，胸膈痞闷。若偏于热痰者，还宜加配象贝、黄芩、栀子兼清痰热；偏于湿痰者，宜加配半夏、陈皮、茯苓兼理痰湿。



**四、炭药**

下利便血：常与乌梅、黄连等同用，能增强止利止血作用，可用于下利便血，或远年近日肠风下血。如单纯下利者，亦可与甘草同用，具有和中止利作用，如宽胸枳壳散。

【处方用名】 用生药写生枳壳；用炒药写枳壳、炒枳壳、麸炒枳壳；用蜜炙药写蜜炙枳壳；用炭药写枳壳炭。

【用量】 生药、炒药、蜜炙药、炭药基本相同，一般5～10克，大剂量可用15～60克。

【参考】

1. 枳壳含有挥发油（为柠檬烯、苦樟醇等）、黄酮类（为枳属甙、野漆树甙、柚皮甙等）[(2)]。

2. 枳壳水煎剂能升高血压、减少肾容积；在低浓度时能使离体蟾蜍心脏收缩增强，高浓度时收缩减弱，对血管呈轻度的收缩；对动物已孕或未孕的子宫皆有兴奋作用，引起子宫收缩增强，紧张增加，甚至出现强直性收缩；对动物胃肠有兴奋作用，能使胃肠蠕动加强而有节律[1]。

3. 本品麸炒后可减少一些挥发油的刺激性，酒润的目的是能引药提升，加强有效成分的溶解，从而提高疗效[2]。

## 枳实

为芸香科小乔木酸橙、香橼或枳的未成熟幼果。7～8月间采收，晒干贮存。主产于四川、江西、福建、浙江等地。有破气化痰、散积消痞作用，主治胸痹、痰饮、痞满、痢疾、便秘等。饮片可分生药、炒药两种：生药味苦酸，性微寒，以破气化痰力胜，多用于胸痹、痰饮、中风；炒药味苦微酸，性平，以散积消痞力强，多用于痞满、痢疾、泄泻、便秘。此外，部分地区还有炭药（即枳实切片，炒至焦褐色如炭状），取其散积止泻作用，多用于泄泻腹痛。

【加工炮制】 生药（生枳实）：将原药清水润软，切片，晒干，筛去灰屑即成；炒药（炒枳实）：取净生枳实片，用麸皮拌炒至黄色，筛去麸皮即得。



【临床应用】

**一、生药**

1. 胸痹：常与厚朴、薤白、瓜蒌、桂枝同用，协同通阳开结、破气泄痹作用，可用于痰浊内阻，胸阳不展，胸痹疼痛彻背，或兼胃脘痞塞不舒，如枳实薤白桂枝汤。

2. 痰饮：常与半夏、天南星、茯苓、橘红等同用，具有祛痰化饮、宽胸畅膈作用，可用于痰饮留积胸中，咳嗽气喘，涎唾稠腻；亦治痰厥吐逆，头目眩晕，如导痰汤。

3. 中风：常与胆南星、橘红、菖蒲、半夏、竹茹等同用，具有豁痰开窍作用，可用于卒然中风，痰迷心窍，舌强不能言语，如涤痰汤。

## 二、炒药

1. 胃脘痞满：常与厚朴、白术、半夏、麦芽等同用，能增强散积消痞作用，可用于脾胃运化失常，饮食积滞，胃脘痞满，不思饮食，如枳实消痞丸。

2. 下痢、泄泻：常与大黄、黄芩、黄连、神曲等同用，具有散积止利作用，可用于湿热内阻，饮食积滞，下痢或泄泻，腹中疼痛，如枳实导滞丸。

3. 大便秘结：常与大黄、芒硝、厚朴同用，具有散积通便作用，可用于大肠热结，便秘腹满，矢气频转等，如大承气汤。

【处方用名】 用生药写枳实、生枳实、川枳实、江枳实；用炒药写炒枳实、麸炒枳实。

【用量】 生药、炒药基本相同，一般3～10克。

【参考】

1. 成分、药理与枳壳基本相同。

2. 治疗胃下垂，可用单味浓煎服，每日三次，能改善胃张力，减轻腹胀[3]。



# 香附 （莎草根）

为莎草科多年生草本植物莎草的根茎。9～10月间采收，晒干贮存。主产于湖南、浙江、四川、山东等地。有理气开郁、调经止痛等作用，主治胸膈痞闷，胃脘疼痛，月经不调等。饮片可分为生药、制药、炭药三种：生药味辛微苦，性平，以理气开郁力专，多用于胸膈痞闷，胁肋胃脘疼痛；制药味微辛苦酸，性平偏温，以调经止痛力胜，多用于月经不调，疝气疼痛；炭药味微辛苦涩，性平稍温，以和血止血力强，多用于崩漏不止。此外还有四制香附、五制香附、七制香附、九制香附等品种，大多采用醋、盐、酒、童便、青盐、红糖、生姜、蜂蜜等拌蒸制成，其目的为增强调和气血功用，多用于妇女月经不调等疾患。

【加工炮制】 生药（生香附）：将原药拣去杂质，用清水洗净，润透，切片，晒干即得；制药（制香附）：取洗净生香附，加醋或再加酒（每 100 公斤香附，用醋 10～20 公斤，或加黄酒 10 公斤）拌匀，放入蒸笼内，蒸至外表呈黑色，内部褐色，取出，切片，晒干，筛去毛屑即得；炭药（香附炭）；取净生香附片置锅内，炒至焦黑色如炭状为度。

【临床应用】

**一、生药**

1. 胸膈痞闷：常与苍术、神曲等同用，具有理气开郁、燥湿消食作用，可用于气郁湿阻，胸膈痞闷，胁肋疼痛，少思饮食，如越鞠丸。

2. 胃脘疼痛：常与高良姜同用，具有散寒理气作用，可用于寒凝气滞，胃脘疼痛，如良附丸。

**二、制药**

1. 经来腹痛：常与当归、川芎、延胡索等同用，能增强调经止痛作用，可用于气血不和，冲任失调，月经期腹痛等。

2. 疝气疼痛：常与乌药同用，具有散寒调气、破结止痛作用，可用于肝气失疏，流注不定，聚散无常，阴囊偏有大小，时作疼痛，如青囊丸。



**三、炭药**

暴崩久漏：常与茜草根、当归、白芍药、海螵蛸等同用，能增强和血止血作用，可用于冲任损伤，暴崩久漏；亦治月经过多等。

【处方用名】 用生药写生香附；用制药写香附、香附米、香附子、制香附、莎草根；用炭药写香附炭等。

【用量】 生药、制药、炭药基本相同，一般 5～10 克。

【参考】

1. 香附含挥发油，其主要为香附烯和香附醇，并含脂肪酸等[3]。

2. 香附能直接抑制子宫平滑肌的收缩，对处于收缩状态的子宫作用更为明显；并能明显提高机体对疼痛的耐受性[5]。

3. 本品生用上行胸膈，外达皮肤；制用则下走肝肾，外彻腰膝[2]。

## 附：理气药性能与主治简表

| 药名 | | 性味 | 主要功用 | 适用范围 |
|---|---|---|---|---|
| 橘皮 | 生药 | 味辛苦，性温 | 燥湿化痰 | 湿痰咳嗽 |
| | 炒药 | 味苦微辛，性温 | 理气和中 | 脾胃气滞 |
| 青皮 | 生药 | 味苦辛，性温 | 破气消积 | 1. 食积停滞<br>2. 癥积痞块 |
| | 醋炒药 | 味苦微辛酸，性温 | 疏肝止痛 | 1. 胁肋疼痛<br>2. 疝气疼痛 |
| 香橼皮 | 生药 | 味辛苦酸，性温偏润 | 顺气祛痰 | 1. 痰饮<br>2. 咳嗽 |
| | 炒药 | 味苦微辛酸，性温偏燥 | 理气和中 | 1. 痞满<br>2. 胁痛<br>3. 呕吐 |
| 木香 | 生药 | 味辛苦，性温 | 行气止痛 | 脘腹疼痛 |
| | 煨药 | 味微辛苦涩，性温 | 温中止泻 | 1. 痢疾<br>2. 泄泻 |
| 厚朴 | 生药 | 味苦辛，性温 | 降逆平喘 | 咳逆气喘 |
| | 制药 | 味苦辛，性温燥 | 燥湿散满 | 脘腹胀满 |
| 小茴香 | 生药 | 味辛，性温 | 调中醒胃 | 呕逆食少 |
| | 炒药 | 味辛微咸，性温 | 散寒止痛 | 寒疝腹痛 |
| 川楝子 | 生药 | 味苦，性寒 | 杀虫疗癣 | 1. 蛔虫<br>2. 头癣 |
| | 炒药 | 味苦，性寒偏平 | 行气止痛 | 1. 胁脘胀痛<br>2. 疝气疼痛 |
| 枳壳 | 生药 | 味酸苦，性微寒 | 破气散结 | 气实壅满 |
| | 炒药 | 味苦微酸，性平 | 理气消食 | 脾胃气滞 |
| | 蜜炙药 | 味酸苦微甘，性微寒偏润 | 利肺行痰 | 肺气不利 |
| | 炭药 | 味苦微酸涩，性平 | 止利止血 | 下利便血 |

续表

| 药名 | | 性味 | 主要功用 | 适用范围 |
|---|---|---|---|---|
| 枳实 | 生药 | 味苦酸，性微寒 | 破气化痰 | 1. 胸痹<br>2. 痰饮 |
| | 炒药 | 味苦微涩，性平 | 散积消痞 | 1. 痞满<br>2. 泻痢 |
| 香附 | 生药 | 味辛微苦，性平 | 理气开郁 | 1. 胸膈痞闷<br>2. 胃脘疼痛 |
| | 制药 | 味微辛苦酸，性平偏温 | 调经止痛 | 1. 月经不调<br>2. 疝气疼痛 |
| | 炭药 | 味微辛苦涩，性平稍温 | 和血止血 | 崩中漏下 |

# 第八章　理　血　药

凡以调理血分为主要作用的药物,称为理血药。

血分病证具体可分为血虚、血瘀、血热、血溢（即出血）等类型。血虚者，宜补益营血；血瘀者，宜行血化瘀；血热者，宜清热凉血；血溢者，宜止血安络。其中补血药、凉血药已分别列入补益药、清热药中介绍，本章只讨论行血药和止血药。

## 第一节　行　血　药

行血药具有通畅血脉、促进血行、消散瘀血的作用，主要适用于血行不畅、瘀血阻滞所致的各种证候，如跌仆损伤，胸胁刺痛，痈疽肿毒，癥瘕积块，以及妇女经闭、痛经、产后瘀滞腹痛等。

瘀血病证的形成，大都与气机阻滞有关，因气为血帅，气行则血自行，气滞则血亦滞。故在临床应用行血药时，常与行气药同用，以提高疗效。



临床使用本类药物治疗瘀血证候，多数应用制药，效果较好。其生药还可用于其他多种病证，如头痛、饮食积滞、风湿痹痛等。

行血药物能促进血行，消散瘀血，故对非瘀血引起的疼痛、孕妇和月经过多等，应当忌用或慎用。

### 川芎　（芎䓖、抚芎）

为伞形科多年生草本植物川芎的根茎。4～5月间采收，晒干贮存。主产于四川、江西、贵州、云南等地。有祛风止痛、活血通经作用，主治头痛、月经不调、胸胁疼痛等。饮片可分生药、炒药两种：生药味辛，性温，以祛风止痛力胜，多用于头痛；炒药味微辛，性温燥，以活血通经力强，多用于月经不调、胸胁疼痛。

【加工炮制】 生药（生川芎）：将原药拣去杂质，清水洗净，润透，切片，晒干即得；炒药（炒川芎）：取净生川芎片加黄酒（每100公斤川芎，用黄酒10公斤）拌匀，稍闷，文火炒至微焦为度。

【临床应用】

**一、生药**

1. 风寒头痛：常与细辛、白芷、防风等同用，具有祛风寒、止头痛作用，可用于外感风寒，正偏头痛，恶寒发热，目眩鼻塞，如川芎茶调散。

2. 风湿疼痛：常与羌活、独活、藁本、蔓荆子等同用，具有祛风湿、止头痛作用，可用于湿邪阻于肌表，头痛头重，腰脊重痛，或一身尽痛，恶寒微热，如羌活胜湿汤。

3. 风热头痛：常与僵蚕、菊花、石膏同用，具有散风热、止头痛作用，可用于风热侵袭，头痛头胀，发热恶风，如川芎散。

**二、炒药**



1. 月经不调：常与当归、白芍药等同用，能增强活血通经作用，可用于营血虚滞，月经不调，小腹疼痛，如四物汤。若宫寒瘀阻者，宜再加配莪术、官桂温经祛瘀，如六合汤。

2. 胸胁疼痛：常与柴胡、枳壳、红花、赤芍等同用，具有行气解郁、祛瘀止痛作用，可用于气郁血瘀，胸胁疼痛，如血府逐瘀汤。

【处方用名】 用生药写川芎、抚芎、芎䓖、生川芎；用炒药写炒川芎、炒芎䓖、酒炒川芎、炒抚芎。

【用量】 生药、炒药基本相同，一般3～10克。

【参考】

1. 川芎含生物碱、阿魏酸、挥发油和一种中性结晶物[3]。

2. 大剂川芎浸膏溶液能抑制小肠收缩和妊娠动物子宫的收缩，故能解痉而止痛[29]。

3. 其挥发油作用于中枢神经系统，抑制大脑活动。水煎剂也有镇静作用，能对抗咖啡因的兴奋作用[30]。

4. 川芎水浸剂和水浸膏溶液有明显的降血压作用[31]。另有实验谓川芎挥发油小量能使血压上升，大量则使血压下降[32]。

5. 据最近研究报道，川芎的乙醇提取物在冠状动脉和股动脉注射给药时，能使冠状动脉血流量和下肢血流量增加[33]。

## 乳香　（熏陆香、天泽香）

为橄榄科植物短小灌木卡氏乳香树皮部采得的胶树脂。主产于地中海沿岸及岛屿。有活血散瘀、消肿止痛作用，主治胸腹疼痛，跌仆损伤等。饮片可分生药、炒药两种：生药味辛苦，性温，以活血消肿力胜，多用于痈疮肿痛，跌仆新伤，风湿痹痛；炒药味苦微辛，性温，以化瘀止痛力强，多用于心胸疼痛，胃脘疼痛，跌仆陈伤。

【加工炮制】 生药（生乳香）：将原药拣去杂质，块大者敲碎如黄豆大小即成；炒药（炒乳香）：取生乳香置锅内武火炒至熔化后，除净大量刺激性的浓烟，倒出冷却，切成小块即得，亦有待炒至熔化，渍淋米醋（每100公斤乳香，用米醋5公斤），再翻炒2～3次，外层明亮，取出即成。



【临床应用】

**一、生药**

1. 痈疮肿痛：常与天花粉、穿山甲、当归尾等同用，能增强活血消肿作用，可用于阳证痈疮初起，赤肿焮痛，如仙方活命饮。

2. 风湿痹痛：常与羌活、独活、防风、秦艽、当归、海风藤等同用，具有活血通络作用，可用于风湿侵袭肌肉、经络，骨节疼痛，筋脉拘挛，如程氏蠲痹汤。

3. 跌仆新伤：常与没药、红花、血竭等同用，具有活血缓痛作用，可用于跌仆新伤，瘀血阻滞，局部肿痛，如七厘散。

二、炒药

1. 心胸疼痛：常与蒲黄、没药、降香等同用，能增强化瘀止痛作用，可用于心血瘀阻，心胸疼痛或绞痛。

2. 胃脘疼痛：常与没药、木香、干姜、延胡索等同用，具有化瘀行气、和胃止痛作用，可用于胃络瘀阻，中脘疼痛。

3. 跌仆陈伤：常与当归、赤芍、没药、川芎、桂枝等同用，具有化瘀通络、活血生新作用，可用于跌仆损伤日久不愈，瘀血内阻，络脉不通。

此外，本品炒后与没药研细末，外敷患处，具有生肌作用，可治疮疡溃久不敛者。

【处方用名】 用生药写生乳香、明乳香、滴乳香、生熏陆香；用炒药写乳香、熏陆香、制乳香、炒乳香、炙乳香。

【用量】 生药2～5克；炒药4～10克；外用适量。

【参考】

1. 乳香含乳香脂酸、乳香脂烃、乳香次酸、乳香酸等。另含挥发油，主要为蒎烯[3]。

2. 近年来的实践证实，乳香、没药在治疗冠心病所致的心绞痛中，确有一定作用[3]。

3. 乳香经醋制后，可引药入肝。同时可除去部分油质，缓和刺激性[2]。炒炭后，有止血作用，但止痛作用较差[3]。



## 延胡索 （玄胡、元胡）

为罂粟科多年生草本植物延胡索的块茎。4～5月间采收，洗净烫煮，晒干贮存。主产于浙江、天津、黑龙江等地。有活血、行气、止痛作用，主治胸胁疼痛，经闭腹痛，疝气作痛等。饮片可分为生药、醋炒药两种：生药味辛苦，性温，以活血化瘀力胜，多用于心血瘀滞胸痛，经闭瘀阻腹痛，跌仆损伤疼痛等；醋炒药味苦微辛酸，性温，以行气止痛力强，多用于肝胃气痛，疝气作痛等。此外，部分地区还有酒炒药，用25％黄酒拌炒，目的取其上行及和血。

【加工炮制】 生药（生延胡索）：将原药除去杂质，洗净，润透，切片，晒干即成；醋炒药（醋炒延胡索）：取净生延胡索片加醋（每 100 公斤延胡索，用醋 20～25 公斤）拌匀，文火炒干为度。

【临床应用】

**一、生药**

1. 心血瘀滞胸痛：常与瓜蒌、薤白、丹参等同用，除增强活血化瘀外，又有宽胸通阳作用，可用于左胸疼痛，胸闷、心悸等。

2. 经闭瘀阻腹痛：常与当归、三棱、莪术等同用，能增强活血化瘀作用，可用于月经停闭，瘀血阻滞，小腹疼痛拒按，如延胡索散。若经来腹痛，则多与香附、五灵脂、川芎、当归等配合，具有活血调经作用。

3. 四肢血滞疼痛：常与桂枝、当归、赤芍、秦艽等同用，具有活血祛瘀、舒畅经络作用，可用于四肢或某一肢瘀血阻滞，疼痛反复不止者。



4. 跌仆损伤疼痛：常与当归、桃仁、川芎、落得打等同用，能增强活血化瘀作用，可用于跌仆损伤，瘀血凝滞，伤处疼痛。

**二、醋炒药**

1. 胁肋气滞疼痛：常与川楝子同用，能增强行气止痛作用，可用于肝郁气滞，胁肋疼痛；亦治心腹诸痛，如金铃子散。

2. 胃气阻滞疼痛：常与香附、高良姜、木香等同用，除增强行气外，尚有温中散寒作用，可用于胃气阻滞，中阳不振，胃脘疼痛。

3. 疝气疼痛：常与小茴香、橘核、荔子核等同用，具有调气散结作用，可用于厥阴之气不畅，疝气疼痛等。

【处方用名】 用生药写生延胡索、生玄胡、生元胡；用醋炒药写醋炒玄胡、醋制玄胡、炒延胡、延胡索、元胡、玄胡。

【用量】 生药、醋炒药基本相同，一般3～10克。研粉吞服，每次1～1.5克。

【参考】

1. 延胡索含有15种生物碱，其中较重要的为延胡索乙素、丑素和甲素[3]。

2. 延胡索能提高痛阈，有镇痛作用，以延胡索乙素作用较强，丑素次之。延胡索乙素、丑素又有催眠作用。延胡索乙素、丑素能使肌肉松弛，有解痉作用。延胡索乙素能抑制胃液分泌，降低其消化力[1]。

3. 本品醋炒，可加强其入肝止痛作用，因醋炒后可使其中生物碱溶解度增高，酒炒则可使其中部分生物碱破坏散失[5]。

## 五灵脂

为鼯鼠科动物橙足鼯鼠（寒号鸟）的粪便。春秋季采收，拣去杂质，晒干贮存。主产于河北、辽宁、陕西、山西等地。有活血、止血、止痛作用，主治血滞经闭、痛经，产后恶露不下，心腹疼痛等。饮片可分为生药、炒药、醋炒三种：生药味咸微甘，性温，以活血化瘀力专，多用于经闭、痛经，产后恶露不下；炒药味咸微甘涩，性温，以和血止血力胜，多用于崩漏，血痢，肠风等；醋炒药味咸微甘酸，性温，以行血止痛力强，多用于胃脘痛，胸胁痛。

【加工炮制】 生药（生五灵脂）：将原药拣去砂石杂质即得；炒药（炒五灵脂）：取净生五灵脂，放入锅内，用文火清炒至微焦为度；醋炒药（醋炒五灵脂）：取净生五灵脂，置锅内文火微炒后，喷淋米醋（每5公斤五灵脂，用米醋250～400克），再炒至微干，取出，晾干即得。

【临床应用】

**一、生药**

1. 经闭、痛经：常与蒲黄同用，能增强活血化瘀作用，可用于血滞经闭，或经来腹痛，量少色暗，如失笑散。

2. 产后恶露不下：常与当归、川芎、益母草等同用，具有去恶露、生新血作用，可用于产后恶露不下，或下而甚少，小腹疼痛等。

**二、炒药**

1. 崩中漏下：常与茜草、蒲黄、血余炭、生地黄等同用，能增强和血止血作用，可用于崩中漏下，垢物紫黑，或小腹疼痛等。

2. 血痢、肠风：常与黄连、槐角、侧柏叶等同用，具有理肠止血作用，可用于血痢不止，肠风常作，下血如溅。

**三、醋炒药**

1. 胃脘痛：常与干姜、延胡索、木香、甘松、黄连等同用，能增强行气止痛作用，可用于气滞血阻，胃脘疼痛，或呕吐酸水等。

2. 胸胁痛：常与薤白、乳香、延胡索、丹参、蒲黄等同用，具有宽胸利气、行血止痛作用，可用于心血瘀阻，气行不畅，心胸或胁肋疼痛。

【处方用名】 用生药写生五灵脂、五灵脂、糖五灵；用炒药写炒五灵脂、炒五灵；用醋炒药写醋炒五灵脂、醋五灵。



【用量】 生药、炒药、醋炒药基本相同，一般5～10克（包煎）。

【参考】

1. 五灵脂含有多量树脂、维生素A、尿素、尿酸等[5]。

2. 五灵脂对结核杆菌的生长有抑制作用；水浸剂对多种皮肤真菌均有不同程度的抑制作用；经动物实验证实，本品有缓解平滑肌痉挛作用[1]。

3. 据报道，五灵脂有增加白细胞的作用[5]。

4. 五灵脂生用活血，炒用止血。临床观察止痛作用较好[3]。本品醋炒后，能增强收敛止痛作用[2]。

## 三棱

为黑三棱科多年生草本植物黑三棱或小黑三棱、细叶黑三棱的块茎或莎草科植物荆三棱的地下根茎。春秋两季采收，削去外皮，去净茎苗及须根，晒干贮存。主产于江苏、河南、山东、江西等地。有行气化滞、破血消癥作用，主治食积腹胀，瘀滞经闭，胁下癥块等。饮片可分生药、醋炒药两种：生药味苦，性平，以行气化滞力胜，多用于食积腹胀等症；醋炒药味苦微酸，性微温，以破血消癥力强，多用于瘀滞经闭，胁下癥块。此外，部分地区还有酒炒药（每 10 斤三棱，用黄酒 2 斤），目的取其增强活血通络作用。

【加工炮制】 生药（生三棱）：将原药洗净，润湿，切片，晒干即得；醋炒药（醋炒三棱）：取净生三棱片，置锅内炒至微焦，洒入米醋（每 100 公斤三棱，用米醋 30 公斤）炒干即成。

【临床应用】

**一、生药**

食积脘腹胀痛：常与莪术、山楂、麦芽、木香等同用，能增强行气化滞作用，可用于饮食停滞，尤为肉类食积，脘腹胀痛，不思饮食。若大便秘结者，可再加配大黄、槟榔消积通便；大便溏泄者，则宜加配神曲等消积止泻。

**二、醋炒药**

1. 瘀滞经闭：常与川芎、莪术、丹皮、牛膝、大黄、延胡索同用，能增强破血通经作用，可用于瘀血内阻，月经停闭，小腹疼痛，如三棱丸。

2. 胁下癥块：常与莪术、当归、丹参、红花、鳖甲、穿山甲等同用，能增强破血消癥作用，可用于胁下癥块疼痛等，如莪棱逐瘀汤。

【处方用名】 用生药写生三棱、三棱、荆三棱；用醋炒药写醋炒三棱、醋三棱。

【用量】 生药、醋炒药基本相同，一般 5～10 克。

【参考】

1. 三棱含挥发油及淀粉[5]。

2. 三棱莪术注射液，合并内服中药（以三棱、莪术为主）治疗原发性肝癌，有一定近期疗效[35]。

3. 本品生用有破气、散结、调经的作用；酒炒后，能增强活血行气的功用；醋炒后，能引药入肝，增强破瘀散结的功用[2]。

## 莪术（蓬术、蓬莪茂、广茂）

为姜科多年生植物莪术的根茎。冬末春初采挖，洗净，蒸至透心，晒干贮存。主产于广西、浙江、广东、四川、云南等地。有破血消癥、行气化滞作用，主治瘀滞经闭，癥瘕积块，饮食停滞等。饮片可分生药、醋炒药两种：生药味苦辛，性温，以行气化滞力胜，多用于食积胃痛，痢疾腹痛；醋炒药味苦微辛酸，性温，以破血消癥力强，多用于瘀滞经闭，胁下癥块。

【加工炮制】 生药（生莪术）：将原药拣去杂质，清水浸泡2～4小时，洗净，捞起，润透，切片，晒干即得；醋炒药（醋炒莪术）：取净生莪术片置锅中加米醋闷透（每100公斤莪术，用醋10～20公斤），炒至黄色，略成焦斑为度。



【临床应用】

**一、生药**

1. 食积胃痛：常与丁香、青皮、谷芽、荜澄茄等同用，能增强行气化滞作用，可用于饮食积滞，胸闷胃痛等，如莪术丸。

2. 痢疾腹痛：常与槟榔、木香、黄连、大黄等同用，具有行气化滞、泄热止痢作用，可用于湿热互积肠胃，气机阻滞，大肠传化失常，赤白痢疾，里急后重等，如木香槟榔丸。

**二、醋炒药**

1. 瘀滞经闭：常与川芎、三棱、丹皮、牛膝、大黄等同用，能增强破血通经作用，可用于瘀滞经闭，小腹疼痛，如三棱丸。若血虚瘀滞，月经停闭，则常与当归、白芍药、熟地黄、川芎等同用，既能破瘀通经，又能养血补虚，如莪术散。

2. 胁下癥块：常与三棱、丹参、红花、鳖甲、穿山甲、当归等同用，能增强破瘀消癥作用，可用于瘀血停滞，胁下癥块等，如莪棱逐瘀汤。

【处方用名】 用生药写生莪术、蓬莪术；用醋炒药写醋炒莪术、醋莪术、炒莪术、制莪术。

【用量】 生药、醋炒药基本相同，一般5～10克。

【参考】

1. 莪术含有挥发油，其中主要成分为桉树脑、倍半萜烯醇、右旋莰烯，另含皂甙、蒽甙、黄酮甙[3]。

2. 莪术注射液治疗子宫颈癌，疗效较好（但晚期病例无效）。又可配合口服水煎剂，处方：莪术（醋制）三钱、三棱（醋制）三钱。水三大碗煎成一碗，早饭前和晚饭后各服半碗[3]。

3. 莪术注射液对小鼠肉瘤有抑制作用。临床观察对一些癌瘤也有一定治疗作用[3]。

4. 本品生用破血，行气，消积；醋制后能引药入肝经，增强破血止痛功用[2]。



## 赤芍 （赤芍药、红芍药）

为毛茛科多年生草本植物芍药、草芍药及川赤芍的根。春秋两季采收，洗净，晒干贮存。主产于内蒙古、辽宁、河北、甘肃、四川等。有清热凉血、活血散瘀作用，主治吐血、衄血，目赤肿痛，痛经、经闭，胸胁疼痛，跌仆损伤，疮疡肿毒等。饮片可分生药、炒药两种：生药味苦，性微寒，以清热凉血力胜，多用于热病发斑、吐血、衄血，目赤肿痛，疮疡肿毒；炒药味苦，性平，以活血散瘀力强，多用于痛经、经闭，胸胁疼痛，跌仆损伤等。

【加工炮制】 生药（生赤芍）：将原药拣去杂质，湿润，切片，晒干，筛去灰屑即得；炒药（炒赤芍）：取净生赤芍片置锅内，文火清炒至微有焦斑为度。

【临床应用】

**一、生药**

1. 热病发斑、吐血、衄血：常与丹皮、犀角、生地黄同用，除增强清热凉血外，尚有镇惊、解毒作用，可用于温邪深入血分，或火邪逼迫心营，血热妄行，发斑，吐血、衄血等，如犀角地黄汤。

2. 目赤肿痛：常与菊花、栀子、夏枯草等同用，除增强清热凉血外，又有散风、泻火作用，可用于肝火上犯，或风热外邪侵犯目窍，目赤肿痛，畏光流泪等。

3. 疮疡肿毒：常与金银花、天花粉等同用，具有清热解毒、凉血活血作用，可用于疮疡初起，赤肿疼痛，如仙方活命饮。

**二、炒药**

1. 痛经、经闭：常与当归、桃仁、红花、川芎等同用，具有活血调经作用，可用于气血阻滞，冲任不调，经来腹痛，量少色暗，或月经停闭，小腹疼痛。



2. 胸胁疼痛：常与红花、降香、参三七、乳香等同用，能增强活血散瘀作用，可用于心血瘀阻，胸胁疼痛或绞痛，手足厥冷等。

3. 头部疼痛：常与川芎、白芷、红花、当归等同用，具有活血散瘀、和脑舒络作用，可用于脑络瘀阻，头部刺痛，夜间较剧，反复不愈。

4. 胃脘疼痛：常与延胡索、乳香、海螵蛸、五灵脂等同用，能增强化瘀止痛作用，可用于胃络瘀滞，胃脘疼痛，或呕吐酸水。

5. 跌仆损伤：常与当归、没药、乳香、桃仁、自然铜等同用，能增强活血散瘀、疗伤止痛作用，可用于跌仆损伤，瘀血阻滞，局部疼痛或瘀肿。

【处方用名】 用生药写生赤芍、赤芍药、赤芍；用炒药写炒赤芍。

【用量】 生药、炒药基本相同，一般5～10克。

【参考】

1. 赤芍含挥发油、脂肪油、苯甲酸、树脂样物、鞣质、赤芍甲素[36]。

2. 赤芍有镇静、镇痛作用，尤其对肠痉挛引起的腹痛有明显作用。实验证明，芍药浸出液通过刺激副交感神经，对家兔离体肠管显抑制作用[1]。

3. 赤芍的抗菌谱与丹皮类似。体外实验显示对痢疾杆菌、伤寒杆菌、金黄色葡萄球菌、溶血性链球菌有较强的抑菌作用[1]。

4. 赤芍水浸液有一定的扩张冠状动脉的作用[37]。

## 丹参 （赤参）

为唇形科多年生草本植物丹参的根。秋冬季采掘，洗净，晒干贮存。主产于四川、安徽、江苏、湖北等地。有除烦凉血、活血祛瘀、养血安神作用，主治热病烦躁，乳痈肿痛，月经不调，产后恶露不下，胃脘疼痛，胁肋疼痛，心胸疼痛，心悸不眠，脏躁等。饮片可分生药、酒炒药、猪血拌药三种：生药味苦，性微寒，以清热除烦，凉血和血力专，多用于热病烦躁，乳痈肿痛等；酒炒药味苦微辛，性平，以活血祛瘀力胜，多用于月经不调，产后恶露不下，胃脘疼痛，胁肋疼痛，心胸疼痛；猪血拌药味苦微甘辛，性平，以养血安神力强，多用于心悸不眠，脏躁等。

【加工炮制】 生药（生丹参）：将原药除去杂质及残茎、须根，洗净，润透，切片，晒干即得；酒炒药（酒炒丹参）：取净生丹参片加黄酒（每100公斤丹参，用黄酒15～20公斤）拌匀，稍闷，文火清炒或用麸皮拌炒至黄色微焦为度；猪血拌药（猪血拌丹参）：取净生丹参片加猪血及黄酒（每100公斤丹参，用猪血20公斤、黄酒10公斤）拌匀，晒干或烘干即得。

【临床应用】

**一、生药**

1. 热病烦躁：常与生地、玄参、犀角、竹叶心、黄连等同用，能增强清热除烦、凉血和血作用，可用于温热之邪传入营血，身热烦躁，或有谵语，或斑疹隐隐，如清营汤。

2. 乳痈肿痛：常与乳香、没药、连翘、金银花、穿山甲、栝楼等同用，具有凉血活血、消肿止痛作用，可用于乳痈初起，红肿疼痛，如消乳汤。

**二、酒炒药**

1. 月经不调：常与泽兰、香附等同用，具有活血调经作用，可用于气血不和，冲任不调，月经超前落后无定，经水下而不爽。若兼瘀血内阻，经来腹痛甚剧，或经闭不潮，则常与桃仁、红花、丹皮、赤芍、川芎等配合，具有活血祛瘀、通经止痛作用。

2. 恶露不下：常与川芎、益母草、桃仁等同用，能增强活血祛瘀作用，可用于产后腹痛，恶露不下，或下而不爽等。



3. 胃脘疼痛：常与檀香、砂仁同用，除增强活血化瘀外，尚有调气作用，可用于气滞血瘀，互结中焦，胃脘疼痛，如丹参饮。

4. 胁肋疼痛：常与郁金、柴胡、赤芍等同用，具有疏肝调气、活血祛瘀作用，可用于胁络瘀滞，气行不畅，胁肋疼痛。若胁下疼痛，且有癥块，则常与莪术、三棱、延胡索等配合，具有化瘀消癥作用。

5. 心胸疼痛：常与乳香、没药等同用，具有理气化瘀作用，可用于血瘀气滞，心胸疼痛或绞痛，如活络效灵丹。若兼心悸、气短者，宜再加配人参、远志益气宁心。

**三、猪血拌药**

1. 心悸不眠：常与远志、生地黄、柏子仁、酸枣仁、麦门冬等同用，能增强养血安神作用，可用于阴亏血少，心悸不眠，或遇事喜忘等，如补心丹。

2. 脏躁神乱：常与百合、麦门冬、玉竹、甘草等同用，具有养心宁神作用，可用于心脾两虚，肝气郁结，喜悲伤欲哭，精神恍惚等。

【处方用名】 用生药写生丹参、丹参、紫丹参；用酒炒药写酒炒丹参、酒丹参、炒丹参；用猪血拌药写猪血拌丹参、血拌丹参。

【用量】 生药、酒炒药、猪血拌药基本相同，一般10～15克，大剂量可用30～60克。

【参考】

1. 丹参含三种结晶性色素（丹参酮甲、丹参酮乙、隐丹参酮）及两种酚性结晶体（丹参醇Ⅰ、丹参醇Ⅱ）。此外尚含维生素E[(1)]。

2. 动物实验证明，丹参能扩张周围血管，降低血压。丹参煎剂对绿脓杆菌、志贺氏痢疾杆菌、福氏痢疾杆菌Ⅱa型及Ⅲ型都有抗菌作用，对金黄色葡萄球菌抗菌效能最强[(1)]。

3. 本品生用有活血、祛瘀、清热、除烦作用，经酒润麸炒后，能缓和丹参的寒性，增强活血、镇痛的功用[(2)]。



## 川牛膝

为苋科多年生植物川牛膝的根。春冬两季采收，洗净，晒干贮存。主产于四川，此外贵州、云南亦产。有活血散瘀、祛风胜湿、通利关节、催产下胎作用，主治经来腹痛，腹中癥块，胞衣不下，小便淋痛，风湿痹痛等。饮片可分生药、炒药两种：生药味甘微苦，性平，以祛风胜湿、通利关节力胜，多用于风湿痹痛和湿热痹痛；炒药味甘微苦，性平偏温，以活血祛瘀、催产下胎力强，多用于经来腹痛，腹中癥块，胞衣不下，小便淋痛等。

【加工炮制】 生药（生川牛膝）：将原药拣去杂质，清水洗净，润透，切片，晒干即得；炒药（炒川牛膝）：取净生川牛膝片，置锅内炒至黄色略有焦斑为度。

【临床应用】

**一、生药**

1. 风湿痹痛：常与海风藤、络石藤、海桐皮、独活等同用，能增强祛风胜湿、通利关节作用，可用于风湿内阻，经络痹着，骨节、肌肉疼痛。

2. 湿热痹痛：常与黄柏、苍术同用，具有清热祛湿、通利关节作用，可用于湿热下注骨节筋脉，脚膝红肿疼痛等，如三妙丸。

**二、炒药**

1. 经来腹痛：常与当归、桂心、赤芍、延胡索等同用，能增强活血祛瘀作用，可用于瘀血内阻，气机不畅，冲任失调，经来腹痛，或经闭不潮，如牛膝散。

2. 腹中癥块：常与莪术、三棱、桃仁等同用，能增强散瘀消癥作用，可用于妇女血结成癥，小腹坚痛等。

3. 胞衣不下：常与当归、冬葵子、瞿麦等同用，能增强催产下胎作用，可用于胞衣不下，肚腹胀满，或胎死腹中；亦治小便困难者，如牛膝汤。

4. 小便淋痛：常与瞿麦、石韦、琥珀、海金沙、甘草梢等同用，具有化瘀通淋作用，可用于瘀血阻于溺道，小便淋痛，或尿中夹有血块等。

【处方用名】 用生药写生川牛膝、川牛膝；用炒药写炒川牛膝。

【用量】 生药、炒药基本相同，一般 5～10 克。

【参考】 川牛膝含有生物碱[3]。

## 怀牛膝 （百倍）

为苋科多年生草本植物牛膝的根。春冬两季采收，洗净，晒干贮存。主产于河南怀庆，此外河北、山西、云南等地亦产。有活血通经、补益肝肾等作用，主治痛经，经闭，痹证，痿证，腰痛，眩晕，吐血、衄血，尿血等。饮片可分生药、酒炒药、炭药三种：生药味苦酸，性平，以活血通经力专，多用于痛经，经闭，风湿痹痛，牙龈肿痛；酒炒药味苦酸，性平偏温，以补益肝肾力胜，多用于腰痛、眩晕、痿证；炭药味苦微酸涩，性平，以和血止血力强，多用于吐血、尿血等血证。此外，部分地区还有用盐水拌炒药，取其咸能入肾，达到补肾的目的。

【加工炮制】 生药（生怀牛膝）：将原药拣去杂质，切去芦头，用清水快洗，润透，切片，晒干即得；酒炒药（酒炒怀牛膝）：取净生怀牛膝片加黄酒或白酒（每 100 公斤怀牛膝，用黄酒 10～15 公斤或白酒 3 公斤）喷匀，稍闷，再置锅内炒至干燥即成；炭药（怀牛膝炭）：取净生怀牛膝片，武火清炒至内呈焦黄色，外表炭黑色为度。

【临床应用】

**一、生药**

1. 经闭、痛经：常与当归、赤芍药、桃仁、红花、延胡索等同用，能增强活血通经作用，可用于瘀血内阻，经闭不潮，或气血不和，经来腹痛等。

2. 风湿痹痛：常与海风藤、鸡血藤、独活等同用，具有活血通络、祛风胜湿作用，可用于风湿侵袭肌肉、经络，气血不调，肢体疼痛，活动不利。

3. 牙龈肿痛：常与丹皮、生地黄、黄连等同用，具有活血消肿、引火下行作用，可用于胃火炽盛，火邪上炎，齿龈肿痛，口内灼热，如加味清胃散。

**二、酒炒药**

1. 腰痛：常与杜仲、地黄、桑寄生、桂心、独活等同用，能增强补益肝肾、强腰止痛作用，可用于肝肾两亏，腰部疼痛；亦治肾虚寒湿痹着腰部疼痛，如独活寄生汤。

2. 眩晕：常与代赭石、龟板、牡蛎、白芍药等同用，具有补肾平肝作用，可用于阴虚于下，阳亢于上，头目眩晕，或脑中觉热，或头痛耳鸣，如镇肝熄风汤。

3. 痿证：常与黄柏、熟地黄、锁阳、虎骨、当归、白芍药等同用，具有补益肝肾、强壮筋骨作用，可用于肝肾不足，筋骨痿软，腿足瘦削，步履乏力，如汪氏虎潜丸。

**三、炭药**

1. 吐血、衄血：常与石膏、熟地黄、麦门冬、知母同用，具有清胃滋阴、引血下行作用，可用于虚火上炎，阳络受伤，吐血或衄血等，如玉女煎。

2. 尿血、血淋：常与小蓟、茅根、血余炭、丹皮、石韦等同用，能增强止血和血作用，可用于湿火下注膀胱，络脉损伤，血不循经，尿血或血淋等。

【处方用名】 用生药写生怀牛膝、怀牛膝、淮牛膝、生怀膝；用酒炒药写酒炒怀牛膝、酒怀牛膝、炒淮牛膝、酒淮膝、炒怀膝；用炭药写怀牛膝炭、怀膝炭或淮膝炭。

【用量】 生药、酒炒药、炭药基本相同，一般5～10克。

【参考】



1. 怀牛膝含皂甙，水解后生成齐墩果酸、葡萄糖醛酸样物质，又含多量钾盐[3]。但川牛膝不含皂甙而含生物碱[1]。

2. 怀牛膝经动物实验证明有短暂的降低血压作用，轻微的利尿作用，又能增加子宫的收缩[1]。

## 穿山甲 （鲮鲤甲、甲片）

为脊椎动物鲮鲤科食蚁兽鲮鲤的甲片。全年均可捕捉，但春季捕捉较多，捕后杀死，去净骨肉，晒干，即为甲壳，如甲壳置沸水中，鳞片随即自行脱落，即成甲片；亦有杀死后，直接浸沸水中，取下甲片，晒干贮存。主产于广东、广西、云南、贵州等地。有通月经、下乳汁、消痈肿、祛风湿作用，主治经闭不通，乳汁不下，痈疡肿毒以及风湿痹痛等。饮片可分砂炙药、醋淬药两种，生药不入饮片。砂炙药味咸，性微寒，以消痈肿、祛风湿力胜，多用于痈疡肿毒，风湿痹痛；醋淬药味咸酸，性平，以通月经、下乳汁力强，多用于经闭不通，乳汁不下等。

【加工炮制】 砂炙药（砂炙穿山甲片）：将原药分开大小，先取砂子置锅内炒烫，再入山甲片，炒至卷曲膨胀呈金黄色时，取出，筛去砂子，放凉即得；醋淬药（醋淬穿山甲片）：用上述方法炒至鼓起呈金黄色时，取出，筛去砂子，立即倒入醋盆内略浸，捞出，晒干即成。

【临床应用】

**一、砂炙药**

1. 痈疡肿毒：常与赤芍药、当归尾、金银花、天花粉、乳香等同用，具有消肿溃坚、清热解毒作用，可用于痈毒初起，赤肿焮痛，如仙方活命饮。若痈疡内已成脓，不易外溃，则宜与黄芪、川芎、当归、皂角刺配合，具有托毒溃脓作用，如透脓散。

2. 风湿痹痛：常与羌活、防风、当归、威灵仙等同用，能增强祛风湿、通经络作用，可用于风湿痹着，肢体疼痛，活动不利等。

**二、醋淬药**



1. 经闭不通：常与赤芍药、红花、川芎、当归、桂心、大黄等同用，能增强活血通经作用，可用于血滞经闭，小腹疼痛等，如穿甲散。

2. 乳汁不下：常与王不留行、黄芪、木通（部分地区应用通草）等同用，能增强下乳汁作用，可用于产妇乳汁不下，或下而不多，如山甲下乳汤。

本品除上述功用、主治范围外，还有消癥化积作用，临床常与莪术、三棱、当归、鳖甲等同用，能提高疗效。

【处方用名】 用砂炙药写炙山甲、炮山甲、炒甲片、山甲片；用醋淬药写醋山甲、醋甲片等。

【用量】 砂炙药、醋淬药基本相同，一般5～15克。

【参考】

1. 穿山甲内服，能使白细胞增加[5]。

2. 穿山甲治愈特发性血尿一例。此病例曾经中西医合治均无效，后用山甲粉五分，每晚睡前服，服一次尿血减轻，三次痊愈。追访一年余，亦未复发[38]。

## 王不留行 （留行子、王不留）

为石竹科一年生或二年生草本植物麦蓝菜的成熟种子。6～7月间割取全草，晒干，果壳自然裂开，收集种子，除去杂质贮存。主产于河北、山东、辽宁、黑龙江等地。有通月经、下乳汁、消痈肿等作用，主治乳汁不下，乳痈，经闭等。饮片可分生药、炒药两种：生药味苦，性平，以下乳汁、消痈肿力胜，多用于产后乳汁不下，乳痈初起；炒药味苦，性平偏温，以行血通经力强，多用于经闭不通等。

【加工炮制】 生药（生王不留行）：将原药淘去泥屑，晒干即得；炒药（炒王不留行）：取净生王不留行置锅内，文火清炒至种子爆开为度。

【临床应用】



**一、生药**

1. 乳汁不下：常与山甲片、通草、黄芪、路路通等同用，能增强下乳汁作用，可用于产后乳汁不下，如通乳汤。民间有用王不留行与猪蹄同煮服，治乳汁不下，亦有一定疗效。

2. 乳痈初起：常与蒲公英、漏芦、白芷等同用，具有消痈肿、解热毒作用，可用于乳痈初起，尚未化脓；亦治其他痈肿未化脓者。

**二、炒药**

经闭不通：常与当归、川芎、桃仁、红花等同用，能增强行血通经作用，可用于血滞月经停闭，小腹疼痛；亦治经来不畅，量少色暗等。

本品除上述功用、主治范围外，尚有解毒敛疮作用，故可用于缠腰火丹。用时将药物研成细末，已破外撒，未破油调敷，亦可煎汤洗患处。

【处方用名】 用生药写王不留行、生留行子、留行子、王不留；用炒药写炒留行子、炒王不留。

【用量】 生药、炒药基本相同，一般5～10克；生药须打碎煎。外用适量。

【注意】 各地所用王不留行的植物品种很不一致，如广东用桑科植物薜荔的果皮；江苏、江西、湖南等地有用蝶形花科植物的野豌豆；四川有用藤黄科的元宝草等，但大部分地区都用石竹科草本植物麦蓝菜的成熟种子。

【参考】

1. 麦蓝菜含皂甙和糖类，薜荔中含肌醇、芸香甙、β-固甾醇、蒲公英赛醇乙酯等[39]。

2. 据药理研究，除去钾质的水煎剂对大白鼠子宫有明显的兴奋作用，醇浸液的作用更强，水浸膏制成片剂内服，对通乳及子宫复旧有明显效果[5]。

## 丝瓜络

为葫芦科一年生攀援草本植物丝瓜成熟果实的网状纤维束。夏秋两季采收，剥去外皮，两头剪开，除去种子，晒干贮存。主产于广东、江苏、浙江等地。有祛风化痰、活血通络等作用，主治痹证，咳嗽，跌仆损伤，血滞经闭，乳汁不下，以及肠风下血，崩中漏下。饮片可分生药、炒药、炭药三种：生药味甘，性微寒，以祛风化痰力专，多用于痹证，咳嗽；炒药味甘，性平，以活血通络力胜，多用于跌仆损伤，血滞经闭，乳汁不下；炭药味甘微涩，性平，以和血止血力强，多用于肠风下血，崩中漏下。

【加工炮制】 生药（生丝瓜络）：将原药除去遗留的种子，用木槌击扁，切成小块即成；炒药（炒丝瓜络）：取净生丝瓜络块置锅内，用文火清炒至微黄色为度；炭药（丝瓜络炭）：取净生丝瓜络块，置两铁锅中，接合处用泥封固，煅至焦黑存性，凉后取出即得。

【临床应用】

**一、生药**

1. 热痹疼痛：常与防己、桑枝、牛膝等同用，能增强祛风蠲痹作用，可用于风湿久郁化热，或素质阳盛，再以风湿侵袭，肌肉、骨节疼痛，如桑尖汤。若热邪甚者，宜再加配生地黄或石膏以加强清热之功。

2. 肺热咳嗽：常与麻黄、杏仁、石膏、甘草，或冬瓜仁、芦根等同用，具有清肺化痰作用，可用于痰热阻肺，咳嗽痰黄，胸闷或胸胁痛等。

**二、炒药**

1. 跌仆损伤：常与乳香、没药、枳壳、橘络等同用，能增强活血通络作用，可用于跌仆损伤，局部肿痛，尤其胸胁和腰背疼痛，如通络止痛汤。

2. 血滞经闭：常与红花、川芎、当归、赤芍药等同用，能增强活血破瘀作用，可用于气阻血滞，月经停闭，小腹疼痛；亦治经来腹痛，量少色紫等。



3. 乳汁不下：常与王不留行、漏芦、通草、山甲片、黄芪等同用，具有活血通络、益气下乳作用，可用于产后乳汁不下，或下而甚少。

**三、炭药**

1. 肠风下血：常与槐花、侧柏叶、地榆、生地黄等同用，能增强和血止血作用，可用于先血后便，血下鲜红如溅等。

2. 崩中漏下：常与黄柏、椿根皮、白芍药、当归、阿胶等同用，具有安冲固经、清热止血作用，可用于阴虚阳搏，热扰冲任，崩中漏下，血色深红，或经行拖延不止等。

【处方用名】 用生药写生丝瓜络、丝瓜络；用炒药写炒丝瓜络；用炭药写丝瓜络炭、丝瓜炭。

【用量】 生药、炒药5～15克；炭药5～10克。

【参考】

1. 丝瓜络含缩木糖和纤维素[3]。

2. 据观察，丝瓜络有一定的止咳化痰、利尿和清热作用[3]。

## 卷柏 （还魂草、还阳草）

为卷柏科多年生草本植物卷柏的全草。春秋两季采收，除去泥土及杂质，晒干贮存。主产于山东、辽宁、河北等地。有活血、止血作用，主治血滞经闭，癥瘕积聚，跌仆损伤，鼻衄、便血、崩漏等。饮片可分生药、炭药两种：生药味辛，性平，以活血破瘀力胜，多用于经闭、癥积、跌仆损伤；炭药味微辛涩，性平，以止血和血力强，多用于鼻衄、便血、崩漏等出血证候。

【加工炮制】 生药（生卷柏）：将原药除去泥沙，切段即得；炭药（卷柏炭）：取净生卷柏置锅中，武火炒至呈焦炭状，存性，略洒清水，以灭星火，取出摊冷即成。

【临床应用】

**一、生药**

1. 血滞经闭：常与红花、川芎、当归等同用，能增强活血破瘀作用，可用于瘀血内阻，月经停闭不行，小腹疼痛；亦治经来腹痛，量少色紫者。

2. 癥瘕积块：常与三棱、莪术、急性子、威灵仙、䗪虫等同用，增强活血破瘀、化癥消积作用，可用于瘀血凝滞，胁下或腹中癥瘕积块。

3. 跌仆损伤：常与当归、乳香、没药、红花等同用，能增强活血破瘀、疗伤止痛作用，可用于跌仆损伤，瘀血阻滞，局部疼痛，皮肤青紫等。

**二、炭药**

1. 鼻衄：常与旱莲草、山茶花、白茅根、栀子等同用，具有止血和血、清热安络作用，可用于肺热上干鼻窍，络脉损伤，鼻中出血；亦治经来鼻衄，所谓“倒经”之症。

2. 便血：常与槐花、侧柏叶、地榆、黄连等同用，具有止血和血、理肠安络作用，可用于大肠湿火伤络，大便下血，肛门灼热等。

3. 崩漏：常与黄芩、生地黄、当归、白芍药、茜草根等同用，具有止血和血、安冲宁络作用，可用于肝郁化热，扰及冲任，崩中漏下；亦治经来色红量多者。

【处方用名】 用生药写生卷柏、卷柏、还阳草、还魂草；用炭药写卷柏炭等。

【用量】 生药、炭药基本相同，一般 5～10 克；生药大剂量可用 20～30 克。

【参考】

1. 卷柏含黄酮、氨基酸、海藻糖、鞣质及酚性物质[7]。

2. 动物实验结果表明，本品经炒炭后，可明显缩短出血时间和凝血时间[7]。

## 了哥王 （南岭荛花、山麻皮）



为瑞香科植物了哥王（南岭荛花）的根皮。全年均可采收，但以秋季采收为多。采收后，刮去外皮，剥取二层皮，洗净，晒干贮存。主产于浙江、江西、湖南、广东等地，多生于山坡、旷野、路旁。有清热解毒、祛风利湿、活血祛瘀作用，主治肺热咳嗽，痈疡肿毒，痹证，水肿，跌仆损伤，血滞经闭等。饮片可分为生药、蒸药、酒炒药三种：生药味苦，性寒，有大毒，以清热解毒力专，多用于肺热咳嗽，痈疡肿毒；蒸药味苦，性寒偏平和，有毒，以祛风利湿力胜，多用于痹证，水肿；酒炒药味苦微辛，性寒偏平和，有毒，以活血祛瘀力强，多用于跌仆损伤，血滞经闭。

【加工炮制】 生药（生了哥王）：将原药拣净杂质，清水润透，切片，晒干即得；蒸药（蒸了哥王）：取净生了哥王片置蒸笼内，蒸 3～4 小时，取出，晒干即成；酒炒药（酒炒了哥王）：取净生了哥王片，用白酒喷洒湿润后炒干，连炒七次为度。

【临床应用】

**一、生药**

1. 肺热咳嗽：常与牛蒡子、象贝、前胡等同用，能增强清热利肺作用，可用于痰热阻肺，咳嗽痰稠色黄等。

2. 痈疡肿毒：常与金银花、连翘、蒲公英等同用，能增强清热解毒作用，可用于乳痈、痄腮；亦治其他痈疖疽毒。

**二、蒸药**

1. 痹证：常与鸡血藤、络石藤、木防己等同用，能增强祛风蠲痹作用，可用于风湿侵袭肌肉、经络，骨节疼痛，活动不利。

2. 水肿：常与泽泻、汉防己、茯苓等同用，能增强利湿消肿作用，可用于水湿内阻，外溢肌肤，肢体浮肿，小便量少。

**三、酒炒药**

1. 跌仆损伤：常与当归、红花、赤芍药、乳香等同用，能增强活血祛瘀、疗伤止痛作用，可用于跌仆损伤，瘀血阻滞，局部疼痛，或皮肤青紫。如头部受伤者，可再配川芎、藁本；肩背受伤者，可加配姜黄、羌活、葛根；胸胁受伤者，可加配柴胡、瓜蒌、郁金；腰部受伤者，可加配桑寄生、续断；下肢受伤者，可加配牛膝、独活；兼有骨折者，可加配骨碎补、补骨脂等引经药，能提高疗效。

2. 血滞经闭：常与泽兰、当归、桃仁等同用，能增强活血祛瘀、通经开闭作用，可用于冲任失调，瘀血内阻，月经停闭不行等。

【处方用名】 用生药写了哥王、生了哥王、南岭荛花；用蒸药写蒸了哥王；用酒炒药写酒炒了哥王、酒了哥王等。

【用量】 生药、蒸药、酒炒药基本相同，一般 3～10 克，不宜用量过大，以免引起中毒。并需久煎，生药煎3～5 小时；蒸、酒炒药煎 2 小时以上，以减轻其毒性。

【注意】 本品有毒，其有毒部分主要为种子、叶、茎皮，故这些部分一般不作内服用。但可水煎外洗或捣烂外敷，以治跌仆损伤、痈疮肿毒等病证。

【参考】

1. 了哥王含酚性物质、多糖、酸性树脂及挥发油等，毒性成分有海底龙素及黄酮甙[5]。

2. 中毒症状及解救：中毒后主要症状为恶心呕吐、腹泻，或泄泻不止、头晕等。解救方法，若服药不久，则先洗胃，后饮浓茶，服活性炭或鞣酸蛋白；大量饮盐水或用5%葡萄糖生理盐水静脉滴注；针足三里、中脘等穴。其他则采用对症治疗措施。民间用服食冻冷白粥之法以解毒[5]。

## 第二节 止 血 药

止血药具有制止出血的作用，主要适用于各种出血的证候，如咯血、吐血、衄血、便血、溺血、崩漏及外伤出血等。

在广泛使用止血药时，必须注意引起出血的原因和不同的症状，应选择适当的药物进行配伍，如血热妄行者，宜配合清热凉血的药物；阴虚有火者，宜配合滋阴降火的药物；气虚不能摄血者，宜配合补气摄血的药物。与此同时，还须注意有否瘀血阻滞和失血过多而致虚极脱变，如有瘀血阻滞者，宜酌配活血祛瘀药；若虚极欲脱者，宜配合补气固脱药，以济危急。



临床使用本类药物治疗出血证候，大都应用制药，效果较好。其生药还可用于其他多种病证，如跌仆损伤、痢疾、湿疹、咳嗽等。

### 茜草根 （血茜草、蒨茹、茹蒨）

为茜草科多年生草本植物茜草的根。春秋两季采收，除去茎蔓，洗净，晒干贮存。主产于陕西、河北、河南等地。有行血止血作用，主治多种血证和跌仆损伤、闭经等。饮片可分生药、炭药两种：生药味苦，性寒，以行血力胜，且有凉血功用，多用于跌仆损伤，瘀热互结、闭经等证；炭药味苦涩，性寒偏平，以止血力强，多用于出血证。此外，有些地区还有酒炒药（每10公斤茜草根，用米酒2公斤），目的取其增强活血化瘀作用。

【加工炮制】 生药（生茜草根）：将原药拣净杂质，除去芦苗，洗净，润透后及时切片，晒干即成；炭药（茜草炭）：取净生茜草根片置锅内，用武火炒至外表呈焦黑色，内部老黄色为度。

【临床应用】

**一、生药**

1. 月经停闭：常与当归、川芎、香附等同用，能增强行血通经的作用，可用于冲任不调，气滞血瘀，月经停闭，小腹疼痛。

2. 恶露不下：常与当归、桃仁、艾叶、益母草等同用，能增强活血化瘀作用，可用于产后恶露阻滞不下，小腹作痛。

3. 跌仆损伤：常与红花、当归、赤芍药、乳香等同用，能增强活血通络、去瘀生新作用，可用于跌仆损伤，局部疼痛；亦治内伤气滞血瘀，胸胁疼痛者。

4. 骨节疼痛：常与五加皮、鸡血藤、威灵仙等同用，能增强活血通络、祛风利节作用，可用于风寒痹着，骨节疼痛。

5. 痈疽肿毒：常与丹皮、蒲公英、赤芍药等同用，具有活血消痈作用，可用于痈疽初起，红肿作痛。

**二、炭药**

1. 咯血：常与生地黄、侧柏叶、阿胶、黄芩等同用，能增强止血安络作用，可用于阴虚内热，络脉损伤，咯血时作，咽喉干燥；亦治阴虚火旺，牙血鼻衄，如茜根散。

2. 血痢：常与黄连、黄柏、地榆等同用，具有止血理肠作用，可用于大肠湿热，血络损伤，血痢常作；亦治痔疮下血，如茜根汤。

3. 尿血：常与小蓟、白茅根、丹皮等同用，能增强止血宁络作用，可用于邪热损伤阴络，尿血鲜红或带血块；亦治其他多种出血证，如十灰散。

4. 崩漏：常与海螵蛸、龙骨、牡蛎、黄芪、白芍药等同用，能增强固经止血作用，可用于冲任虚损，崩中漏下，如固冲汤。

【处方用名】 用生药写茜草、茜根、血茜草、生茜草；用炭药写茜草炭、茜根炭等。

【用量】 生药12～20克；炭药6～12克。

【参考】

1. 茜草根含有甙类物质茜草酸，水解后产生甙元茜素及葡萄糖，另有紫色精等[1]。

2. 茜草根经实验证明有轻度止血作用，稍能缩短家兔出血时间和凝血时间，炒炭后作用更显著[34]。

3. 茜草根经体外实验证实对金黄色葡萄球菌、白色葡萄球菌有抑制作用；经动物实验证实有镇咳作用[1]。

4. 本品生用有行血、止血的作用；酒炒后有加强活血、通经络、消瘀的功用；炒炭后，产生大量炭色素，吸附作用增强，增加了止血的功能[2]。



## 地榆

为蔷薇科多年生草本植物的根及根茎。春季发芽前或秋季苗枯萎后采挖，除去残茎及须根，洗净，晒干贮存。主产于浙江、安徽、江苏、湖南、湖北等地。有清热解毒、凉血止血作用，主治赤痢、带下，烫伤及各种出血证，但本品性沉而涩，善走下焦，故一般多用于下焦之出血证。饮片可分生药、炭药两种：生药味苦酸，性寒，以清热解毒力胜，多用于赤痢、带下、烫伤等病证；炭药味苦微酸涩，性寒偏平，以凉血止血力强，多用于便血、尿血、崩漏等。

【加工炮制】 生药（生地榆）：将原药拣去杂质，洗净，润透，切片，晒干即得；炭药（地榆炭）：取净生地榆片置锅内，武火炒至外表呈黑色，内部老黄色为度。

【临床应用】

**一、生药**

1. 赤痢：常与黄连、赤芍药、金银花等同用，具有清热解毒、和血止痢作用，可用于湿热蕴结大肠，腹痛，痢下赤色者。若下痢反复不愈，大肠虚滑，则常与当归、诃子肉、乌梅、黄连、阿胶等配合，具有清热和血、厚肠止痢作用，如地榆丸。

2. 带下：常与椿根皮、墓头回等同用，具有清热解毒、利湿止带作用，可用于湿热内阻，浸淫带脉，赤白带下。

3. 烫伤：本品研极细末，麻油调敷患处，具有清热解毒、收敛生肌作用。亦可与大黄、冰片等配合应用，往往能提高疗效。

**二、炭药**

1. 便血：常与槐花、侧柏叶等同用，能增强凉血止血作用，可用于大便下血，血色鲜红。

2. 尿血：常与小蓟、白茅根、丹皮等同用，具有凉血止血、清热利尿作用，可用于尿血鲜红；亦治血淋，尿道刺痛。

3. 崩漏：常与茜草根、棕榈炭、生地黄、当归等同用，具有凉血止血、安冲固经作用，可用于冲任夹热，胞宫受伤，崩中漏下，血色鲜红。

【处方用名】 用生药写生地榆；用炭药写地榆炭。

【用量】 生药10～20克；炭药5～10克；外用适量。

【参考】

1. 地榆含有鞣质、地榆皂甙和维生素A类物质[1]。

2. 地榆煎剂对人型结核杆菌有完全抑制的作用，对金黄色葡萄球菌、绿脓杆菌、伤寒杆菌、志贺氏痢疾杆菌、福氏痢疾杆菌亦有强大的抗菌效能。但地榆的制菌力在高压消毒处理后会显著降低，甚至消失。地榆尚有降压作用[1]。

3. 地榆经炒炭后，降低其苦寒之性，同时破坏了药物的有机成分，生成大量炭色素，增强了止血止泻功用[2]。

## 蒲黄

为香蒲科香蒲属长苞香蒲、狭叶香蒲及同属多种水生草本植物的花粉。5～6月间采收雄花，晒干碾压，筛取粉末贮存。主产于浙江、江苏、安徽、山东、湖北等地。有活血止血作用，主治经闭、痛经、产后恶露不下及多种出血证。饮片可分生药、炭药两种：生药味甘，性平，以活血力胜，多用于经闭、痛经、恶露不下，瘀血胃痛等；炭药味甘微涩，性平偏温，以止血力强，多用于吐血、咯血、鼻衄、便血、尿血、崩漏。此外，部分地区还有醋炒药（用15％～20％米醋拌炒，吸尽米醋，炒干为度），目的取其行瘀止痛。

【加工炮制】 生药（生蒲黄）：将原药筛去杂质即得；炭药（蒲黄炭）：取净生蒲黄粉置锅内，清炒至焦褐色为度。

【临床应用】

**一、生药**



1. 月经停闭：常与当归、川芎、香附等同用，能增强活血通经作用，可用于冲任失调，瘀血阻滞，月经停闭，小腹疼痛。

2. 经来腹痛：常与五灵脂同用，能增强活血止痛作用，可用于冲任不调，气滞血瘀，经来量少，小腹疼痛，如失笑散。

3. 产后腹痛：常与五灵脂、益母草、当归等同用，具有活血生新、化瘀止痛作用，可用于产后恶露不下或下而不畅，小腹疼痛。

4. 胃脘疼痛：常与乳香、五灵脂、延胡索等同用，能增强化瘀止痛作用，可用于瘀血阻于胃腑，气行不畅，胃脘疼痛。

5. 跌仆损伤：常与红花、当归等同用，能增强活血化瘀作用，可用于坠伤仆损，瘀血内阻，局部疼痛等。

**二、炭药**

1. 呕血：常与棕榈炭、藕节、参三七等同用，具有止血和胃作用，可用于胃络损伤，呕血紫暗。

2. 咯血：常与旱莲草、茜草根、侧柏叶等同用，具有止血清肺作用，可用于肺络受伤，咯血或痰中带血。

3. 鼻衄：常与山茶花、旱莲草等同用，具有止血安络、清肝益肺作用，可用于血热妄行，鼻孔出血。

4. 便血：常与槐花、地榆等同用，具有止血理肠作用，可用于大肠湿热，阴络受伤，时时便血。

5. 尿血：常与冬葵子、生地黄等同用，具有止血宁络、滋肾清脬作用，可用于湿热蕴结下焦，肾与膀胱受伤，尿血时作；亦治血淋，如蒲黄散。

6. 崩漏：常与艾叶、龙骨同用，具有止血固经作用，可用于冲任不固，崩中漏下；亦治月经过多，如蒲黄丸。

【处方用名】 用生药写生蒲黄、蒲黄；用炭药写蒲黄炭。

【用量】 生药 6～15 克；炭药 5～10 克。包煎。

【参考】

1. 蒲黄含有异鼠李甙、脂肪油、植物甾醇等[1]。

2. 蒲黄有收缩子宫作用，能缩短凝血时间[1]。

3. 据药理研究，蒲黄生用、炒炭用均有止血作用，但炒炭用止血作用较佳[5]。

4. 本品生用凉血、活血；炒炭后有收敛止血作用；醋炒后有行瘀止痛作用[2]。

## 艾叶 （艾蒿、蕲艾）

为菊科多年生草本植物艾的叶片。夏、秋季当花未开叶盛时，摘下叶片，阴干或晒干贮存。如连枝割下，晒干捣成绒，称为艾绒，多为针灸烧灼用。主产于安徽、内蒙古、广东等地。有散寒除湿、温经止血作用，主治寒客胞宫，经行腹痛，咯血、衄血、呕血、便血，崩中漏下，胎动不安及心腹冷痛等。饮片可分为生药、炭药两种：生药味苦辛，性温，以散寒除湿力胜，多用于经行腹痛，湿疹癣癞等；炭药味苦微辛涩，性温，以温经止血力强，多用于咯血、衄血、呕血、便血，崩中漏下，胎动不安等。

【加工炮制】 生药（生艾叶）：将原药拣去杂质及梗，筛去灰屑即得；炭药（艾叶炭）：取净生艾叶炒至黑色，即用米醋喷洒（每10公斤艾叶，用米醋1.5公斤）微炒，取出即成。

【临床应用】

**一、生药**

1. 寒客胞宫，经行腹痛：常与吴茱萸、当归、肉桂等同用，能增强散寒逐湿、调经止痛作用，可用于寒客胞宫，冲任不调，月经愆期，经来腹痛，小腹觉冷，或大便泄泻。

2. 心腹冷痛：可单味研末煎汤服，或与肉桂同用，以增强温中止痛作用。

3. 湿疹癣癞：常与蝉衣、白蒺藜、防风、黄芪等水煎内服，再以本品与雄黄、硫黄煎汤外用熏洗，具有祛寒除湿、解毒止痒作用，可用于寒湿邪毒，外溢肌肤，湿疹癣癞等。

**二、炭药**



1. 咯血、衄血、吐血、便血：常与侧柏叶、藕节、棕榈炭、山茶花、参三七、伏龙肝、槐角、地榆等同用，能增强止血作用，但在临床上，咯血往往多与藕节、棕榈炭等配合；衄血多与侧柏叶、山茶花等配合；呕血多与参三七、伏龙肝等配合；便血及血痢多与槐角、地榆等配合，较为适宜。

2. 崩中漏下、胎动不安：常与当归、芍药、阿胶、生地黄等同用，具有止血、安胎作用，可用于冲任虚损，崩中漏下，或胎动不安，或半产后下血不绝等，如胶艾汤。

【处方用名】 用生药写生艾叶、蕲艾；用炭药写艾叶炭、陈艾炭、蕲艾炭。

【用量】 生药3～8克；炭药2～5克。

【参考】

1. 艾叶含有挥发油，油中主要成分为苦艾素。此外尚含鞣酸、氯化钾、微量的维生素B、维生素C及维生素A类物质[1]。

2. 艾叶中所含的苦艾素能兴奋血管收缩中枢和运动中枢，大量能引起抽搐。艾叶煎剂对伤寒杆菌、福氏痢疾杆菌及人型结核杆菌都有显著的抗菌作用[1]。

3. 艾叶可引起肝细胞代谢障碍而发生中毒性黄疸及肝炎，故临床使用以不超过三钱为宜[5]。

4. 本品能缩短出血和凝血时间，炒炭后作用较显著[34]。

## 侧柏叶 （扁柏）

为柏科植物常绿乔木侧柏的枝叶。四季均可采收，但以夏秋季为质优。采收后，晒干贮存。主产于辽宁、山东等地。有清热凉血、止血安络、止咳祛痰作用，主治各种出血证及咳喘等。饮片可分生药、炭药两种：生药味苦涩，性微寒，以清热凉血、止咳祛痰力胜，多用于血热妄行之吐血、衄血及咳嗽气喘；炭药味苦涩，性近平，以止血安络力强，多用于各种出血证。

【加工炮制】 生药（生侧柏叶）：将原药拣去杂质，搿去粗梗即得；炭药（侧柏叶炭）：取净生侧柏叶置锅内，武火清炒至焦褐色为度。



【临床应用】

**一、生药**

1. 血热妄行：常与生地黄、生荷叶、生艾叶同用，能增强清热凉血作用，可用于火邪内扰，血热妄行，吐血、衄血，咽燥口干，舌绛脉数，如四生丸。

2. 咳嗽气喘：常与杏仁、前胡等同用，能增强止咳祛痰作用，可用于痰热阻肺，咳嗽气喘。

**二、炭药**

1. 吐血：属于血热妄行者，宜用四生丸，详见生药条下。若寒证血不归经吐血者，则常与干姜、艾叶炭等同用，具有温经止血作用，如柏叶汤。

2. 咳血：常与藕节、白茅根等同用，具有止血和清肺作用，可用于肺热伤络，咳咯鲜血，或痰中带血。

3. 便血：常与槐花同用，具有止血和理肠作用，可用于湿热内阻，损伤肠络，大便下血；亦治肠风，脏毒下血不止，如侧柏散。

4. 尿血：常与小蓟、滑石、白茅根等同用，具有止血和利尿作用，可用于湿火蕴结下焦，肾脬受伤，时时尿血。

5. 崩漏：常与芍药同用，具有固经止血作用，可用于冲任夹热，崩中漏下，如总录芍药汤。

【处方用名】 用生药写生侧柏叶、侧柏叶、扁柏；用炭药写侧柏叶炭、侧柏炭、扁柏炭。

【用量】 生药 10～15 克；炭药 5～12 克。

【参考】

1. 侧柏叶含有挥发油、蒎烯、丁香油烯、松柏苦味素、侧柏酮、茴香酮、树脂、维生素 C 等[1]。

2. 侧柏叶经动物实验已证明口服有镇咳作用。如用注射液，则更有祛痰作用。同时对肺炎双球菌、金黄色葡萄球菌、宋内氏痢疾杆菌有较明显的抑菌作用[40]。



3. 据临床报道，本品有止咳、祛痰、平喘作用。临床上用治慢性气管炎而偏于热者，有较好疗效，尤以平喘较好[5]。

4. 本品生用重在清热凉血，炒炭用则收敛止血[6]。

## 茅根 （白茅根）

为禾本科多年生草本植物白茅的根茎。春秋季采挖，除去地上部分及泥土，洗净，晒干后，揉去须根及膜质叶鞘贮存。主产于河北、江西、江苏、浙江等地。有清热凉血、止血安络、利尿消肿作用，主治各种血热出血证及水肿、黄疸等。饮片可分生药、炭药两种：生药味甘，性寒，以清热凉血、利尿消肿力胜，多用于血热妄行，出血量多及肺热咳喘、胃热哕逆、水肿、黄疸等；炭药味甘微涩，性寒偏平，以止血安络力强，多用于咳血、吐血、鼻衄、尿血等。

【加工炮制】 生药（生茅根）：将原药拣去杂质，清水润透，切成小段，晒干即得；炭药（茅根炭）：取净生茅根置锅内，用武火清炒至焦黑色为度。

【临床应用】

**一、生药**

1. 血热妄行：鲜品尤佳，并常与丹皮、生地黄等同用，能增强清热凉血作用，可用于血热妄行，吐血、衄血，量多色鲜红，身热口干，烦躁不安，舌红脉数。

2. 肺热咳喘：常与桑白皮同用，具有清泄肺热作用，可用于肺热壅阻，咳嗽气急，口干咽燥，如如神汤。

3. 胃热哕逆：常与竹茹、芦根、枇杷叶等同用，具有清胃降逆作用，可用于胃热壅盛，气逆呕哕。

4. 水肿：常与冬瓜皮、玉米须等同用，能增强利尿消肿作用，可用于湿热伤肾，肢体浮肿，小便不利。

5. 黄疸：常与白英、茵陈、赤小豆等同用，具有利尿退黄作用，可用于湿热内阻，黄疸溲少。



**二、炭药**

1. 咳血：常与侧柏叶、棕榈炭、栀子等同用，具有止血安络和清肺作用，可用于痰热阻肺，络脉受伤，咳血或痰中带血。

2. 吐血：常与白及、血余炭、代赭石等同用，具有止血宁络、和胃清肝作用，可用于肝胃郁热，络脉损伤，吐血量多，色紫有块。

3. 鼻衄：常与山茶花、旱莲草、茜草根等同用，具有止血安络、凉肝清肺作用，可用于肝肺郁热，化火上炎，损及鼻窍络脉，鼻孔出血。

4. 尿血：常与小蓟、生地黄、滑石等同用，具有止血宁络、滋肾清脬作用，可用于湿火蕴结，灼伤阴络，尿血时作。

【处方用名】 用生药写白茅根、茅根（用鲜品写鲜茅根）；

用炭药写茅根炭。

【用量】 生药 12～30 克（鲜品 30～60 克）；炭药 10～20 克。

【参考】

1. 茅根含有大量钾盐，并有茅根甙、水蜜糖、果糖、葡萄糖、柠檬酸、草酸等[3]。

2. 茅根水浸剂对正常动物有利尿作用，有效成分可能主要为钾盐[41]。

## 茅花 （茅针花、白茅花、菅花）

为禾本科多年生草本植物白茅的花穗。4～5 月间花盛开前采收。摘下带茎的花穗，晒干贮存。主产于江苏、浙江、江西等地。有止血安络和定痛作用，主治咳血、鼻衄、外伤出血等。饮片可分生药、炭药两种。生药味甘，性平，以止血定痛力胜，多用于咳血、鼻衄之暴出者，以及外伤出血；炭药味甘带涩，性微温，以止血安络力强，多用于咳血、鼻衄反复不止者。



【加工炮制】 生药（生茅花）：将原药抖去泥屑，拣去杂草，剪去花穗以下茎梗，干切成段即得；炭药（茅花炭）：取净生茅花片段置锅内，清炒呈焦黄色为度。

【临床应用】

**一、生药**

1. 咳血（暴出）：常与仙鹤草、侧柏叶等同用，具有止血和理肺作用，可用于肺络受伤，骤然咳咯鲜血。

2. 鼻衄（暴出）：常与山茶花、茜草根等同用，具有止血和清肝、理肺作用，可用于肝肺郁热化火，鼻窍络脉受伤，骤然鼻孔出血。亦可单味外用塞鼻止血。

3. 外伤出血：本品单味外敷刀箭伤出血，具有止血定痛作用。

**二、炭药**

1. 咳血（反复不止）：常与藕节、棕榈炭等同用，具有止血安络和理肺作用，可用于肺络受伤，咳血或痰中带血反复不止。

2. 鼻衄（反复不止）：常与山茶花、生地黄等同用，具有止血安络、清肝益肺作用，可用于肝肺积热，鼻窍络脉受损，鼻孔出血反复不止者。

【处方用名】 用生药写生茅花、白茅花、茅针花；用炭药写茅花炭、茅针花炭。

【用量】 生药 8～15 克；炭药 5～10 克。外用适量。

【参考】 茅花能缩短出血时间和凝血时间[42]，并能降低血管通透性[43]。

## 槐花 （槐米、槐蕊）

为豆科植物落叶乔木槐树的花朵或花蕾。5～6 月间采收，晒干贮存。主产于湖北、江苏、辽宁等地。有清热、平肝、凉血、止血作用，主治多种出血证及头目眩晕等。饮片可分生药、炭药两种：生药味苦，性微寒，以平肝明目、清热凉血力胜，多用于血热妄行，肝阳眩晕；炭药味苦微涩，性平，以止血安络力强，多用于便血、痔血或崩漏，或咯血，或鼻衄。此外，部分地区还有炒药（即本品炒至深黄色），其目的为增强止血及和中作用。

【加工炮制】 生药（生槐花）：将原药筛去灰屑，簸去梗叶即得；炭药（槐米炭）：取净生槐花置锅内，清炒至外表呈焦褐色，内部老黄色为度。

【临床应用】

**一、生药**

1. 血热妄行：常与地榆、丹皮、生地黄等同用，能增强清热凉血作用，可用于邪热壅盛，迫血妄行，便血、衄血，血色鲜红，或兼身热烦躁，舌红脉数。

2. 肝阳眩晕：常与夏枯草、菊花、决明子等同用，能增强平肝明目作用，可用于肝阳上亢，头目眩晕，或兼头痛。

**二、炭药**

1. 便血、痔血：常与侧柏叶、荆芥、枳壳同用，具有止血安络和理肠作用，可用于大肠积热，时时便血，或痔血时下，如槐花散。

2. 崩漏：常与当归、白芍药等同用，具有止血和血、安冲固经作用，可用于冲任不固，崩中漏下。

3. 咯血：常与侧柏叶、仙鹤草等同用，具有止血安络和清肺作用，可用于肺热伤络，咯血或痰中带血。

4. 鼻衄：常与山茶花、白茅根等同用，具有止血宁络、清肝理肺作用，可用于肝肺郁热，鼻窍络脉受伤，鼻孔出血。

【处方用名】 用生药写槐花、槐米、生槐花；用炭药写槐花炭、槐米炭。

【用量】 生药10～15克；炭药5～12克。

【参考】

1. 槐花含槐花米甲素、槐花米乙素、槐花米丙素[44]，另含鞣质、微量芸香甙及维生素A类物质[3]。



2. 槐花经动物实验证实，能使出血时间缩短，炒炭后作用更显著[34]。槐花炭中鞣质的含量为生槐花的4倍[45]。

3. 芸香甙（又名芦丁）是具有增强毛细血管抵抗力的维生素，可改善血管壁脆性，对高血压患者有防止脑血管破裂的功效[1]。槐花液对麻醉狗有显著降血压作用[46]。

## 槐角 （槐实）

为豆科植物落叶乔木槐树的果实。冬季果实成熟时采摘，晒干贮存。主产于湖北、江苏、山东、辽宁等地。有清肝、凉血、止血作用，主治多种出血证及眩晕、目赤、阴疮湿痒等。饮片可分生药、炭药两种：生药味苦，性寒，以泻热凉血、清肝明目力胜，多用于血热妄行，肝阳眩晕，肝火目赤及阴疮湿痒；炭药味苦微涩，性寒偏平和，以止血安络力强，多用于便血、痔血、赤痢、崩漏等。

【加工炮制】 生药（生槐角）：将原药筛去灰屑，簸去梗，长者切段即得；炭药（槐角炭）：取净生槐角置锅内，清炒至外表呈焦黑色，内部老黄色为度。

【临床应用】

**一、生药**

1. 血热妄行：常与生地黄、丹皮等同用，能增强清热凉血作用，可用于邪热壅盛，迫血妄行，便血溲血，或鼻衄牙血，发热烦躁，舌红脉数。

2. 肝阳眩晕：常与菊花、豨莶草、牛膝等同用，能增强清肝止晕作用，可用于肝阳上亢，头目眩晕，或兼头部疼痛，步履不稳。

3. 肝火目赤：常与黄连同用，具有泻肝火、明眼目作用，可用于肝火上炎，目赤作痛，畏光流泪，如明目槐子丸。若服上药疗效不显著者，还可加配龙胆草、决明子加强泻火清肝功用。

4. 阴疮湿痒：常与苦参、蛇床子、地肤子等同用，具有清热燥湿作用，可用于湿热内蕴，阴疮湿痒等。

**二、炭药**



1. 便血、痔血：常与地榆、当归、黄芩等同用，具有止血安络和理肠作用，可用于湿热蕴结大肠，络脉损伤，时时便血，或痔血常作，如槐角丸。

2. 赤痢：常与芍药、木香、白头翁等同用，具有清肠除痢、止血安络作用，可用于大肠积热，脂膜络脉损伤，赤痢脓血，腹痛，里急后重。

3. 崩漏：常与丹参、香附、茜草根等同用，具有安冲固经、止血安络作用，可用于冲任夹热，胞宫受伤，崩中漏下。

4. 血淋：常与贯众等同用，具有止血清脬作用，可用于湿热蕴结下焦，膀胱与肾受伤，小便下血，溺道中或有刺痛，如槐子散。若服上药后，疗效不佳，可加配白茅根、石韦、车前子等止血通淋之品。

【处方用名】 用生药写生槐角、槐角、槐实；用炭药写槐实炭、槐角炭。

【用量】 生药10～15克；炭药6～12克。

【参考】

1. 槐角含有槐素、槲皮甙与酚状物质[3]。

2. 槐角生用有通便清热、凉血止血、平肝降压作用；清炒后能减低其苦寒之性，并增强止血收敛的作用[2]。

## 藕节 （斗节）

为睡莲科多年生水生草本植物莲的根茎上的节。夏秋季挖藕时采收，洗净，晒干贮存。主产于江苏、浙江、安徽。此外，湖北、湖南、山东、河南、江西、福建等地亦产。有凉血散瘀、收敛止血作用，主治多种出血证。饮片可分生药、炭药两种：生药味甘涩，性平偏凉，以凉血散瘀力胜，多用于卒暴出血证；炭药味甘涩，性平偏温，以收敛止血力强，多用于慢性出血证。

【加工炮制】 生药（生藕节）：将原药切去节上两端之藕梢，再用清水洗净，晒干，擦去毛须即得；炭药（藕节炭）：取净生藕节置锅内，清炒至外表呈焦黑色，内部老黄色为度。



【临床应用】

**一、生药**

1. 卒暴吐血：常与荷叶顶同用，能增强凉血散瘀作用，可用于邪热伤胃，络脉受损，突然吐血，血色紫红，如双荷散。

2. 卒暴咳血：常与侧柏叶、白茅根、阿胶等同用，能增强清热凉血作用，可用于肺热伤络，骤然咳血，血色鲜红；亦治吐血，如疏血丸。

3. 卒暴鼻衄：常与丹皮、山茶花、白茅根等同用，具有凉血散瘀、泻肝清肺作用，可用于肝肺郁火，损伤鼻络，突然鼻中出血，量多色鲜红。

4. 血淋：常与血余炭、琥珀、小蓟等同用，具有凉血散瘀、清热通淋作用，可用于湿火蕴结膀胱，络脉受伤，小便频数，尿中带血。

二、炭药

1. 吐血反复不止：常与棕榈炭、代赭石、参三七等同用，具有收敛止血及和胃作用，可用于胃络损伤，吐血时作时止，反复不愈。

2. 咳血反复不止：常与仙鹤草、侧柏叶、阿胶、马兜铃等同用，具有收敛止血和润肺作用，可用于肺虚络脉受损，血不循经，咳血时作时止，反复不愈。

3. 便血：常与地榆、槐花等同用，具有收敛止血和理肠作用，可用于邪热蕴结大肠，络脉损伤，时时便血；亦治痔疮出血。

【处方用名】 用生药写生藕节、藕节；用炭药写藕节炭。

【用量】 生药 12～30 克（鲜品可用至 60 克）；炭药 10～20 克。

【参考】

1. 藕节含有鞣酸、天门冬酰胺、淀粉、丙种维生素[3]。

2. 藕节经实验证明能缩短出血时间[34]。

3. 本品生用有凉血止血作用，炒炭后能增强止血功用[2]。

## 莲房 （莲蓬、莲壳）



为睡莲科多年生水生植物莲的包藏有莲实的肥大花托。秋季种子成熟时采收，割下莲蓬，挖去果实，晒干贮存。主产于湖南、江苏、浙江、福建等地。有化瘀、止血、祛湿作用，主治多种出血证及暑湿、痔疮等。饮片可分生药、炭药两种：生药味苦涩，性温，以祛湿、化瘀力胜，多用于暑湿、痔疮等；炭药味苦涩，性温偏平和，以止血安络力强，多用于血崩、胎漏下血、尿血等多种出血证。

【加工炮制】 生药（生莲房）：将原药拣去残梗和杂质，纵切成四瓣即得；炭药（莲房炭）：取净生莲房片置锅内，清炒至外表呈炭黑色存性为度。

【临床应用】

一、生药

1. 暑湿：常与厚朴、扁豆等同用，具有祛湿及和中作用，可用于暑湿内阻，胸闷脘痞，大便泄泻等。

2. 痔疮：常与地榆、白芷、枳壳等同用，能增强祛湿、化瘀作用，可用于湿热壅阻、气血不和成痔，痒痛交作，稠水绵下。同时亦可配合莲房枳壳汤熏洗，以提高疗效。

**二、炭药**

1. 血崩：常与棕榈炭、香附等同用，能增强安冲止血作用，可用于妇女月经非时而下，量多而崩，如莲壳散。

2. 胎漏：常与当归、白芍药、艾叶炭等同用，具有止血安胎作用，可用于冲任虚弱，不能制其经血，胎漏下血，腰酸腹胀等。

3. 血淋：常与琥珀等同用，具有止血通淋作用，可用于湿热蕴结膀胱，阴络受伤，血从下溢，尿血淋痛。

4. 天泡湿疮：本品研成细末，香油调涂，或井泥调涂患处，具有祛湿敛疮作用，可用于天泡湿疮等。

【处方用名】 用生药写生莲房、莲房、莲蓬、莲蓬壳；用炭药写莲房炭、莲蓬炭。

【用量】 生药8～15克；炭药5～10克；外用适量。



【参考】

1. 据报道，莲房含蛋白质、脂肪、碳水化合物、胡萝卜素、硫胺素、核黄素、尼克酸、抗坏血酸等[8]。

2. 动物实验证实莲房能缩短出血时间，炒炭后效果更显著[34]。

3. 体外实验证实本品能抑制金黄色葡萄球菌生长[48]。

## 花蕊石 （花乳石）

为矿石类含蛇纹大理岩的石块。采得后，除去泥土贮存。主产于陕西、河南、江苏、浙江、四川等地。有化瘀、止血、收敛作用，主治多种出血证。饮片可分生药、煅药两种：生药味酸涩，性平，以化瘀止血力胜，多用于卒暴出血证；煅药味涩，性平偏温，以收敛止血力强，多用于出血反复不止以及外伤出血等。

【加工炮制】 生药（生花蕊石）：将原药洗净，晒干，捣成小块即得；煅药（煅花蕊石）：取净生花蕊石小块，置坩埚内，用烈火煅至红透为度。

【临床应用】

**一、生药**

1. 卒暴呕血：常与参三七、代赭石等同用，能增强化瘀止血及和胃作用，可用于胃气不和，血随气逆，突然呕血，量多色紫红。

2. 卒暴咯血：常与藕节、侧柏叶等同用，能增强化瘀止血和清肺作用，可用于肺络损伤，血不循经，卒然咯血，量多色鲜红。

3. 死胎不下：常与牛膝、益母草、桃仁等同用，具有化瘀血、下死胎作用，可用于胎死腹中，腹痛漏红。

**二、煅药**

1. 呕血反复不止：常与棕榈炭、紫珠草、红人参等同用，具有益气扶正、收敛止血作用，可用于气血不足，胃络损伤，呕血时作时止，神怠乏力，面色㿠白等。

2. 咯血反复不止：常与白及、血余炭等同用，具有收敛止血和益肺作用，可用于肺虚伤络，时时咯血或痰中带血，如花蕊白及散。

3. 创伤出血：本品单味研细末撒患处，具有收敛止血作用，可用于外伤出血。

【处方用名】 用生药写生花蕊石、生花乳石；用煅药写煅花蕊石、花蕊石、煅花乳石、花乳石。

【用量】 生药 10～20 克；煅药 5～15 克；外用适量。

【参考】

1. 花蕊石的主要成分为碳酸钙和碳酸镁，经煅烧后，生成氧化钙、氧化镁和二氧化碳[2]。

2. 花蕊石内服经过胃酸作用，生成部分可溶性钙盐，能增加血液中钙离子浓度，使血管致密，减少血液的渗出[2]。

## 附：理血药性能与主治简表

| 类别 | 药名 | | 性味 | 主要功用 | 适用范围 |
|---|---|---|---|---|---|
| 行血药 | 川芎 | 生药 | 味辛，性温 | 祛风止痛 | 头部疼痛 |
| | | 炒药 | 味微辛，性温燥 | 活血通经 | 1. 月经不调<br>2. 胸胁疼痛 |
| | 乳香 | 生药 | 味辛苦，性温 | 活血消肿 | 1. 痈疮肿痛<br>2. 风湿痹痛 |
| | | 炒药 | 味苦微辛，性温 | 化瘀止痛 | 1. 心胸疼痛<br>2. 胃脘疼痛 |
| | 延胡索 | 生药 | 味辛苦，性温 | 活血化瘀 | 1. 心血瘀滞<br>2. 经闭腹痛 |
| | | 醋炒药 | 味苦微辛酸，性温 | 行气止痛 | 1. 胁肋疼痛<br>2. 胃脘疼痛 |
| | 五灵脂 | 生药 | 味咸微甘，性温 | 活血化瘀 | 1. 经闭、痛经<br>2. 产后恶露不下 |
| | | 炒药 | 味咸微甘涩，性温 | 和血止血 | 1. 崩中漏下<br>2. 血痢、肠风 |
| | | 醋炒药 | 味咸微甘酸，性温 | 行血止痛 | 1. 胃脘疼痛<br>2. 胸胁疼痛 |
| | 三棱 | 生药 | 味苦，性平 | 行气化滞 | 食积腹胀 |
| | | 醋炒药 | 味苦微酸，性微温 | 破血消癥 | 1. 瘀滞经闭<br>2. 胁下癥块 |
| | 莪术 | 生药 | 味苦辛，性温 | 行气化滞 | 1. 食积<br>2. 痢疾 |
| | | 醋炒药 | 味苦微辛酸，性温 | 破血消癥 | 1. 瘀滞经闭<br>2. 胁下癥块 |

续表

<table>
<tr><th>类别</th><th colspan="2">药名</th><th>性味</th><th>主要功用</th><th>适用范围</th></tr>
<tr><td rowspan="14">行血药</td><td rowspan="2">赤芍</td><td>生药</td><td>味苦，性微寒</td><td>清热凉血</td><td>1. 吐血、衄血<br>2. 疮疡肿毒</td></tr>
<tr><td>炒药</td><td>味苦，性平</td><td>活血散瘀</td><td>1. 痛经、经闭<br>2. 胸胁疼痛</td></tr>
<tr><td rowspan="3">丹参</td><td>生药</td><td>味苦，性微寒</td><td>清热除烦，凉血和血</td><td>1. 热病烦躁<br>2. 乳痈肿痛</td></tr>
<tr><td>酒炒药</td><td>味苦微辛，性平</td><td>活血祛瘀</td><td>1. 月经不调<br>2. 胸胁疼痛</td></tr>
<tr><td>猪血拌药</td><td>味苦微甘辛，性平</td><td>养血安神</td><td>1. 心悸不眠<br>2. 脏躁神乱</td></tr>
<tr><td rowspan="2">川牛膝</td><td>生药</td><td>味甘微苦，性平</td><td>祛风胜湿，通利关节</td><td>风湿痹痛</td></tr>
<tr><td>炒药</td><td>味甘微苦，性平偏温</td><td>活血祛瘀，催产下胎</td><td>1. 经来腹痛<br>2. 腹中癥块<br>3. 胞衣不下</td></tr>
<tr><td rowspan="3">怀牛膝</td><td>生药</td><td>味苦酸，性平</td><td>活血通经</td><td>1. 经闭、痛经<br>2. 风湿痹痛<br>3. 牙龈肿痛</td></tr>
<tr><td>酒炒药</td><td>味苦酸，性平偏温</td><td>补益肝肾</td><td>1. 腰痛<br>2. 眩晕</td></tr>
<tr><td>炭药</td><td>味苦微酸涩，性平</td><td>和血止血</td><td>1. 吐血、衄血<br>2. 尿血、血淋</td></tr>
<tr><td rowspan="2">穿山甲</td><td>砂炙药</td><td>味咸，性微寒</td><td>消痈肿，祛风湿</td><td>1. 痈疡肿毒<br>2. 风湿痹痛</td></tr>
<tr><td>醋淬药</td><td>味咸酸，性平</td><td>通月经，下乳汁</td><td>1. 经闭不通<br>2. 乳汁不下</td></tr>
</table>

续表

| 类别 | 药名 | | 性味 | 主要功用 | 适用范围 |
|---|---|---|---|---|---|
| 行血药 | 王不留行 | 生药 | 味苦，性平 | 下乳汁，消痈肿 | 1. 乳汁不下<br>2. 乳痈初起 |
| | | 炒药 | 味苦，性平偏温 | 行血通经 | 经闭不通 |
| | 丝瓜络 | 生药 | 味甘，性微寒 | 祛风化痰 | 1. 热痹<br>2. 咳嗽 |
| | | 炒药 | 味甘，性平 | 活血通络 | 1. 血滞经闭<br>2. 乳汁不下 |
| | | 炭药 | 味甘微涩，性平 | 和血止血 | 1. 肠风下血<br>2. 崩中漏下 |
| | 卷柏 | 生药 | 味辛，性平 | 活血破瘀 | 1. 血滞经闭<br>2. 癥瘕积块 |
| | | 炭药 | 味微辛涩，性平 | 止血和血 | 1. 鼻衄<br>2. 便血<br>3. 崩漏 |
| | 了哥王 | 生药 | 味苦，性寒，有大毒 | 清热解毒 | 1. 肺热咳嗽<br>2. 痈疡肿毒 |
| | | 蒸药 | 味苦，性寒偏平和，有毒 | 祛风利湿 | 1. 痹证<br>2. 水肿 |
| | | 酒炒药 | 味苦微辛，性寒偏平和，有毒 | 活血祛瘀 | 1. 跌仆损伤<br>2. 血滞经闭 |

续表

| 类别 | 药名 | | 性味 | 主要功用 | 适用范围 |
| --- | --- | --- | --- | --- | --- |
| 止血药 | 茜草根 | 生药 | 味苦，性寒 | 行血兼有凉血 | 1. 月经停闭<br>2. 恶露不下 |
| | | 炭药 | 味苦涩，性寒偏平 | 止血 | 1. 咯血<br>2. 血痢<br>3. 尿血<br>4. 崩漏 |
| | 地榆 | 生药 | 味苦酸，性寒 | 清热解毒 | 1. 赤痢<br>2. 带下 |
| | | 炭药 | 味苦微酸涩，性寒偏平 | 凉血止血 | 1. 便血<br>2. 尿血<br>3. 崩漏 |
| | 蒲黄 | 生药 | 味甘，性平 | 活血祛瘀 | 1. 月经停闭<br>2. 产后腹痛 |
| | | 炭药 | 味甘微涩，性平偏温 | 止血和血 | 1. 吐血<br>2. 鼻衄<br>3. 便血<br>4. 尿血 |
| | 艾叶 | 生药 | 味苦辛，性温 | 散寒除湿 | 1. 痛经<br>2. 湿疹<br>3. 心腹冷痛 |
| | | 炭药 | 味苦微辛涩，性温 | 温经止血 | 1. 吐血、便血<br>2. 崩中漏下 |
| | 侧柏叶 | 生药 | 味苦涩，性微寒 | 清热凉血，止咳祛痰 | 1. 血热妄行<br>2. 咳嗽气喘 |
| | | 炭药 | 味苦涩，性近平 | 止血安络 | 1. 吐血<br>2. 咳血<br>3. 便血<br>4. 尿血<br>5. 崩漏 |

续表

| 类别 | 药名 | | 性味 | 主要功用 | 适用范围 |
| --- | --- | --- | --- | --- | --- |
| 止血药 | 茅根 | 生药 | 味甘，性寒 | 清热凉血，利尿消肿 | 1. 血热妄行<br>2. 肺热咳嗽<br>3. 水肿 |
| | | 炭药 | 味苦微涩，性寒偏平 | 止血安络 | 1. 咳血<br>2. 吐血<br>3. 鼻衄<br>4. 尿血 |
| | 茅花 | 生药 | 味甘，性平 | 止血定痛 | 1. 血热妄行<br>2. 外伤出血 |
| | | 炭药 | 味甘带涩，性微温 | 止血安络 | 1. 咳血<br>2. 鼻衄 |
| | 槐花 | 生药 | 味苦，性微寒 | 平肝明目，清热凉血 | 1. 血热妄行<br>2. 肝阳眩晕 |
| | | 炭药 | 味苦微涩，性平 | 止血安络 | 1. 便血<br>2. 崩漏 |
| | 槐角 | 生药 | 味苦，性寒 | 泻热凉血，清肝明目 | 1. 血热妄行<br>2. 肝阳眩晕<br>3. 肝火目赤 |
| | | 炭药 | 味苦微涩，性寒偏平 | 止血安络 | 1. 便血<br>2. 赤痢<br>3. 崩漏 |
| | 藕节 | 生药 | 味甘涩，性平偏凉 | 凉血散瘀 | 血热妄行 |
| | | 炭药 | 味甘涩，性平偏温 | 收敛止血 | 1. 吐血<br>2. 咳血<br>3. 便血 |

续表

| 类别 | 药名 | | 性味 | 主要功用 | 适用范围 |
|---|---|---|---|---|---|
| 止血药 | 莲房 | 生药 | 味苦涩，性温 | 祛湿、化瘀 | 1. 暑湿<br>2. 痔疮 |
| | | 炭药 | 味苦涩，性温偏平 | 止血安络 | 1. 血崩<br>2. 胎漏<br>3. 血淋 |
| | 花蕊石 | 生药 | 味酸涩，性平 | 化瘀止血 | 1. 卒暴呕血<br>2. 卒暴咳血<br>3. 死胎不下 |
| | | 煅药 | 味涩，性平偏温 | 收敛止血 | 1. 呕血<br>2. 咳血<br>3. 创伤出血 |

# 第九章 祛 湿 药

凡以祛除湿邪为主要作用的药物,称为祛湿药。

祛湿药分别具有祛除肌肉、经络湿邪和通利水道，渗湿利尿作用，适用于湿邪留滞肌肉、经络，肢体疼痛，关节不利和水湿停蓄，肢体浮肿，小便不利，淋浊带下等。

祛湿药虽然都有除湿作用，但在各味药物的具体功用和主治上，有所区别，有兼祛风通络的，其药效善走肌肉、经络，能消除肢体疼痛，关节不利，筋脉拘急；有兼健脾或利尿的，其药力善走脾胃或膀胱，能消退肢体浮肿，小便不利，淋浊带下。所以将前者又称为祛风除湿药，后者称为渗湿利尿药。

此外，祛风除湿药味多偏辛苦，性多偏温，多数有发汗解表作用，少数还有强筋健骨之功；渗湿利尿药味多偏甘淡，性多偏寒，多数有清热作用，少数尚有宁心安神之功。因此在具体使用上，必须进行选择性的应用，才能发挥应有的药效。



## 第一节 祛风除湿药

祛风除湿药又称祛风湿药，具有祛风湿、通经络的功效，主要适用于痹痛病证。但痹证虽由湿邪致病为多，而风邪、寒邪为病也属常见。所以使用时，必须根据具体情况，配合有关药物同用。如风邪甚者，宜配合较多量的祛风药，以疏散风邪；寒邪甚者，当配合较多量的散寒药，以祛除寒邪；湿重者，当配燥湿药，协同祛湿蠲痹；病在表者，应适当配合解表药，以驱散表邪；病在经络筋骨，以致气血凝滞者，适当配合活血药，以行血通络；若邪热炽盛者，应当配合清热药，以清泄邪热；如气血不足者，则又当配合补益气血药，以扶正达邪。

临床使用本类药物治疗痹痛证候，多数应用制药，效果较好。其生药还可用于其他的病证，如黄疸、鼻渊、鱼骨鲠喉、风疹疥疮、痈疽肿毒等。

祛风除湿药多数属于温燥之性，易于伤津耗液，对于阴虚的患者，应予慎用。

## 威灵仙

为毛茛科多年生木质攀援藤本植物威灵仙及百合科短梗菝葜、华东菝葜等的根。秋冬季采挖，除去茎叶、须根及泥土，晒干贮存。主产于江苏、安徽、福建、四川等地。有祛风除痹、通经止痛、利湿退黄、消鱼骨鲠作用，主治风湿痹证，湿热黄疸，妇女痛经或经闭，鱼骨鲠喉等。饮片可分生药、酒炒药两种：生药味苦微辛，性温，以利湿退黄、消鱼骨鲠力胜，多用于湿热黄疸，鱼骨鲠喉等；酒炒药味辛苦，性温，以祛风除痹、通经止痛力强，多用于风湿痹证，妇女痛经或经闭。

【加工炮制】 生药（生威灵仙）：将原药拣去杂质，剔净砂石，用清水洗净，润透，切片，晒干即得；酒炒药（酒炒威灵仙）：取净生威灵仙片加黄酒（每100公斤威灵仙，用黄酒12～15公斤）拌匀，稍闷，置锅内用文火炒干即成。



【临床应用】

**一、生药**

1. 湿热黄疸：常与茵陈、虎杖根等同用，能增强利湿退黄作用，可用于湿热内阻，熏蒸肝胆，目黄身黄，小便赤黄。

2. 胸膈痰水：常与葶苈子、半夏等同用，具有消痰化水作用，可用于宿痰水饮，停留胸膈，喘咳呕逆，全不思食。

3. 鱼骨鲠喉：常与米醋、砂糖同用，能增强消鱼骨鲠作用，可用于鱼骨鲠喉，如去骨汤。亦有与乌梅同用，治鱼骨鲠喉者。

**二、酒炒药**

1. 风湿痹证：常与桂枝、独活等同用，能增强祛风除痹作用，可用于风湿侵袭肌肉、经络，肢体疼痛，骨节不利，筋脉拘急等。

2. 痛经或经闭：常与当归、川芎等同用，能增强通经止痛作用，可用于冲任不调，月经潮时小腹疼痛，经量不多，或月经停闭等。

【处方用名】 用生药写生威灵仙、生灵仙、威灵仙；用酒炒药写炒威灵仙、酒炒威灵仙、酒威灵仙、酒灵仙。

【用量】 生药、酒炒药基本相同，一般 8～15 克。

【参考】

1. 威灵仙含有白头翁素和白头醇[1]。

2. 威灵仙煎剂对小白鼠离体肠管有明显的兴奋作用，可使麻醉狗的血压下降；威灵仙制剂对离体蟾蜍心脏有先抑制后兴奋的作用，对小白鼠、大白鼠和豚鼠有显著的抗利尿作用[1]。

3. 体外实验显示对伤寒杆菌、肠炎杆菌、宋内氏痢疾杆菌等有抑菌作用[19]。



## 木瓜 （铁脚梨）

为蔷薇科落叶灌木植物贴梗海棠的果实。9～10 月间采收成熟果实，晒干贮存。主产于安徽、四川、浙江、湖北等地。有舒络除痹、和胃化湿作用，主治痹证，脚气，呕吐，泻痢，转筋等。饮片可分蒸药、炒药两种：蒸药味酸涩，性温，以舒络除痹力胜，多用于痹证，脚气；炒药味酸性温，以和胃化湿力强，多用于呕吐，泻痢，转筋等。

【加工炮制】 蒸药（蒸木瓜）：将原药用清水浸半至一小时，捞起，置蒸笼内蒸熟，乘热切片，晒或烘干即得；炒药（炒木瓜）：取蒸木瓜片置锅内，用文火清炒至深黄微焦为度。

【临床应用】

**一、蒸药**

1. 痹证：常与五加皮、威灵仙等同用，能增强舒络除痹作用，可用于风湿侵袭肌肉、经络，肢体疼痛，骨节不利，筋脉拘急。

2. 脚气：常与槟榔、吴茱萸、紫苏叶等同用，具有化湿舒络作用，可用于风湿流注，脚气疼痛，足胫重着，软弱无力，如鸡鸣散。

**二、炒药**

1. 呕吐泄泻：常与藿香、半夏等同用，能增强和胃化湿作用，可用于湿邪中阻，呕吐胸闷，大便泄泻。若兼腹痛转筋者，则常与吴茱萸、茴香、生姜等同用，具有和中缓痛、舒筋止痉作用，如木瓜汤。

2. 赤白痢疾：常与罂粟壳、车前子同用，具有化湿和中、涩肠止痢作用，可用于湿阻肠胃，赤白痢疾日久不愈者，如木瓜散。

【处方用名】 用蒸药写宣木瓜、川木瓜、木瓜、陈木瓜、制木瓜、蒸木瓜；用炒药写炒木瓜、炒陈木瓜等。

【用量】 蒸药、炒药基本相同，一般5～12克。

【参考】

1. 木瓜含皂甙、苹果酸、酒石酸、枸橼酸、抗坏血酸鞣酸及黄酮甙等[1]。

2. 木瓜水煎剂对小白鼠蛋白性关节炎有明显消肿作用[1]。

3. 本品经临床观察认为有较明显的抗利尿作用[3]。



## 苍耳子 （菓耳实）

为菊科一年生草本植物苍耳的果实。8～9月间果实成熟时采收，晒干贮存。主产于山东、湖北、江西、江苏等地。有宣通鼻窍、消风止痒、祛湿止痛作用，主治鼻渊，痹证，风疹，疥疮等。饮片可分生药、炒药两种：生药味辛甘微苦，性微温，有小毒，以宣通鼻窍、消风止痒力胜，多用于鼻渊，风疹，疥疮；炒药味甘微辛苦，性温，以祛湿止痛力强，多用于风湿痹痛等。

【加工炮制】 生药（生苍耳子）：将原药拣去杂质，入石磨中，碾去刺，筛去屑即成；炒药（炒苍耳子）：取拣净生苍耳子置锅内，用文火清炒至芒刺焦黑，取出，再入石磨中，碾去刺，筛去灰屑即得。

【临床应用】

**一、生药**

1. 鼻渊流涕：常与辛夷、白芷、薄荷同用，能增强宣通鼻窍作用，可用于风寒客于鼻窍，鼻流浊涕不止，或兼头部前额疼痛，如苍耳散。

2. 风疹、疥疮：常与地肤子、防风等同用，能增强消风止痒作用，可用于风邪客于肌肤，风疹瘙痒，或风邪与湿毒搏结肌腠，疥癣湿疮等。

**二、炒药**

风湿痹痛：常与羌活、独活、威灵仙等同用，能增强祛湿止痛作用，可用于风湿侵袭肌肉、经络，肢体疼痛，骨节不利。若偏于寒者，还宜加配桂枝、川乌之类，兼以散寒；如偏于热者，还宜加配知母、生地之类，兼以清热。



【处方用名】 用生药写生苍耳子、生苍子；用炒药写炒苍耳子、炒苍子、苍耳子。

【用量】 生药、炒药基本相同，一般5～10克，不宜多服，以防中毒。

【参考】

1. 苍耳子含苍耳甙、苍耳油（其中有大量亚油酸）、苍耳蛋白、丙种维生素等[3]。

2. 苍耳子体外实验对金黄色葡萄球菌有抑制作用。从苍耳实中又分得一种黄白色结晶状具有甙类性质的物质，暂名$AA_2$，可能是苍耳子的主要毒性成分，在动物实验中，其主要作用之一是使血糖急剧下降而致惊厥和死亡[1]。

3. 据报道，苍耳子经高热处理后，如炒焦炭化，可破坏其毒性[8]。

## 豨莶草 （希仙）

为菊科一年生草本植物腺梗豨莶或毛梗豨莶的全草。夏季开花前割取全草，除去杂质，晒干贮存。主产于湖北、湖南、江苏、浙江等地。有清肝热、解毒邪、祛风湿、强筋骨作用，主治眩晕，头痛，黄疸，风湿痹痛，中风瘫痪，痈疽肿毒等。饮片可分为生药、制药两种：生药味苦性寒，以清肝热、解毒邪力胜，多用于眩晕、头痛、黄疸和痈疽肿毒；制药味苦微辛，性平，以祛风湿、强筋骨力强，多用于风湿痹痛、中风瘫痪等。

【加工炮制】 生药（生豨莶草）：将原药拣去杂草，斩去老梗，下半段用清水略浸，捞起，上半段喷水，待润透切片，晒干即得；制药（制豨莶草）：取净生豨莶草片加黄酒（每 10 公斤豨莶草，用黄酒 2 公斤）拌匀，置蒸笼内蒸至黑色为度。

【临床应用】

**一、生药**

1. 眩晕：常与臭梧桐、白蒺藜等同用，具有清肝潜阳作用，可用于肝阳上亢，头目眩晕。



2. 头痛：常与菊花、蔓荆子等同用，具有清肝止痛作用，可用于肝经风热，上扰清空，时时头痛。

3. 黄疸：常与垂盆草、山栀子等同用，具有清肝和退黄作用，可用于湿热中阻，熏蒸肝胆，致胆汁外溢肌肤，身黄目黄等。

4. 痈疽肿毒：常与蒲公英、紫地丁、乳香等同用，能增强清热解毒作用，可用于痈疽初起，漫肿疼痛。

**二、制药**

1. 风湿痹痛：常与苍术、薏苡仁、威灵仙等同用，能增强祛风蠲痹作用，可用于风寒湿三邪入侵肌肉、筋脉，骨节疼痛，活动不利。若病久伤及营血，寒邪凝滞，则常与当归、芍药、川乌等同用，具有养血和营、散寒止痛作用，如豨莶丸。

2. 中风瘫痪：常与黄芪、枸杞子、当归、川芎、蕲蛇、地龙等同用，能增强祛风湿、强筋骨和养血活血作用，可用于中风口眼㖞斜，语言謇涩，口角流涎，半身不遂。

【处方用名】 用生药写生豨莶草、豨莶草；用制药写制豨莶、制豨莶草、制希仙。

【用量】 生药、制药基本相同，一般10～20克，大剂量可用至30～60克。

【参考】

1. 豨莶草含豨莶苦味质、生物碱[3]。

2. 豨莶草的水浸液、乙酸-水浸出液和30%乙醇浸出液，有降低麻醉动物血压的作用[1]。

## 苍术 （赤术、青术、茅术）

为菊科多年生草本植物南苍术或北苍术等的根茎。春秋季均可采挖，以秋季为好。挖取根茎后，除去残茎、须根及泥土，晒干贮存。南苍术主产于江苏、浙江、安徽、江西等地；北苍术主产于吉林、辽宁、河北、山东等地。两药均有燥湿健脾、祛风发汗等作用，主治脾胃不和，风湿痹痛等。饮片可分生药、制药两种：生药味辛甘微苦，性温燥，以祛风发汗力胜，多用于风湿痹痛，湿温发热，时行感冒；制药味甘微辛苦，性温，以燥湿健脾力强，多用于脾胃不和及脚膝疼痛、雀盲等。此外，部分地区还有用土或麸皮拌炒药，亦有炒焦药，其目的都是取其增强健脾作用。



【加工炮制】 生药（生苍术）：将原药拣去杂质，洗净，润透，切片，晒干即得；制药（制苍术）：取净原药用清水或米泔水浸泡后捞起，润透，置蒸笼内蒸至外表呈黑色，内部棕褐色，取出，切片，晒干即成。

【临床应用】

**一、生药**

1. 风湿痹痛：常与薏苡仁、独活、桂枝、川芎等同用，能增强祛风发汗作用，可用于风湿阻于经络，肢体关节疼痛重着，肌肤麻木不仁，如薏苡仁汤。

2. 时行感冒：常与藁本、白芷、葱白、生姜等同用，能增强发汗解表作用，可用于时邪侵袭肌表，头痛项强，发热憎寒，肢体疼痛，如神术散。

3. 湿温发热：常与石膏、知母等同用，具有化湿清热作用，可用于湿温发热，肢节酸重，如白虎加苍术汤。

**二、制药**

1. 脾胃不和：常与厚朴、陈皮等同用，能增强燥湿运脾、调气和中作用，可用于湿邪中阻，脾胃不和，饮食减退，脘腹痞满，舌苔白腻或恶心呕吐，或大便泄泻，如平胃散。若兼暑邪内阻者，宜再加配藿香、半夏以祛暑邪，如不换金正气散；若寒湿内阻者，则常与川椒配合，具有散寒燥湿作用，如椒术丸。

2. 脚膝疼痛：常与黄柏同用，具有燥湿清热作用，可用于湿热下注，脚膝筋骨疼痛，软弱无力，如二妙丸。

3. 青盲、雀目：常与熟地、黑芝麻、石决明等同用，具有燥湿益气、补肝明目作用，可用于青盲、雀目。本品与猪肝或羊肝配合煮食用，治青盲、雀目亦有效。



【处方用名】 用生药写生苍术、生茅术；用制药写制苍术、制茅术、苍术、茅术。

【用量】 生药、制药基本相同，一般 5～10 克。

【参考】

1. 苍术含挥发油，其中主要为苍术醇、苍术酮。又含较大量甲种和丁种维生素[(3)]。

2. 苍术有健胃、利尿、发汗、镇静、降血糖和强壮作用，其中利尿作用不明显，但能增加钠、钾从小便排出[(3)]。

3. 本品生用内服能致腹胀，经米泔水漂后，可减其油质缓和燥性而内服不腹胀；麸炒苍术健胃醒脾；土炒苍术补脾燥湿，止吐泻，逐痰水；焦苍术温脾祛湿止泻[(2)]。

## 桑枝 （桑条）

为桑科落叶乔木植物桑的嫩枝。春末夏初采收，去叶，略晒，切成段，再晒干贮存。主产于浙江、江苏、安徽、湖南、四川等地。有清热祛风、通络利节作用，主治痹证、脚气、眩晕等。饮片可分生药、酒炒药两种：生药味苦，性平，以清热祛风力胜，多用于热痹、眩晕、脚气；酒炒药味苦微辛，性微温，以通络利节力强，多用于着痹行痹、跌打损伤等。此外，部分地区还有清炒药，其目的亦是为了增强祛风湿、利关节作用。

【加工炮制】 生药（生桑枝）：将原药拣去杂质，洗净，润透，切片，晒干即得；酒炒药（酒炒桑枝）：取净生桑枝片加黄酒（每100公斤桑枝，用黄酒15～25公斤）拌匀，吸尽，再置锅内炒至黄色为度。

【临床应用】

**一、生药**

1. 热痹：常与忍冬藤、浮萍、生地黄等同用，具有清热祛风、滋阴凉血作用，可用于热邪壅滞经脉，气血被阻，关节疼痛，局部红肿等。

2. 眩晕：常与桑叶、茺蔚子同用，具有清热祛风、平肝止晕作用，可用于风阳偏亢，头目眩晕或兼头痛等，如双桑汤。

3. 脚气：常与生姜皮、苍术、黄柏等同用，具有清热祛风、行水消肿作用，可用于脚气足胫肿大重着，软弱麻木无力，行动不便。

**二、酒炒药**

1. 风湿痹痛：常与防己、牛膝、丝瓜络同用，能增强通络利节作用，可用于风湿被阻，关节疼痛，活动不利，如桑尖汤。若病久营血不和者，宜加配当归、鸡血藤之类，以活血益血。

2. 跌打损伤：常与红花、落得打等同用，具有通络利节、活血止痛作用，可用于上肢或下肢跌打损伤，气血运行失畅，局部疼痛，活动不利等。

【处方用名】 用生药写生桑枝、野桑枝、嫩桑枝；用酒炒药写酒炒桑枝、酒桑枝。

【用量】 生药、酒炒药基本相同，一般10～30克，大剂量可用至100克。

【参考】

1. 桑枝含有鞣质、甲种维生素。灰分含钙、钠盐类和二氧化硅[3]。

2. 本品生用行水利湿，酒炒后能增强活血通络、祛风湿的功用[2]。

## 第二节　渗湿利尿药

渗湿利尿药具有渗泄水湿、通利小便的功效，主要适用于肢体浮肿，小便不利，以及关节疼痛，黄疸，泄泻，湿毒热疮等。但湿邪有湿热与寒湿之不同。因此使用时，必须根据具体情况，配合有关其他药物同用。如湿热者，适当酌加清热药同用；若寒湿者，适当配合祛寒药同用。



临床使用本类药物治疗肢体浮肿、小便不利的病证，大都应用生药，效果较好。经炮制后，其功用有所改变，可用于多种病证，如心悸不眠，肾虚腰痛，肝虚目暗等。

渗湿利尿药易伤阴液，对体弱阴虚或热病津伤而见小便短赤者，必须注意掌握，谨慎使用。

### 泽泻 （鹄泻、及泻）

为泽泻科多年生沼泽植物泽泻的块茎。冬季采挖，洗净，去须根及粗皮，微火烘干贮存。主产于福建、四川、江西等地。有利水、渗湿、泄热作用，主治淋证，水肿，泄泻，眩晕，腰痛等。饮片可分生药、炒药、盐炒药三种：生药味甘，性寒，以渗湿清脬力专，多用于淋证，水肿，黄疸；炒药味甘，性寒偏平和，以渗湿和脾力胜，多用于泄泻，眩晕；盐炒药味甘微咸，性寒偏平和，以渗湿益肾力强，多用于腰部重痛，脚膝痿软等。

【加工炮制】 生药（生泽泻）：将原药洗净，润透，切片，晒干即成；炒药（炒泽泻）：取净生泽泻片置锅内，清炒至微焦或用麸皮拌炒至深黄色为度；盐炒药（盐水炒泽泻）：取净生泽泻片加盐水（每100公斤泽泻，用食盐2.5公斤，开水化开澄清）喷洒拌匀，稍闷润，置锅内文火炒至微黄色为度。

【临床应用】

**一、生药**

1. 淋证：常与瞿麦、石韦、车前子等同用，能增强渗湿清脬、通淋利尿作用，可用于湿热阻于膀胱，小便频数涩痛，尿量不多。

2. 水肿：常与茯苓、猪苓、汉防己等同用，能增强渗湿利水作用，可用于湿热内阻，腰以下浮肿明显，小便不利，小腹作胀。

3. 黄疸：常与茵陈蒿、滑石等同用，具有渗湿泄热、消退黄疸作用，可用于湿热黄疸，身目俱黄，小便赤黄。



**二、炒药**

1. 泄泻：常与白术、茯苓、神曲等同用，能增强渗湿和脾作用，可用于湿邪中阻，脾运失健，大便泄泻如水，小便不利。如夹有寒者，宜再加配炮干姜、木香，兼以散寒调气；若夹有热邪者，宜加配黄芩、地锦草，兼以清热理肠；夹有暑邪者，宜加配香薷、藿香、厚朴花，兼以祛暑和中；夹有食积者，宜加配山楂、枳实、麦芽之类，兼以消食化积。

2. 眩晕：常与白术同用，具有渗湿和脾、化饮利尿作用，可用于水饮中停，清阳不升，眩晕时作，如泽泻汤。

**三、盐炒药**

1. 腰部重痛：常与茯苓、干姜、杜仲等同用，具有渗湿益肾、强腰止痛作用，可用于寒湿壅阻腰府，络脉被阻，腰部重痛等，如圣济泽泻汤。

2. 脚膝痿软：常与熟地黄、山茱萸、茯苓、丹皮等同用，具有渗湿益肾、滋阴填精作用，可用于肾精不足，脚膝痿软，或足跟疼痛，如六味地黄丸。

【处方用名】 用生药写生泽泻、泽泻、建泽泻、福泽泻；用炒药写炒泽泻、炒建泽泻；用盐水炒药，写盐炒泽泻、盐水炒泽泻、盐泽泻。

【用量】 生药、炒药、盐炒药基本相同，一般 10～15 克。

【参考】

1. 泽泻含挥发油、树脂、蛋白质及淀粉等[1]。

2. 泽泻口服能增加尿量，并增加尿素和氯化钠的排出。泽泻浸膏对家兔的人工肾炎能减轻其尿素和胆固醇在血中的滞留。对正常家兔有降低血糖、降低血压的作用。泽泻提取物能轻度抑制血中胆固醇、缓和动脉粥样硬化的倾向。在试管内对结核杆菌有抑制作用。泽泻的水及苯提取物具有抗脂肪肝作用[1]。

3. 本品不同的炮炙方法，其利尿效果亦不同。生泽泻及酒炙、麸炙泽泻均有一定的利尿作用，而盐泽泻则无此作用[8]。



## 车前子 （车前实）

为车前草科多年生草本植物车前的成熟种子。夏秋季果实成熟时割取果穗，晒干后搓出种子，簸去果壳和杂质贮存。主产于江西、河南、湖北、广西等地。有利水、止泻、明目、祛痰作用，主治淋证，水肿，泄泻，咳嗽，眼目红肿或昏暗等。饮片可分生药、炒药、盐炒药三种：生药味甘，性寒，以利水通淋力专，多用于淋证，水肿；炒药味甘，性寒偏平和，以渗湿止泻、祛痰止咳力胜，多用于泄泻，咳嗽；盐炒药味甘微咸，性寒偏平和，以益肝肾、明眼目力强，多用于肝肾虚弱，眼目昏暗等。

【加工炮制】 生药（生车前子）：将原药拣去杂质，筛去灰屑即得；炒药（炒车前子）：取净生车前子置锅内，文火炒至有爆裂声，呈棕褐色时为度；盐炒药（盐水拌炒车前子）：取净生车前子置锅内，文火炒至鼓起，喷淋盐水（每100公斤车前子，用食盐2.8公斤），再略炒取出，晾干即成。

【临床应用】

**一、生药**

1. 淋证：常与瞿麦、萹蓄、滑石等同用，能增强利水通淋作用，可用于湿热阻于膀胱，小便频数，溺道刺痛等，如八正散。

2. 水肿：常与白茯苓、泽泻、冬瓜皮等同用，能增强利水消肿作用，可用于水湿内阻，肢体浮肿，小便不利。

**二、炒药**

1. 泄泻：常与薏苡仁、白茯苓、白术等同用，能增强渗湿止泻作用，可用于湿邪内停，脾运不健，大便泄泻，小便不利等。

2. 咳嗽：常与杏仁、前胡、桔梗等同用，能增强祛痰止咳作用，可用于痰热阻肺，咳嗽痰多。



**三、盐炒药**

眼目昏暗或红肿：常与熟地黄、菟丝子同用，能增强补肝肾、明眼目作用，可用于肝肾虚弱，眼目昏暗，或生障翳，迎风流泪，如驻景丸。若肝经积热，眼中生翳，血灌瞳神，羞明多眵，则宜用生药，并常与菊花、草决明、龙胆草、密蒙花等同用，具有清肝明目作用，如车前子散。

【处方用名】 用生药写生车前子；用炒药写炒车前子、车前子；用盐炒药写盐水炒车前子、盐车前子。

【用量】 生药、炒药、盐炒药基本相同，一般5～15克，包煎。

【参考】

1. 车前子含有多量粘液质、车前子酸、琥珀酸、腺嘌呤、胆碱，并含有少量维生素A类物质及维生素B等[1]。

2. 本品有显著利尿作用，不仅增加水分的排泄，而且使尿素、氯化物及尿酸的排泄量也同时增加。车前子与车前草作用于呼吸中枢，有显著的止咳作用，且能增进气管粘液的分泌，而呈祛痰作用；还能抑制痢疾杆菌及皮肤真菌的生长；此外，尚有降血压作用[1]。

## 茯苓 （茯菟、松苓）

为多孔菌科植物茯苓菌寄生于松树根部的菌核。春秋两季采挖，晾干燥后，去皮，切片或原个贮存。主产于云南、安徽、浙江、湖北等地。有渗湿利水、益脾和胃、宁心安神作用，主治水肿，呕吐，泄泻，不寐，心悸等。饮片可分生药、朱砂拌药两种：生药味甘淡，性平，以渗湿利水、益脾和胃力胜，多用于水肿，呕吐，泄泻；朱砂拌药味甘，性平偏寒，以宁心安神力强，多用于不寐，心惊，健忘。

茯苓为菌核原药内呈白色者。除此之外，菌核原药还可分为茯苓皮、赤茯苓、茯神、茯神木。茯苓皮为菌核的黑褐色外衣，味甘淡性平，有利水消肿作用，主治水肿腹胀。赤茯苓为菌核皮内侧呈淡红者，味甘淡性凉，有行水气、利湿热作用，主治湿热小便不利，淋浊及泄泻。茯神为茯苓块中带有松根的白色部分，味甘淡性平，有宁心、安神、利水作用，主治心悸，健忘，不寐，惊痫，小便不利；若用朱砂拌者（朱砂拌茯神，简称朱茯神），还可加强宁心安神作用。茯神木为菌核中间的松根，味甘性平，有平肝安神作用，主治惊悸，健忘，中风不语，脚气转筋。

【加工炮制】 生药（白茯苓）：将原药洗净，润透，切片，晒干即得；朱砂拌药（朱砂拌茯苓）：取白茯苓片，用清水喷湿，稍闷润，加朱砂（每 10 公斤茯苓，用朱砂 0.188 公斤）拌匀，晾干即成。

【临床应用】

**一、生药**

1. 水肿：常与猪苓、泽泻等同用，能增强渗湿利水作用，可用于水湿内阻，肢体浮肿，小便不利，如五苓散。

2. 痰饮：常与桂枝、白术、甘草同用，具有利水和化饮作用，可用于痰饮内停，胸胁支满，目眩，如苓桂术甘汤。

3. 呕吐：常与半夏、生姜等同用，具有化湿利水、和胃止呕作用，可用于水湿中阻，胃气上逆，呕吐水液，胃脘痞满，如小半夏加茯苓汤。

4. 泄泻：常与白术、人参、山药、砂仁等同用，能增强健脾益胃作用，可用于脾胃虚弱，大便泄泻，食欲减退，如参苓白术散。

**二、朱砂拌药**

1. 不寐：常与酸枣仁、知母等同用，能增强宁心安神作用，可用于心神失宁，夜不安寐，如酸枣仁汤。

2. 心惊：常与人参、龙齿、远志等同用，能增强宁心定志作用，可用于心神不宁，心悸善惊，坐卧不安等，如平补镇心丹。

3. 健忘：常与龟板、远志、茯苓、党参等同用，具有宁心安神、益智强记作用，可用于劳心过度，神舍不清，遇事善忘。



【处方用名】 用生药写茯苓、白茯苓、云苓；用朱砂拌药写朱砂拌茯苓、朱茯苓、辰茯苓。

【用量】 生药、朱砂拌药基本相同，一般10～15克。生药用于利水消肿。加大剂量可用30～60克，但不宜久服。

【参考】

1. 茯苓含B-茯苓聚糖、茯苓酸、蛋白质、脂肪、卵磷脂、组氨酸、胆碱、麦角甾醇及钾盐等(1)。

2. 动物实验证明茯苓有利尿作用，能促进钠、氯、钾等电解质的排出，可能是抑制肾小管重吸收的结果。茯苓有降血糖作用(1)。

3. 茯神有镇静作用。

## 薏苡仁 （米仁、苡仁、薏仁）

为禾本科多年生草本植物薏苡的成熟种仁。秋季果实成熟时采收，除去外壳，晒干贮存。主产于福建、河北、辽宁、浙江等地。有利水祛湿、排脓消痈、健脾止泻作用，主治水肿、痹证、肺痈、肠痈、泄泻等。饮片可分生药、炒药两种：生药味甘淡，性微寒，以利水祛湿、排脓消痈力胜，多用于水肿、痹证、肺痈、肠痈；炒药味甘淡，性平，以健脾止泻力强，多用于泄泻等。

【加工炮制】 生药（生薏苡仁）：将原药清水淘净，晒干，筛去灰屑，拣去杂质即成；炒药（炒薏苡仁）：取净生薏苡仁置锅内，用文火清炒或麸皮拌炒至微黄色为度。

【临床应用】

**一、生药**

1. 水肿：常与冬瓜皮、赤小豆等同用，能增强利水消肿作用，可用于脾虚湿阻，肢体水肿。若兼肾阳虚弱，则宜与杜仲、黄芪、狗脊等同用，具有补益脾肾、化湿消肿作用，如薏苡杜仲汤。

2. 痹证：常与苍术、羌活、独活等同用，能增强祛湿除痹作用，可用于湿邪阻滞，肢体重着，骨节疼痛，肌肤麻木不仁，如薏苡汤。若兼肝肾虚弱，腰脚酸软无力，则宜与续断、桑寄生、当归等同用，具有祛湿除痹、强腰健足作用。

3. 肺痈：常与苇茎、冬瓜子、桃仁同用，具有清肺祛痰，排脓消痈作用，可用于肺痈胸痛，咳唾脓血，如苇茎汤。

4. 肠痈：常与牡丹皮、桃仁、瓜蒌同用，具有理肠和血、排脓消痈作用，可用于气血瘀滞，腐肉蒸脓，小腹右侧疼痛拒按，腹皮绷急，如金鉴薏苡仁汤。

**二、炒药**

泄泻：常与党参、茯苓、白术、扁豆等同用，能增强健脾止泻作用，可用于脾虚湿阻，大便泄泻，神疲乏力，如参苓白术散。

【处方用名】 用生药写生薏苡仁、生苡仁、生米仁、薏苡仁、苡仁、米仁；用炒药写炒薏苡仁、炒苡仁、炒米仁。

【用量】 生药、炒药基本相同，一般10～30克，大剂量可用50～100克。

【参考】

1. 薏苡仁含薏苡仁油、薏苡仁脂、甾醇、氨基酸、维生素$B_1$等[1]。

2. 用石油醚浸出的薏苡仁油，能使动物子宫紧张度增加，振幅增大，故有收缩子宫作用，孕妇慎用本品可能与此有关；薏苡仁油能减少动物骨骼肌肉的挛缩，故本品能缓拘挛似与此有关；薏苡仁对癌细胞有抑制作用[5]。

## 灯心草 （灯芯、碧玉草）

为灯心草科多年生草本植物灯心草的茎髓。秋季采收，剥其茎皮，晒干贮存。主产于江苏、四川、云南、福建、贵州等地。有清热降火、利水通淋作用，主治癃闭，淋证，尿血，不寐，喉痹等。饮片可分生药、青黛拌药、朱砂拌药、炭药四种：生药味甘淡，性微寒，以利水通淋力胜，多用于癃闭，淋证，黄疸；青黛拌药味甘微咸，性寒，以清热凉血力强，多用于咯血，尿血；朱砂拌药味甘，性寒，以降火安神力胜，多用于不寐，小儿夜啼；炭药味甘微涩，性平，以清热敛疮力强，多用于喉痹等。



【加工炮制】 生药（生灯心草）：将原药拣去杂质，切段即得；青黛拌药（青黛拌灯心草）：取净生灯心草段加青黛（每10公斤灯心草，用青黛3.75公斤）拌匀即得；朱砂拌药（朱砂拌灯心草）：取净生灯心草段加朱砂（每10公斤灯心草，用朱砂0.64公斤）拌匀即成；炭药（灯心草炭，或称灯心草灰）：取拣净生灯心草置锅内，上覆盖一锅，用盐泥封固，以火煅成黑色为度。

【临床应用】

**一、生药**

1. 癃闭：常与木通、冬葵子、滑石等同用，能增强利水通闭作用，可用于湿热壅阻膀胱，小便癃闭急痛，如宣气散。

2. 淋证：常与车前子、凤尾草、海金沙等同用，能增强利水通淋作用，可用于湿热下迫膀胱，小便频数涩痛。

3. 黄疸：常与白英、茵陈蒿等同用，具有清热利湿、消退黄疸作用，可用于湿热黄疸，小便短赤。

**二、青黛拌药**

1. 咯血：常与栀子、白茅根、丹皮等同用，能增强清热泻火、凉血止血作用，可用于肝经郁火，扰动心肺，咯血鲜红，心烦不安，小便短赤。

2. 尿血：常与小蓟、大蓟、血余炭等同用，能增强清热凉血作用，可用于湿火伤络，尿血或尿中带有血丝血块，烦躁口干等。

**三、朱砂拌药**

1. 不寐：常与竹叶卷心、玄参等同用，能增强降火安神作用，可用于心火偏旺，不能与肾水相交，不寐，烦躁，口干，舌尖糜烂。

2. 小儿夜啼：常与麦门冬同用，能增强清心安神作用，可用于小儿夜间烦躁啼哭。



**四、炭药**

喉痹：常与冰片同用，研为细末吹喉，具有清热利喉作用，可用于风热喉痹。如走马喉痹，则常与壁蟢窠（烧灰）、枯矾同用，研末吹之。

【处方用名】 用生药写生灯芯、灯心草、灯草；用青黛拌药写青黛拌灯芯、青黛拌灯心草；用朱砂拌药写朱砂拌灯心草、朱灯芯；用炭药写灯心草炭、灯心灰。

【用量】 生药、青黛拌药、朱砂拌药基本相同，一般2～5克；炭药1～2克，外用适量。

【参考】

1. 据报道，灯心草茎髓含纤维、脂肪油、蛋白质等；茎含多糖类[8]。

2. 本品含阿拉伯树胶和木胶[3]。

## 扁豆花 （白扁豆花）

为豆科一年生草本植物扁豆未完全开放的花。7～8月间采收，晒干或阴干贮存。主产于浙江、江苏、安徽、河南等地。有清暑化湿、健脾和胃作用，主治暑温发热，泄泻，痢疾，妇女带下等。饮片可分为生药、炒药两种：生药味甘淡，性平，以清暑化湿力胜，多用于暑温发热；炒药味甘，性平微温，以健脾和胃力强，多用于泄泻，痢疾，妇女带下。

【加工炮制】 生药（生扁豆花）：将原药拣去杂质，筛去灰屑即得；炒药（炒扁豆花）：取净生扁豆花置锅内，用文火炒至黄色为度。

【临床应用】

**一、生药**

暑温发热：常与金银花、连翘、香薷等同用，能增强清暑化湿作用，可用于暑温初起，恶寒发热，身重酸疼，面赤口渴，无汗或汗出不畅，如新加香薷饮。



**二、炒药**

1. 泄泻：常与薏苡仁等同用，能增强健脾和胃作用，可用于暑湿内阻，脾胃运化不健，大便泄泻，食欲减退。

2. 痢疾：常与地锦草、白槿花等同用，具有和中理肠作用，可用于暑湿积滞肠中，损伤脂膜，大便脓血，腹痛，里急后重。

3. 带下：常与车前子、白茯苓等同用，具有化湿止带作用，可用于湿邪内阻，带脉受损，白带绵下。

【处方用名】 用生药写白扁豆花、扁豆花、生扁豆花；用炒药写炒扁豆花。

【用量】 生药、炒药基本相同，一般5～10克。

【参考】 据报道，扁豆花实验证明，每毫升含生药62.5毫克的扁豆花煎液，在试管内可抑制宋内氏型、弗氏型痢疾杆菌生长[8]。

## 附：祛湿药性能与主治简表

| 类别 | 药名 | | 性味 | 主要功用 | 适用范围 |
|---|---|---|---|---|---|
| 祛风除湿药 | 威灵仙 | 生药 | 味苦微辛，性温 | 利湿退黄，消鱼骨鲠 | 1. 湿热黄疸<br>2. 鱼骨鲠喉 |
| | | 酒炒药 | 味辛苦，性温 | 祛风除痹，通经止痛 | 1. 风湿痹证<br>2. 痛经、经闭 |
| | 木瓜 | 蒸药 | 味酸涩，性温 | 舒络除痹 | 1. 痹证<br>2. 脚气 |
| | | 炒药 | 味酸，性温 | 和胃化湿 | 1. 呕吐泄泻<br>2. 赤白痢疾 |
| | 苍耳子 | 生药 | 味辛甘微苦，性微温，有小毒 | 宣通鼻窍，消风止痒 | 1. 鼻渊<br>2. 风疹 |
| | | 炒药 | 味甘微辛苦，性温 | 祛湿止痛 | 风湿痹痛 |
| | 豨莶草 | 生药 | 味苦，性寒 | 清肝热，解毒邪 | 1. 眩晕<br>2. 头痛<br>3. 痈疽肿毒 |
| | | 制药 | 味苦微辛，性平 | 祛风湿，强筋骨 | 1. 风湿痹痛<br>2. 中风瘫痪 |
| | 苍术 | 生药 | 味辛甘微苦，性温燥 | 祛风发汗 | 1. 痹证<br>2. 感冒<br>3. 湿温 |
| | | 制药 | 味甘微辛苦，性温 | 燥湿健脾 | 1. 脾胃不和<br>2. 青盲、雀目 |
| | 桑枝 | 生药 | 味苦，性平 | 清热祛风 | 1. 热痹<br>2. 眩晕<br>3. 脚气 |
| | | 酒炒药 | 味苦微辛，性微温 | 通络利节 | 1. 风湿痹痛<br>2. 跌仆损伤 |

续表

| 类别 | 药名 | | 性味 | 主要功用 | 适用范围 |
|---|---|---|---|---|---|
| 渗湿利尿药 | 泽泻 | 生药 | 味甘，性寒 | 渗湿清脬 | 1. 淋证<br>2. 水肿<br>3. 黄疸 |
| | | 炒药 | 味甘，性寒偏平和 | 渗湿和脾 | 1. 泄泻<br>2. 眩晕 |
| | | 盐炒药 | 味甘微咸，性寒偏平和 | 渗湿益肾 | 1. 腰部重痛<br>2. 脚膝痿软 |
| | 车前子 | 生药 | 味甘，性寒 | 利水通淋 | 1. 淋证<br>2. 水肿 |
| | | 炒药 | 味甘，性寒偏平和 | 渗湿止泻，祛痰止咳 | 1. 泄泻<br>2. 咳嗽 |
| | | 盐炒药 | 味甘微咸，性寒偏平和 | 益肝肾，明眼目 | 眼目昏暗及目赤肿痛 |
| | 茯苓 | 生药 | 味甘淡，性平 | 渗湿利水，益脾和胃 | 1. 水肿<br>2. 呕吐<br>3. 泄泻 |
| | | 朱砂拌药 | 味甘，性平偏寒 | 宁心安神 | 1. 不寐<br>2. 心惊<br>3. 健忘 |
| | 薏苡仁 | 生药 | 味甘淡，性微寒 | 利水祛湿，排脓消痈 | 1. 水肿<br>2. 痹证<br>3. 肺痈<br>4. 肠痈 |
| | | 炒药 | 味甘淡，性平 | 健脾止泻 | 大便泄泻 |

续表

| 类别 | 药名 | | 性味 | 主要功用 | 适用范围 |
|---|---|---|---|---|---|
| 渗湿利尿药 | 灯心草 | 生药 | 味甘淡，性微寒 | 利水通淋 | 1. 癃闭<br>2. 淋证<br>3. 黄疸 |
| | | 青黛拌药 | 味甘微咸，性寒 | 清热凉血 | 1. 咳血<br>2. 尿血 |
| | | 朱砂拌药 | 味甘，性寒 | 降火安神 | 1. 不寐<br>2. 小儿夜啼 |
| | | 炭药 | 味甘微涩，性平 | 清热敛疮（外用） | 喉痹 |
| | 扁豆花 | 生药 | 味甘淡，性平 | 清暑化湿 | 暑温 |
| | | 炒药 | 味甘，性平偏温 | 健脾和胃 | 1. 泄泻<br>2. 痢疾<br>3. 带下 |

# 第十章　温　里　药

凡以温里祛寒为主要作用的药物，称为温里药，又称祛寒药。

温里药适用于里寒证。所谓里寒，包括两个方面：一为寒邪内侵，阳气受困，而见呕逆泻利，胸腹冷痛，食欲减退等脏寒证；必须温中散寒，以消阴翳。一为阴寒内生，元阳衰微，而见汗出怯寒，口鼻气冷，下利清谷，厥逆脉微等亡阳证；必须益火扶阳，以除厥逆。

临床使用本类药物治疗里寒证候，大都应用制药，因生药多数性烈有毒，限于外用。其中部分也可以生药内服，但生与制的作用有所不同，适用范围亦随之各异。

此外，临床使用温里药时，还应注意以下各点：

1. 外寒内侵，如有表证未解者，应适当配合解表药同用。

2. 夏季气候炎热，或素体火旺，剂量宜酌量减轻。



3. 本类药物性多温燥，易伤津耗液，凡属阴虚患者，不宜应用。

## 附子

为毛茛科多年生草本植物乌头块根上所附生的子根。夏至至小暑采收，洗净泥土，按大小分别加工为盐附子、黑顺片、白附片。盐附子是选取较大附子浸于盐卤和食盐的混合液中，每日取出晒晾，反复浸、晒至附子表面出现大量结晶盐粒，并药质变硬为度；黑顺片是选取中等附子浸于盐卤水液中数日，并与盐卤煮沸，捞出，水漂，切成厚片，再浸入稀盐卤水液中，并加入黄糖及菜油制成的调色剂，使附片染成浓茶色，再用水漂洗至口尝无麻辣感时，取出蒸熟，烘或晒干；白附片是选取较小的附子，浸于盐卤水液中数日，并与盐卤水同煮至透心，捞出，剥去外皮，纵切成薄片，用水漂洗至口尝无辣感时，取出蒸熟，晒至半干，以硫黄熏后，晒干，以防霉烂。

本品主产于四川、陕西等地。有回阳救逆、补火暖脾、散寒止痛作用，主治厥逆亡阳，命火衰微，风寒湿痹，心腹冷痛，泄泻，休息痢等。饮片一般分为淡片、炮药两种：淡片药味甘辛，性热，有毒，以回阳救逆、散寒止痛力胜，多用于厥逆亡阳，风寒湿痹，阳虚水肿，心腹冷痛，宫冷不孕等；炮药味辛甘微涩，性热，以温肾暖脾力强，多用于虚寒泄泻，休息痢疾等。

本品生用（即盐附子清水洗净，切片）容易发生中毒，一般不作内服，多为外用。

【加工炮制】 淡片药（淡附片）：取盐附子用清水浸漂，每日换水2～3次，至盐分漂净，置锅内与甘草、黑豆（每100公斤附子，用甘草5公斤、黑豆10公斤）加水同煮透，至切开口尝无麻辣感为度取出，去甘草、黑豆，刮去皮，切片，晒干即得；炮药（炮附片）：取盐附子洗净，清水浸泡一夜，除去皮脐，切片，再加水泡至口尝稍有麻辣感为度取出，用姜汤浸1～3天，然后蒸熟，再焙至七成干，放入锅内用武火急炒至烟起，微鼓裂为度，取出，放凉即成。 

如原货黑顺片、白附片，若有麻辣味和炮制的方法不同，一般仍按上法炮制处理。

【临床应用】

**一、淡片药**

1. 厥逆亡阳：常与干姜、甘草同用，能增强回阳救逆作用，可用于急性热病大吐大下，或发汗过多所引起的四肢厥冷，脉微欲绝等，如四逆汤。

2. 风寒湿痹：常与桂枝、生姜等同用，能增强散寒祛湿、蠲痹止痛作用，可用于风寒湿三邪杂感，周身骨节疼痛，活动不利，如桂枝附子汤。

3. 阳虚水肿：常与白术、茯苓等同用，具有温阳散寒、行水消肿作用，可用于脾肾阳虚，水邪内停，小便不利，面目浮肿，如真武汤。若下肢浮肿较甚，或畏寒阳痿，腰膝酸软，则常与肉桂（或桂枝）、地黄、山茱萸、茯苓、泽泻等同用，如肾气丸。

4. 心腹疼痛：常与木香、延胡索同用，能增强散寒止痛作用，可用于胃脘疼痛，腹中有冷感等，如玄附汤。若厥心痛者，则与郁金、橘红、朱砂同用，具有散寒止痛和调气宁心作用，如辰砂一粒丹。

5. 宫冷不孕：常与当归、吴茱萸、艾叶等同用，能增强散寒暖宫作用，可用于寒邪客于下焦，宫冷不孕，月经来时小腹冷痛等。

**二、炮药**

1. 虚寒泄泻：常与干姜、人参、白术等同用，能增强温补脾肾作用，可用于脾肾阳虚，泄泻时作，遇寒冷季节或食生冷物即能加剧，精神疲惫，如附子理中丸。

2. 冷痢腹痛：常与干姜、大黄等同用，具有温脾肾、理胃肠作用，可用于脾肾阳虚，肠中寒凝气滞，下痢白冻，腹痛，如温脾汤。



【处方用名】 用淡片药写淡附片、淡附子；用炮药写炮附片、炮附子、炮附块。

【用量】 淡片、炮药基本相同，一般3～10克，大剂量可用至20～25克，甚至超过30克，但必须久煎两小时以上，防止中毒。

【注意】 附子宜熟用，不宜生用。附子经煮沸一小时以上，其对心脏的毒性作用即能降低，但对强心作用仍保存[3]。附子中毒的症状为先有唇、舌、手、足发麻，恶心，继之运动不灵，呕吐，心慌，面白，肤冷，胸闷，烦躁，痛感减退，心跳慢弱，血压下降，呼吸缓慢，吞咽困难，言语障碍，呼吸中枢抑制。间有抽搐，急性心源性脑缺血综合征。可能突然而亡。处理：高锰酸钾液洗胃，保暖，注射较大剂量的阿托品。麻痹重者给兴奋剂、吸氧、人工呼吸、输液。休克可用正肾上腺素、美速克新命。急性心源性脑缺血综合征可用阿托品或异丙基肾上腺素等。必要时可静注毒毛旋花子甙。中药方面，可用肉桂泡水催吐，生姜四两、甘草五钱，或绿豆四两、甘草二两煎服，或用甘草、黄连、犀角煎服解毒(9)。

【参考】

1. 附子含生物碱，为乌头碱、新乌头碱及次乌头碱等。此外，还含有非生物碱成分(3)。

2. 乌头碱对各种神经末梢及中枢先兴奋后麻痹。致死量：乌头酊 2 毫升，乌头碱 2 毫克(9)。

3. 乌头碱的分解产物有一定镇痛作用。附子与乌头，经过炮制与煎煮，有分解乌头碱的作用，随着生物碱的分解而毒性减弱，但强心作用并不减弱。也有文献指出，附子与乌头的有效成分为非生物碱部分，煎煮后一般不破坏，仍保留强心作用。经动物实验，附子煎出液能增强心搏。附子煎剂对大鼠甲醛性及蛋白性踝关节炎有明显消炎作用(1)。



4. 据动物实验，发现煎煮对于附子制剂的影响如下：在相当大的浓度范围内，固然可以消除对心脏的毒性作用，但在浓度再增高时，即使经煮沸 2 小时之久的久煎液，还可能导致心律不齐和心搏停止(1)。

## 川乌头（川乌）

为毛茛科多年生草本植物乌头的块根。夏至至小暑间采挖，除去地上部茎叶，然后再摘除子根附子等，抖净泥土，晒干贮存。主产于四川、陕西等地。有祛寒湿、散风邪、通经络、止疼痛作用，主治风寒湿痹，寒疝腹痛等。饮片可分生药、制药两种：生药味辛，性大热，有大毒，不宜内服，多作外用，以祛寒止痛力胜，多用于腰脚冷痛，头痛，牙痛，疥癣，痈疽；制药味辛微甘，性热，有毒，其祛寒止痛等作用虽逊于生药，但可作内服，多用于风寒湿痹，心痛彻背，寒疝腹痛等。

【加工炮制】 生药（生川乌头）：将原药拣去杂质，筛去灰屑即得；制药（制川乌头）：取净生川乌头用清水浸漂，每天换水二次，漂至口尝仅稍留麻辣感时取出，再与甘草、黑豆或用豆腐（每100公斤川乌头，用甘草5公斤、黑豆10公斤或用豆腐25公斤）加水同煎煮，煮至川乌熟透，内无白心为度，取出，拣去甘草、黑豆或豆腐，切片，晒干即成。

【临床应用】

**一、生药**

1. 腰脚冷痛：《圣惠方》用川乌头去皮脐，上捣细罗为散，以酽醋调涂，于故帛上敷之贴臏。可用于风寒之邪客于筋脉，腰脚冷痛，活动不利。

2. 头痛：《经验方》用川乌头、天南星研为细末，葱汁调涂太阳穴。可用于寒邪凝滞，阳气被遏，头痛日久不愈者。



3. 牙痛：《圣惠方》用川乌头、附子，捣罗为末，面粉糊丸，名乌头丸，可用于风冷牙痛，以绵裹一丸，于痛处咬之，以瘥为度。

4. 疥癣：《圣惠方》用川乌头捣碎，以水三大盏，煎至一大盏，去滓，温温洗之。可用于久生疥癣。

5. 痈疽：《古今录验》用川乌头以苦酒渍三日，洗之，日夜三四度，可用于痈疽肿若有瘜肉突出者。

**二、制药**

1. 风寒湿痹：常与麻黄、黄芪、甘草等同用，除能增强蠲痹作用外，尚有补虚功用和减少乌头之毒性，可用于风寒湿三邪杂感，以寒邪为胜，骨节疼痛，不能屈伸，如乌头汤。

2. 心痛彻背：常与干姜、蜀椒等同用，能增强散寒止痛作用，可用于阴寒痼结，心痛彻背，背痛彻心，如乌头赤石脂丸。

3. 寒疝腹痛：常与桂枝、白芍药等同用，具有散寒止痛和调和营卫作用，可用于寒邪壅滞，寒疝腹痛，手足逆冷，如乌头桂枝汤。

【处方用名】 用生药写生川乌、生川乌头；用制药写制川乌、制川乌头。

【用量】 生药外用适量；制药 2～8 克。

【参考】

1. 川乌的成分、药理以及中毒处理详见附子条。本品是大毒之物，近代研究亦证实乌头中含有乌头碱，致死量为 2.5 毫克。所以应用时必须注意安全。

2. 川乌主要成分为乌头碱，含量比附子多，故其镇痛作用较附子强，但强心作用不及附子[3]。

## 草乌头 （草乌、乌喙）

为毛茛科多年生草本植物乌头（野生种）、北乌头或其他多种同属植物的块根。秋季茎叶枯萎时采挖，除去残茎和泥土，晒干贮存。主产于浙江、湖南、江苏，安徽等地。有散寒祛湿、搜风开痰、消肿止痛作用，主治风寒湿痹，中风瘫痪，寒邪头痛，脾胃虚冷，肿毒痈疽等。饮片可分生药、制药两种：生药味辛，性热，有大毒，不宜内服，多作外用，以散寒邪、消肿痛力胜，多用于口噤不开，瘰疬、痈疽等；制药味辛微甘，性温，有毒，其散寒消肿等作用虽逊于生药，但可作内服，多用于风寒湿痹，中风瘫痪，寒邪头痛，脾胃虚冷等。



【加工炮制】 生药（生草乌头）：将原药拣去杂质，筛去泥屑即成；制药（制草乌头）：取净生草乌头用清水浸漂，每天换水二次，至口尝稍有麻辣感时取出，再与甘草、黑豆或用豆腐（每 100 公斤草乌头，用甘草 5 公斤、黑豆 10 公斤或用豆腐 25 公斤）加水煮至草乌头熟透，内无白心，捞出，拣去甘草、黑豆或豆腐，切片，晒干即成。

【临床应用】

**一、生药**

1. 口噤不开：《本草纲目》用草乌头、皂荚等分，研为细末，入麝香少许，擦牙，并嗃鼻内，可用于口噤不开。

2. 瘰疬未破：《医林正宗》用草乌头、木鳖子以醋磨细，入捣烂葱头、蚯蚓粪少许，调匀敷患处，以纸条贴令通气空。

3. 痈疽肿毒：《圣济总录》以草乌头研末，水调，鸡羽扫肿上，有疮者先以膏药贴定，无令药着入，可用于痈疽肿毒，未溃令内消，已溃令速愈。

**二、制药**

1. 风寒湿痹：常与桂枝、甘草等同用，能增强散寒止痛作用，可用于风寒湿三邪杂感，以寒邪为胜，骨节疼痛，活动不利，遇寒加剧等。

2. 中风瘫痪：常与川乌、天南星、地龙等同用，能协同散寒祛湿、搜风开痰作用，可用于中风瘫痪，手足不仁；亦治寒湿留滞经络，手足筋脉挛痛，屈伸不利，如小活络丹。



3. 寒邪头痛：常与细辛等同用，能增强散寒止痛作用，可用于阴寒内盛，头项疼痛不可忍者，如乌香散。

4. 脾胃虚冷：常与苍术、甘草、黑豆等同用，具有散寒燥湿、健脾益中作用，可用于脾胃虚冷，饮食不思，口淡乏味等。

【处方用名】 用生药写生草乌、生草乌头；用制药写制草乌、制草乌头。

【用量】 生药外用适量；制药 2～6 克。

【参考】 乌头又分川乌和草乌两种。川乌属卡氏乌头，主要在四川栽培；草乌属北乌头等，在各地野生。川乌和草乌的成分、用途大致相同，但草乌的毒性和功效较强[3]。

## 吴茱萸 （吴萸）

为芸香科植物吴茱萸的未成熟果实。8～9 月间采收，晒干贮存。主产于贵州、湖南、云南、浙江、四川等地。有散寒定痛、降逆止呕作用，主治呕吐、头痛、寒疝、宫寒痛经、脚气、湿疹等。饮片可分生药、泡药两种：生药味辛苦，性温，有毒，不作内服，多为外用，以散寒定痛力胜，多用于口疮口疳，湿疹瘙痒，牙齿疼痛等；泡药味辛苦微甘，性温，有小毒，其散寒定痛等作用虽逊于生药，但可作内服，多用于呕吐，头痛，寒疝，脚气，痛经等。

【加工炮制】 生药（生吴茱萸）：将原药拣去杂质及长梗即得；泡药（泡吴茱萸）：取净生吴萸用甘草煎汁（每500克吴茱萸，用甘草31克）拌匀吸尽。方法是，将甘草煎汁去渣，趁热加入吴萸，浸泡至汤液吸干为度，再晒或烘干即得。

【临床应用】

**一、生药**

1. 口疮口疳：《濒湖集简方》用吴茱萸研末，以醋调涂足心。亦治咽喉疼痛。

2. 湿疹瘙痒：《全展选编·皮肤科》用吴茱萸、海螵蛸、硫黄同用，共研细末，如湿疹稠水多者，宜撒干粉；无稠水者用蓖麻油或猪板油化开调抹，上药后用纱布包扎。《古今录验方》用吴茱萸加水煎三五沸，外洗患处，可用于阴下湿痒生疮，亦可治诸疮。



3. 牙齿疼痛：《食疗本草》用吴茱萸酒煎含漱之，可用于风冷牙齿疼痛。

**二、泡药**

1. 呕吐：常与生姜、人参、大枣同用，能增强温中散寒、降逆止呕作用，可用于胃中虚寒，胃脘痞满，干呕时作或呕吐清水；亦治厥阴头痛，少阴吐利，手足厥冷，如吴茱萸汤。若肝经积热，横逆犯胃，呕泛酸水，嘈杂嗳气，则常与黄连同用，具有辛开苦降、平肝和胃作用，如左金丸。

2. 头痛：常与细辛、生姜等同用，能增强散寒止痛作用，可用于寒邪上犯，阳气被遏，颠顶疼痛，日久不愈，或兼吐涎沫者。

3. 寒疝：常与小茴香、川楝子等同用，具有散寒调气作用，可用于寒疝疼痛，阴囊肿硬而冷等，如导气汤。

4. 脚气：常与槟榔、木瓜、陈皮、苏叶等同用，具有散寒除湿作用，可用于寒湿脚气，肿痛麻木，筋脉弛缓，行走困难，如鸡鸣散。

5. 痛经：常与桂枝、当归、川芎等同用，具有散寒止痛、活血调经作用，可用于冲任虚寒，气滞血瘀，经来小腹冷痛等，如温经汤。

【处方用名】 用生药写生吴茱萸、生吴萸；用泡药写泡吴萸、吴茱萸、淡吴萸。

【用量】 生药外用适量；泡药 1.5～6 克。

【参考】

1. 吴茱萸含挥发油，油中有吴茱萸烯、黄檗内酯。此外，尚有吴茱萸碱、去甲吴萸碱及吴萸新碱等[1]。



2. 吴茱萸煎剂对金黄色葡萄球菌及人型结核杆菌都有显著的抗菌作用，对致病性皮肤真菌亦有不同程度的抑制作用。吴茱萸在体外对猪蛔虫、蚯蚓及水蛭有显著杀虫效力。动物实验发现吴茱萸有收缩子宫的作用[1]。

## 草果 （草果仁）

为姜科多年生草本植物草果的果实。秋季果实成熟时采收，晒干或烘干贮存。主产于广西、云南、贵州等地。有散寒燥湿、祛痰截疟作用，主治疟疾、温疫、胃脘疼痛、饮食停滞等。饮片可分清炒药、姜炒药两种：清炒药味辛，性温，以散寒湿之邪外出为胜，多用于疟疾、温疫；姜炒药味辛，性温，以温中祛寒止痛力强，多用于胃脘疼痛，饮食停滞等。

【加工炮制】 清炒药（清炒草果）：取原药置锅内清炒至

外壳焦黄，捣碎去壳取仁即成；姜炒药（姜汁炒草果仁）：取草果仁加姜汁与水少许（每 100 公斤草果仁，用鲜姜 10 公斤）拌匀，文火微炒取出，放凉即得。

【临床应用】

**一、清炒药**

1. 疟疾：常与柴胡、黄芩、半夏等同用，能增强截疟祛痰作用，可用于瘅疟但热不寒，或热多寒少，脉来弦数等，如清脾汤。若疟疾寒痰凝结，不易开解，则常与常山、槟榔、穿山甲等同用，具有散寒祛痰作用，如草果饮；久疟不愈，憎寒少热，不思饮食，大便溏泄，小便反多，则常与附子同用，具有温阳散寒和健脾截疟作用，如果附汤。

2. 温疫：常与黄芩、知母、槟榔等同用，具有辟解温疫作用，可用于温疫初起，先憎寒而后发热，日后但热而无寒，昼夜发热，日晡益甚，头疼身痛，如达原饮。

**二、姜炒药**

1. 胃脘疼痛：常与丁香、高良姜、青皮等同用，能增强温中散寒、调气止痛作用，可用于寒湿中阻，胃脘疼痛或胀痛等。

2. 饮食停滞：常与厚朴、陈皮、鸡内金、麦芽等同用，能增强温中祛寒、调气消食作用，可用于寒食互滞，胃脘痞胀，恶心或呕吐，吐出物有酸腐臭味等。

【处方用名】 用清炒药写草果仁、草果；用姜汁炒药写姜炒草果、姜草果仁、姜草果。

【用量】 清炒药、姜汁药基本相同，一般 3～6 克。

【参考】

1. 草果含挥发油[3]。

2. 草果除去外壳取仁拌姜汁炒，可减少仁中的油质，降低烈性，加强固肠止泻、健胃止呕、燥湿除痰等功效[2]。

## 附：温里药性能与主治简表

| 药名 | | 性味 | 主要功用 | 适用范围 |
|---|---|---|---|---|
| 附子 | 淡片药 | 味甘辛，性热，有毒 | 回阳救逆，散寒止痛 | 1. 厥逆亡阳<br>2. 风寒湿痹<br>3. 心腹疼痛 |
| | 炮药 | 味辛甘微涩，性热 | 温肾暖脾 | 1. 虚寒泄泻<br>2. 冷痢腹痛 |
| 川乌头 | 生药 | 味辛，性大热，有大毒 | 祛寒止痛（外用） | 1. 头痛<br>2. 牙痛 |
| | 制药 | 味辛微甘，性热，有毒 | 祛寒止痛 | 1. 风寒湿痹<br>2. 心痛彻背<br>3. 寒疝腹痛 |
| 草乌头 | 生药 | 味辛，性热，有大毒 | 散寒邪，消肿痛（外用） | 1. 口噤不开<br>2. 痈疽肿毒 |
| | 制药 | 味辛微甘，性温，有毒 | 散寒邪，消肿痛 | 1. 风寒湿痹<br>2. 寒邪头痛<br>3. 脾胃虚冷 |
| 吴茱萸 | 生药 | 味辛苦，性温，有毒 | 散寒定痛（外用） | 1. 口疮口疳<br>2. 湿疹瘙痒 |
| | 泡药 | 味辛苦微甘，性温，有小毒 | 散寒定痛 | 1. 呕吐<br>2. 头痛<br>3. 寒疝<br>4. 痛经 |
| 草果 | 清炒药 | 味辛，性温 | 散寒祛湿 | 1. 疟疾<br>2. 温疫 |
| | 姜炒药 | 味辛，性温 | 温中止痛 | 1. 胃脘疼痛<br>2. 饮食停滞 |

# 第十一章　补　益　药

凡以补虚扶弱的药物，称为补益药，又叫补养药或补虚药。

补益药具体可分补气、补阳、补血和补阴四种，分别适用于气虚、阳虚、血虚、阴虚的证候。但人体的阴阳气血有着互相依存的关系，如"阴生于阳，阳生于阴"、"阳化气，阴成形"和"气为血帅，血为气母"等，都说明了阳与阴的互相依存关系，阳和气的同一性作用，阴和血的同一性实质，以及气血两者之间的关系。所以阳虚的病人往往包括气虚，而气虚的病人常易导致阳虚；阴虚的病人每兼血虚，而血虚的病人常易导致阴虚。除此之外，阳虚过甚可以影响于阴，阴虚过甚也可以影响于阳，导致阴阳两虚；气虚过甚可以影响血的生化，血虚过甚可以影响气的生成，形成气血两虚。所以，在治疗上往往有补阴、补阳的药物同用，称为"阴阳两补"；补气药与补血药同用，称为"气血双补"。

补益药由于适用于正气虚弱的证候，对于邪气充盛的实证不宜应用，以免留恋病邪。但在必要时，如正气虚弱，病邪未尽，则以扶正祛邪的方法，在祛邪药中适当配伍补益药，以增强正气驱邪外出的作用。



## 第一节　补　气　药

补气药又称益气药，是指具有补气作用的药物，主要适用于气虚的证候，如久病体弱，气短声低，面白自汗，饮食不思，泄泻，脱肛，妇女阴挺等。同时又常用于血虚的病证，因为气旺可以生血，尤其大出血之时，"有形之血不能速生，无形之气所当速固"，故在临床应用上有"血脱益气"的治法。对于气阴两虚，则须配伍甘润养阴之品。

临床使用本类药物治疗气虚的证候，大都应用制药，疗效较好。其生药性多偏平，用于气虚而兼阴虚较适宜。此外，生药还可用于其他的多种病证，如体虚感冒、水肿、风湿痹痛、疮疡肿毒等。

## 黄芪（百本、北芪、箭芪）

为豆科多年生草本植物黄芪或内蒙黄芪等的根。春秋两季采收，除去须根及根头，晒干贮存。主产于山西、甘肃、陕西、内蒙古等地。有补气升阳、固表止汗、托毒排脓、益气行水作用，主治表虚自汗，体虚感冒，水肿，泄泻，脱肛，阴挺，崩漏等。饮片可分生药、炒药、蜜炙药三种：生药味甘，性微温，以固表止汗、利水消肿、托毒排脓力胜，多用于表虚自汗，体虚感冒，水肿，血痹，疮疡难溃等；炒药味甘，性温，以补益脾气力强，兼有温阳作用，多用于泄泻，劳倦，脱肛，阴挺，崩漏；蜜炙药味甘，性微温而润，以补益肺气力强，兼有润燥作用，多用于肺虚气短等。

【加工炮制】 生药（生黄芪）：将原药拣去杂质，用清水洗净，润软，切片，晒干即得；炒药（炒黄芪）：取净生黄芪片置锅内，文火清炒或用麸皮拌炒至黄色为度，筛去麸皮即成；蜜炙药（蜜炙黄芪）：取净生黄芪片加炼蜜（每 100 公斤黄芪，用蜂蜜 25～30 公斤）拌匀，再置锅内文火炒至变为黄色、不粘手为度。



【临床应用】

**一、生药**

1. 表虚自汗：常与牡蛎、浮小麦、麻黄根同用，能增强固表止汗作用，可用于卫表虚弱，腠理不密，自汗时作，或兼盗汗等，如牡蛎散。

2. 体虚感冒：常与白术、防风同用，能增强固表御邪作用，可用于素质虚弱，卫表不固，常患感冒，如玉屏风散。

3. 水肿恶风：常与防己、白术等同用，能增强利水消肿作用，可用于身面浮肿，汗出恶风，如防己黄芪汤。

4. 血痹疼痛：常与桂枝、芍药、生姜等同用，具有调和营卫、温阳行痹作用，可用于素体不足，风邪侵袭，血液运行不畅，臂及肩背麻木酸痛，如黄芪桂枝五物汤。

5. 疮疡难溃：常与穿山甲、皂角刺、当归等同用，能增强托毒排脓作用，可用于正气不足，疮疡内已成脓，不易外溃，如透脓散。若痈疽脓泄后，腐烂不能收口，则常与人参、甘草、五味子、牡蛎等同用，具有益气收敛作用，如黄芪人参牡蛎汤。

**二、炒药**

1. 泄泻：常与葛根、白术、山药等同用，能增强补气升阳、健脾止泻作用，可用于脾气虚弱，泄泻或大便濡软，神疲体倦。

2. 劳倦：常与党参、甘草等同用，能增强益气强壮作用，可用于劳累过度，脾气受伤，神疲乏力，声低懒言等。

3. 脱肛、阴挺：常与人参、白术、升麻、柴胡等同用，具有增强补中益气、升阳举陷作用，可用于中气下陷，脱肛或阴挺，小腹重垂等一切清阳下陷之证；亦治气虚发热，身热有汗，渴喜热饮，如补中益气汤。



4. 崩漏：常与当归、党参、海螵蛸等同用，具有益气摄血作用，可用于脾气虚弱，不能摄血，崩中漏下；亦治心脾两虚，呕血便血，如止血归脾汤。

**三、蜜炙药**

1. 肺虚气短：常与五味子、紫菀等同用，具有补益肺气和润燥祛痰作用，可用于肺气虚弱，气短咳喘，面白舌淡，脉象虚软，如补肺汤。

2. 气虚便秘：常与火麻仁、白蜜、陈皮同用，具有益肺气、润大肠作用，可用于气虚便秘，或大便艰难，如黄芪汤。

【处方用名】 用生药写生黄芪、黄芪、绵黄芪、生北芪、生箭芪；用炒药写炒黄芪、炒绵芪；用蜜炙药写蜜炙黄芪、炙黄芪、炙绵芪、炙箭芪等。

【用量】 生药、炒药、蜜炙药基本相同，一般10～15克，大剂量可用30～60克。

【参考】

1. 黄芪含胆碱、甜菜碱、氨基酸、蔗糖、葡萄糖醛酸及微量叶酸[5]。

2. 黄芪对正常心脏有加强其收缩的作用，对因中毒或疲劳而陷于衰竭的心脏，其强心作用更加显著。黄芪有扩张血管的作用，能改善皮肤血液循环及营养状况，并能降低血压，其作用能对抗肾上腺素。口服或注射黄芪制剂，均证明有利尿作用。黄芪对实验性肾炎有一定对抗作用，尤其在去尿蛋白方面有一定帮助。体外实验证实黄芪对志贺氏痢疾杆菌、溶血性链球菌、肺炎双球菌、金黄色葡萄球菌等有抗菌作用。黄芪还有保护肝脏、防止肝糖原减少的作用[1]。

3. 本品生用，重在走表而外达皮肤，有敛汗固表、排脓生肌作用；蜜炙药重在走里而补益脾肺，有补中和润肺作用[2]。



## 党参 （上党人参、黄参）

为桔梗科多年生宿根草本植物党参的根。秋季或春季发芽前采掘。掘得后，除去地上部分，洗净泥土，晒至半干，用手或木板搓揉，使皮部与木质部贴紧，饱满柔软，然后再晒再搓，反复3～4次，干燥贮存。主产于山西、陕西、甘肃等地。有补气、健脾、生津作用，主治脾胃虚弱，泄泻，脱肛，或气液两伤，口渴舌燥等。饮片可分生药、炒药两种：生药味甘，性平，以益气生津力胜，多用于气液两虚或气血两亏；炒药味甘，性平偏温，以补气健脾力强，多用于脾胃虚弱，泄泻，脱肛等。此外，部分地区还有用15%～20%蜂蜜拌制药和用粳米拌炒药。蜜炙药目的为增强补益润燥作用，米炒药目的为增强补气健脾之功。

【加工炮制】 生药（生党参）：将原药拣去杂质，清水洗净，剪去芦头，切片或段，晒干即得；炒药（炒党参）：取净生党参片或段，置锅内文火清炒或用麸皮拌炒至深黄色为度，筛去麸皮即成。

【临床应用】

**一、生药**

1. 气液两伤：常与北沙参等同用，能增强益气生津作用，可用于肺中气阴两伤，口渴舌燥，神疲体倦，或干咳音嘶，如上党参膏。

2. 气血两亏：常与熟地黄同用，具有益气养血作用，可用于气血两亏，身体羸瘦，倦怠乏力，面色无华等，如两仪膏。

**二、炒药**

1. 脾虚泄泻：常与白术、山药、扁豆等同用，能增强补气健脾作用，可用于脾胃虚弱，大便泄泻，饮食少思等。

2. 中气下陷：常与黄芪、白术、升麻、肉豆蔻等同用，具有补中益气、升阳举陷作用，可用于中气下陷，小腹垂胀，脱肛或久痢等，如参芪白术汤。

【处方用名】 用生药写生党参、党参、西潞党、台党、防党；用炒药写炒党参、炒潞党、炒台党。

【用量】 生药、炒药基本相同，一般 10～15 克，大剂量可用 30～60 克。

【参考】

1. 党参含有皂甙、生物碱、蛋白质、维生素 $B_1$ 和 $B_2$、菊糖等[1]。

2. 党参对神经系统有兴奋作用，能增强机体抵抗力；又能使家兔红细胞及血红蛋白增加，其作用可能来源于党参本身，以及党参与脾脏某种成分共同作用的结果；还能使周围血管扩张而降低血压，并能抑制肾上腺的升压作用[1]。

3. 本品生用补中气，生津液；蜜炙后能增强补益滋润作用；米炒后能增强益胃健脾功用（党参含有皂甙、糖类等，用米炒后能加强益胃健脾的功用，同时皂甙的刺激性也达到缓解）[3]。

## 白术

为菊科多年生草本植物白术的根茎。初冬采收，洗净，晒干贮存。主产于浙江、安徽等地。有健脾益气、燥湿和中作用，主治脘腹痞满，中气下陷，气虚自汗，水肿，痰饮等。饮片可分生药、炒药、炭药三种：生药味甘苦，性温，以健脾燥湿力胜，多用于水肿，水饮，风湿痹痛；炒药味甘苦，性温，以健脾益气力强，多用于脘腹痞满，中气下陷，气虚自汗；炭药味甘苦微涩，性温，以健脾止泻力胜，多用于脾虚泄泻。此外，部分地区有蒸药（原药洗净，放在蒸笼内蒸至外黑内呈棕褐色），其目的为增强补脾益气作用。

【加工炮制】 生药（生白术）：将原药拣去杂质，用清水浸泡 4～8 小时，捞起，润透，切片，晒干即得；炒药（炒白术）：取净生白术片加麸皮拌炒至淡黄色为度；炭药（白术炭）：取净生白术片置锅内，武火炒至外表呈焦黑，内部老黄色为度。

【临床应用】



**一、生药**

1. 水肿：常与茯苓、泽泻、猪苓等同用，能增强健脾燥湿、行水消肿作用，可用于水湿内阻，面目及四肢浮肿，小便减少，如五苓散。

2. 水饮：常与桂枝、茯苓、甘草同用，能增强健脾燥湿、化饮行水作用，可用于水饮内停，脾运失常，浮肿，目眩，心悸，或气短而咳，如苓桂术甘汤。

3. 风湿痹痛：常与附子、生姜、甘草等同用，具有燥化湿邪、疏散风寒作用，可用于风湿相搏，身体疼烦，不能转侧，如白术附子汤。

**二、炒药**

1. 脘腹痞满：常与枳实等同用，具有补脾气、消痞满作用，可用于脾气不足，运化失健，脘腹痞满，不思饮食，如枳术丸、枳实消痞丸。

2. 中气下陷：常与黄芪、人参、升麻、柴胡等同用，能增强补脾益气、升阳举陷作用，可用于中气垂陷，腹重垂胀，脱肛或阴挺等一切清阳下陷之证，如补中益气汤。

3. 气虚自汗：常与黄芪、防风同用，具有补气固表作用，可用于气虚自汗，神疲乏力及体虚易患感冒等，如玉屏风散。

**三、炭药**

脾虚泄泻：常与人参、莲肉、肉豆蔻、诃子肉等同用，能增强健脾止泻作用，可用于脾气虚弱，运化无权，大便泄泻，体倦神疲，食欲减少，如参术散。若脾阳不足，阴寒内盛，大便泄泻者，则常与干姜、人参、甘草同用，具有温中散寒、补气健脾作用，如理中丸。

【处方用名】 用生药写生白术、白术；用炒药写炒白术、炒冬术、炒於术；用炭药写白术炭、焦白术。

【用量】 生药、炒药、炭药基本相同，一般 5～12 克。

【参考】

1. 白术含挥发油，其中主要为苍术醇，另含白术酮；并含维生素 A 类物质等[3]。

2. 本品有明显而持久的利尿作用，且能促进电解质，特别是钠的排出，其利尿作用可能通过对肾小管重吸收的抑制来实现的。白术有轻度降低血糖的作用。白术所含有的挥发油，小剂量有镇静作用。白术还有保护肝脏，防止肝糖原减少的作用[1]。

3. 本品生药，燥湿利水作用较好；炒药，减少燥性，功偏补脾；蒸制药，燥性减弱，补脾益气力强[1]。

## 扁豆 （南豆、藤豆）

为豆科一年生草本植物扁豆的成熟种子。深秋采收，晒干贮存。主产于华东和辽宁、广东、湖南、四川等地。有消暑化湿、补脾止泻作用，主治暑湿内阻，脾虚泄泻等。饮片可分生药、炒药两种：生药味甘，性平，以消暑化湿力胜，多用于暑湿内阻，或消渴饮水；炒药味甘，性微温，以健脾止泻力强，多用于脾虚泄泻，或白带绵下。

【加工炮制】 生药（生扁豆）：将原药拣净杂质，温水浸泡，脱去皮，晒干即成；炒药（炒扁豆）：取净生扁豆仁，置锅内清炒至黄色，略带焦为度。

【临床应用】

**一、生药**

1. 暑湿：常与香薷、厚朴同用，能增强祛暑化湿作用，可用于暑湿内阻，恶寒发热，头重胀痛，胸膈满闷，恶心呕吐等，如香薷散。

2. 消渴：常与天花粉等同用，具有清暑热、止消渴作用，可用于脾胃积热，津液耗伤，口渴引饮。

**二、炒药**

1. 泄泻：常与白术、山药、人参等同用，能增强补脾止泻作用，可用于脾胃虚弱，运化无权，大便泄泻，少思饮食，神疲体倦，如参苓白术散。



2. 带下：常与芡实、莲须等同用，具有补脾气、举带脉作用，可用于脾气虚弱，带脉失举，白带绵下，量多清稀，遇劳加剧等。

【处方用名】 用生药写生扁豆、白扁豆、南扁豆；用炒药写炒扁豆等。

【用量】 生药、炒药基本相同，一般 10～20 克。

【参考】

1. 扁豆含蛋白质、脂肪、碳水化合物、钙、磷、铁及腈甙、酪氨酸酶[1]。

2. 本品生药多用于暑湿病证；炒药多用于健脾止泻[1]。

## 山药 （薯蓣、淮山）

为薯蓣科多年蔓生草本植物薯蓣的块茎。冬季采挖，洗净泥土，刮去粗皮，晒干贮存。主产于河南、湖南、山西、陕西等地。过去一般以河南怀庆府（古地域名）所属的温县、孟县、博爱、沁阳、武陟、温县等地所产的为质量最佳，故有“怀山药”之称。

本品有健脾止泻、益肾固精、润肺宁嗽、生津止渴作用，主治脾虚泄泻，肺虚咳嗽，消渴，梦遗滑精，小便频数或遗尿等。饮片可分生药、炒药两种：生药味甘，性平，以润肺宁嗽、生津止渴力胜，多用于肺虚咳嗽，消渴饮水；炒药味甘，性微温，以健脾止泻、益肾固精力强，多用于脾虚泄泻，梦遗滑精，尿频、遗尿，白带绵下。

【加工炮制】 生药（生山药）：将原药拣去杂质，用清水浸泡，捞起，沥干，切片，晒干即成；炒药（炒山药）：取净生山药片用麸皮拌炒至淡黄色为度，筛去麸皮即成。

【临床应用】

**一、生药**

1. 肺虚咳嗽：常与麦门冬、杏仁、阿胶等同用，具有增强补肺宁嗽作用，可用于肺虚咳嗽，气喘，神疲体倦；亦治虚劳气血虚损，外邪侵袭者，如薯蓣丸。若咳嗽剧者，则常与川贝母、百合、杏仁、麦门冬等同用，具有提高润肺止咳作用，如和肺饮。

2. 消渴饮水：常与黄芪、天花粉、麦门冬、生地黄同用，能增强生津止渴作用，可用于气阴两伤，口渴引饮，形体消瘦，神疲乏力，如山药消渴饮。

**二、炒药**

1. 脾虚泄泻：常与白术、人参同用，能增强补脾止泻作用，可用于脾胃虚弱，大便泄泻，不思饮食等，如山芋丸。

2. 梦遗滑精：常与芡实、金樱子、五味子等同用，能增强益肾固精作用，可用于肾虚精关不固，梦遗滑精，腰酸膝软，如秘元煎。

3. 尿频、遗尿：常与益智仁、乌药同用，具有益肾缩尿作用，可用于下元虚冷或小儿肾气未充，小便频数或遗尿，如缩泉丸。

4. 白带绵下：常与白术、人参、车前子、柴胡等同用，具有补脾气、举带脉作用，可用于脾气不足，带脉失于约束，白带量多清稀，绵绵不断，如完带汤。

【处方用名】 用生药写生山药、山药、怀山药；用炒药写炒山药、炒薯蓣等。

【用量】 生药、炒药基本相同，一般10～30克，大剂量可用60～100克。

【参考】

1. 山药含皂甙、粘液质、精氨酸、尿囊素、淀粉酶、胆碱等(3)。

2. 本品与碱性药混合，或煎煮时间过久，会使所含淀粉酶失效(3)。

## 甘草 （粉草、蜜草）

为豆科多年生草本植物甘草的根茎。秋季采挖，洗净，晒干，亦有将外面栓皮削去，称为粉草，晒干贮存。主产于内蒙古、甘肃等地。有益气、缓急、解毒、润肺作用，主治脾胃虚弱，心悸脉代，筋脉挛急，咽痛咳嗽，疮疡肿毒等。饮片可分生药、蜜炙药两种：生药味甘，性平，以清热解毒、润肺止咳力胜，多用于疮疡肿毒，咽喉疼痛，痰热咳嗽；蜜炙药味甘，性微温，以甘温益气、缓急止痛力强，多用于脾胃虚弱，心悸脉代，筋脉挛急等。此外，有些地区还有清炒药，其目的也为增强补脾益气之作用。



【加工炮制】 生药（生甘草）：将原药拣去杂质，清水浸泡，洗净，润透，切片，晒干即得；蜜炙药（蜜炙甘草）：取净生甘草片加炼蜜（每100公斤甘草，用蜂蜜20～25公斤）拌匀，稍闷，置锅内文火炒至蜜汁吸尽呈深黄色为度。

【临床应用】

**一、生药**

1. 疮疡肿毒：常与金银花、野菊花、蒲公英等同用，能增强清热解毒作用，可用于疮疡肿毒，焮红疼痛等。

2. 咽喉疼痛：常与桔梗同用，具有润肺利咽作用，可用于咽喉疼痛，不论新久者多有疗效，如甘桔汤。若为风热所致者，还可加配薄荷、牛蒡子、山豆根，以加强清热利咽作用；若为阴虚火旺引起者，还可加配玄参、麦门冬、生地黄，以提高滋阴清热、润肺利咽作用。

3. 痰热咳嗽：常与前胡、象贝、鱼腥草等同用，能增强清肺止咳作用，可用于痰热阻肺，咳嗽痰黄等。若寒痰咳嗽者，一般多用炙药，不宜应用生药。

**二、蜜炙药**

1. 脾胃虚弱：常与人参、白术等同用，能增强补脾益气作用，可用于脾胃虚弱，神疲体倦，饮食减少，大便溏薄，如四君子汤。

2. 心悸脉代：常与人参、桂枝、生地黄、阿胶等同用，具有增强益气复脉作用，可用于气虚血少，脉结代，心动悸等，如炙甘草汤。

3. 筋脉挛急：常与白芍药同用，能增强缓急止痛，可用于腹中或小腿挛急疼痛，如芍药甘草汤。若妇人脏躁反张者，宜再加配小麦、大枣、紫石英，如加味甘麦大枣汤。



此外，本品配入复方应用，有减低或缓解其他药物的偏性或毒性的作用，并可使不同的药物归于协调。但是，生药与炙药在复方应用中，有一定的选择性，一般复方中的主药性温的多用炙药，主药性寒的多用生药，使其在一方面可减低或缓解烈性和毒性，另一方面可调和或辅佐主药提高温阳或清热作用，如四逆汤（生附子、干姜、炙甘草）、泻白散（地骨皮、桑白皮、生甘草、粳米）之类。也有与主药之性相反而用之，以减低烈性和调和其药性，如调胃承气汤（酒洗大黄、炙甘草、芒硝）、白虎汤（石膏、知母、炙甘草、粳米）之类。因此，本品既可作治疗某些疾病的主药，也可作辅助、协调、矫味之用。

【处方用名】 用生药写生甘草、生草、甘草、粉草；用蜜炙药写蜜炙甘草、炙草、炙甘草。

【用量】 生药、蜜炙药基本相同，一般 2～10 克。作主药用时，可用 15～30 克，甚至用 50～100 克。

【参考】

1. 甘草含甘草甜素，为甘草酸的钙、钾盐。甘草酸水解后产生葡萄糖醛酸和甘草次酸。另含甘草黄素、葡萄糖、甘露醇、苹果酸、天门冬酰胺等[3]。

2. 本品对多种药物和毒素有解毒作用，有效成分为甘草甜素，可能通过吸附作用和类肾上腺皮质激素作用而解毒[49]。

3. 甘草次酸能使水、钠潴留，血压增高，钾排出增加，具有类肾上腺皮质激素作用[50]。

4. 本品能抑制平滑肌活动，对实验动物离体肠肌稍有解痉作用[51]。

5. 经动物实验证实甘草能抑制组织胺引起的胃酸分泌[52]。

## 第二节　补　阳　药



补阳药又称助阳药，是指具有补益阳气作用的药物，主要适用于阳虚的证候。阳虚有心阳虚、脾阳虚、肾阳虚等，但肾阳虚尤为重要，因肾为先天之本，一身之阳气皆为肾阳所化生，故补阳药以介绍补肾阳药为主。肾阳虚的症状表现如阳痿、滑精、腰膝酸软，畏寒肢冷，五更泄泻，小便频数或遗尿等。

临床使用本类药物治疗阳虚证候，大都应用制药，效果较好。其生药还可用于多种病证，如便秘、白浊、风湿痹痛、寒湿脚气、痈疽肿毒等。

本类药物多属温燥之品，对于阴虚火旺的患者，不宜应用，以免发生助火劫阴的弊害。

### 鹿角

为鹿科动物梅花鹿或马鹿等各种雄鹿的老角。采集分为砍角和退角两种。砍角多在冬季将鹿杀死，连脑盖骨砍下，除去残肉，洗净风干；退角又称解角，或掉角，或脱角，系雄鹿于换角期自然脱落者，故不带脑骨，多在春季采收。主产于黑龙江、吉林、内蒙古、新疆、青海等地。有行血消肿、补肾壮阳、填精益髓等作用，主治腰痛，阳痿，遗精，咯血，尿血，崩漏，泄泻等。饮片可分生片药（或生粉药）、胶药、霜药三种：生片药（或生粉药）药味咸，性温，以行血消肿、温肾益精力胜，多用于腰痛，阳痿，阴证疮疡或乳痈初起；胶药味甘咸，性温，以补肾壮阳、填精益髓、托疮生肌力强，多用于虚劳梦泄，咯血，尿血，鹤膝风等；霜药味咸，性温，以益肾助阳、止血止泻力胜，多用于盗汗，膏淋，泄泻，崩漏、带下。

【加工炮制】 生片药或生粉药（生鹿角片或生鹿角粉）：将原药用清水浸漂 4～6 天，每天换水一次，镑成薄片，晒干即成生片药，如片药研成细末，即称为生粉药；胶药（鹿角胶）：将原药锯段，置水中浸漂，每日搅动并换水 1～2 次，漂至水清，取出，置锅中煎取胶液，反复煎至胶质尽出，角质酥融易碎时为止，再将煎出的胶液，过滤合并（或加入明矾细末少许）静置，滤取清胶液，用文火浓缩（或加入 3％黄酒，5％冰糖）至稠膏状，倾入凝胶槽内，俟其自然冷凝，分切为小块，阴干即成；霜药（鹿角霜）：即煎熬鹿角胶汁后的灰白骨渣，研成小块即是。亦有每公斤霜药加入鹿角胶 90～120 克，烊化，拌入吸尽者。



【临床应用】

**一、生片药**（或生粉药）

1. 腰痛：常与牛膝同用，能增强补肾强腰作用，可用于肾虚精少，腰脊疼痛，面色黧黑，形神不足，如鹿角丸。

2. 阳痿：常与菟丝子、肉苁蓉、巴戟天、山茱萸等同用，能增强温肾益精作用，可用于肾阳不足，阳事不举，腰腿酸软等。

3. 阴证疮疡：常与肉桂、皂角刺等同用，能增强托疮消散作用，可用于虚寒疮疡日久不愈者。也可用鹿角单味醋磨外敷。

4. 乳痈初起：常与蒲公英、夏枯草、象贝母等同用，能增强活血消肿作用，可用于乳痈初起，红肿疼痛。

**二、胶药**

1. 虚劳梦泄：常与覆盆子、车前子同用，能增强填精益髓作用，可用于肾中元阴元阳不足，精神衰疲，梦遗滑精，腰足酸软，如鹿角胶散。

2. 咯血：常与生地黄汁同用，具有温肾益精、引火下行作用，可用于元阴元阳不足，虚火上炎，咯血反复不止，如鹿角胶方。

3. 尿血：常与熟地黄、血余炭同用，具有补肾填精、益血止血作用，可用于肾中阳气不足，精血又亏，溲血时作，腰膝酸软，精神疲惫；亦治崩中漏下，如鹿角胶丸。

4. 鹤膝风：常与熟地黄、肉桂、白芥子、麻黄等同用，具有温阳散寒、通滞疏风作用，可用于鹤膝风，漫肿酸痛；亦治贴骨疽、流注等，如阳和汤。



**三、霜药**

1. 盗汗：常与龙骨、牡蛎等同用，具有益肾固涩作用，可用于盗汗时作，反复不止，或兼梦遗滑精等。

2. 膏淋：常与茯苓、秋石同用，具有补肾止淋作用，可用于肾虚湿阻，不能制约脂液，小便混浊如米泔，或有滑腻之物，如鹿角霜丸。

3. 泄泻：常与补骨脂、五味子、肉豆蔻等同用，具有补肾益脾、固肠止泻作用，可用于脾肾虚弱，大肠虚滑，大便泄泻，甚则失禁，神疲乏力，怯寒肢冷等。

4. 崩漏：常与当归、海螵蛸、龙骨、棕榈炭等同用，能增强固经止血作用，可用于冲任不固，崩中漏下；亦治月经过多、虚寒带下者。

【处方用名】 用生片药写鹿角片、鹿角；用生粉药写鹿角粉；用胶药写鹿角胶、白胶；用霜药写鹿角霜、鹿角白霜。

【用量】 生片药5～10克，煎服；生粉药1～2克，吞服；胶药4～10克，用水或黄酒炖热溶化，冲入其他药汁内，或其他药煎好，滤去渣后，再入此药加温烊化，服用；霜药5～10克。

【参考】

1. 据报道，鹿角含胶质、磷酸钙、碳酸钙及氯化物等[8]。

2. 鹿角霜是熬胶后的残渣，主要成分是磷酸钙及碳酸钙等无机物，可以增加血液中钙离子的浓度，作为强壮药及止血药[2]。

## 肉苁蓉 （大芸）

为列当科多年生寄生草本植物肉苁蓉或苁蓉、迷肉苁蓉等的肉质茎。春秋季均可采收。但以3～5月间采者为好，过时则中空。春季采者，通常半埋于沙土中晒干，商品称为“甜大芸”、“淡大芸”或“淡苁蓉”；秋季采者，因水分多，不易晒干，须投盐湖中1～2年后，取出晒干，称为“盐大芸”、“咸大芸”或“咸苁蓉”。主产于内蒙古、甘肃、新疆、青海等地，其中以内蒙古产量最大。



本品有补肾壮阳、润肠通便作用，主治阳痿，腰痛，便秘，白浊等。饮片可分生药、酒制药两种：生药味甘酸咸，性温，以补肾止浊、润肠通便力胜，多用于便秘、白浊；酒制药味甘酸咸微辛，性温，以补肾壮阳、强腰坚骨力强，多用于阳痿，腰痛，不孕等。

【加工炮制】 生药（生肉苁蓉）：将原药拣去杂质，清水浸泡，每天换水1～2次（如咸苁蓉系泡浸盐分），润透，切片，晒干即得；酒制药（酒制肉苁蓉）：取净生肉苁蓉片加黄酒（每100公斤肉苁蓉，用黄酒30公斤）拌匀，置罐内密封，坐水锅中隔水蒸至酒尽为度。

【临床应用】

**一、生药**

1. 便秘：常与当归、生地黄、火麻仁等同用，能增强润肠通便作用，可用于年老体弱，津少血虚，肠中干燥，大便秘结，如苁蓉润肠汤。

2. 白浊：常与山药、白茯苓、菟丝子等同用，能增强补肾止浊作用，可用于下元虚衰，气化不行，小便混浊，白如米泔。

**二、酒制药**

1. 阳痿：常与淫羊藿、肉桂、巴戟天等同用，能增强温肾壮阳作用，可用于肾阳衰弱，阳事不举，或滑精，早泄，精神衰疲，小便余沥等。

2. 腰痛：常与续断、杜仲、菟丝子等同用，能协同健腰坚骨作用，可用于肾元虚弱，腰部疼痛，腿膝酸软等，如肉苁蓉丸。

3. 不孕：常与附子、吴茱萸、当归、白芍药等同用，具有温肾壮阳、散寒暖胞作用，可用于肾阳不足，冲任虚寒，腹冷不孕，月经落后。

【处方用名】 用生药写苁蓉、大芸、肉苁蓉、咸苁蓉、淡苁蓉；用酒制药写酒制肉蓉、酒苁蓉等。



【用量】 生药、酒制药基本相同，一般5～10克。

【参考】

1. 肉苁蓉含微量生物碱，并有结晶性中性物质。又有报告谓含甙类和有机酸样物质[3]。

2. 本品水浸出液、乙醇浸出液等有降低血压的作用；又能促进小鼠唾液分泌[1]。

## 巴戟天

为茜草科多年生缠绕或攀援藤本植物巴戟天的根。冬春两季采挖，洗净泥土，除去须根，轻轻锤扁，晒干贮存。主产于广东、广西等地。有补肾阳、健筋骨、祛风湿作用，主治阳痿早泄，子宫虚冷，小便失禁，风冷腰痛等。饮片可分生药、盐制药两种：生药味辛甘，性微温，以健筋骨、祛风湿力胜，多用于风冷腰痛；盐制药味甘咸微辛，性温，以补肾壮阳力强，多用于阳痿早泄，子宫虚冷，小便失禁，白浊等。

【加工炮制】 生药（生巴戟天）：将原药拣去杂质，用清水润透后，抽去木质心，切片，晒干即得；盐制药（盐制巴戟天）：取净生巴戟天片加食盐（每100公斤巴戟天，用盐2公斤，适量开水化开澄清）拌匀，置蒸笼内蒸透，取出，晒干，亦有将盐水喷入巴戟天内，拌匀湿润，置锅中炒至微黄色为度。

【临床应用】

**一、生药**

风冷腰痛：常与牛膝、杜仲、五加皮、桂心等同用，能增强健筋骨、祛风湿作用，可用于肾虚腰府不坚，风寒湿邪内阻，腰胯疼痛，如巴戟丸。

**二、盐制药**

1. 阳痿早泄：常与肉苁蓉、菟丝子、覆盆子、淫羊藿等同用，除增强补肾壮阳外，尚有固涩精气作用，可用于肾中元阳元阴不足，阳痿早泄，腰膝酸软无力。

2. 子宫虚冷：常与肉桂、吴茱萸，附子、覆盆子等同用，能增强补肾壮阳、益冲暖胞作用，可用于肾阳虚弱，胞宫虚冷，月经落后，经来腹中觉冷，或不孕，腰酸脚软，怯寒神疲。

3. 小便失禁：常与益智仁、桑螵蛸、菟丝子等同用，具有补肾壮阳、暖脬缩尿作用，可用于肾气不足，膀胱不约，小便失禁或余沥，精神疲惫。

4. 白浊：常与菟丝子、萆薢、山药、五味子、肉苁蓉等同用，具有补肾固浊作用，可用于肾虚脬弱，气化不行，小便混浊，白如泔浆。

【处方用名】 用生药写巴戟天、巴戟肉、巴戟；用盐制药写盐制巴戟、盐巴戟天。

【用量】 生药、盐制药基本相同，一般8～15克。

【参考】

1. 巴戟天含有维生素C、糖类、树脂[1]。

2. 巴戟天有类皮质激素样作用及降低血压的作用。巴戟天的乙醇浸液，在试管内对枯草杆菌有抑制作用[1]。

3. 本品经盐炒后，能增强补肾阳、强筋骨之功[3]。

## 杜仲 （思仙、思仲）

为杜仲科植物落叶乔木杜仲的树皮。4～5月间采剥皮后，晒干贮存。主产于四川、陕西、湖北、湖南、贵州、云南等。有补肝肾、健筋骨、安胎元作用，主治肾虚腰痛，阳痿滑精，胎元不固，头目眩晕等。饮片可分生药、盐炒药两种：生药味甘微辛，性温，以益肝舒筋力胜，多用于头目眩晕，阴下湿痒等；盐炒药味甘微咸，性温，以补肾坚骨力强，多用于肾虚腰痛，阳痿滑精，胎元不固等。

【加工炮制】 生药（生杜仲）：将原药拣去杂质，刮去粗皮，洗净，润透，切成方块或丝条，晒干即得；盐炒药（盐炒杜仲）：取净生杜仲块或丝条加食盐（每100公斤杜仲，用食盐3公斤，适量开水溶化，澄清）拌匀吸尽，再置锅内文火清炒至微焦为度。



【临床应用】

**一、生药**

1. 头目眩晕：常与夏枯草、甘菊花、黄芩、枸杞子等同用，具有益肝熄风作用，可用于肝虚风动，头目眩晕，或兼头痛。

2. 阴下湿痒：常与小茴香、车前子、山茱萸等同用，具有补肝祛湿作用，可用于肝虚湿阻，邪随经络下注阴器，阴下湿痒，小便余沥，腿膝无力。

**二、盐炒药**

1. 肾虚腰痛：常与苁蓉、菟丝子等同用，能增强补肾坚骨作用，可用于肾中元阴元阳不足，腰府不坚，腰部酸痛，精神衰疲，如金刚丸。若素质肾虚，突然腰部受伤，疼痛甚剧，则常与丹参、桂心、川芎、细辛同用，具有补肾坚骨、活血止痛作用，如杜仲散。

2. 阳痿滑精：常与菟丝子、淫羊藿、锁阳、巴戟天等同用，能增强温肾壮阳、固涩精气作用，可用于肾中元阴元阳不足，阳事不举，或滑精早泄，精神衰疲，腰膝酸软无力。

3. 胎元不固：常与续断同用，能增强补肾安胎作用，可用于孕妇体虚，胎元不固，胎漏、堕胎，如杜仲丸。若兼脾气不足者，则常与白术、人参、桑寄生等同用，具有补肾益脾、固经养胎作用。

【处方用名】 用生药写生杜仲；用盐炒药写炒杜仲、盐杜仲、绵杜仲、杜仲。

【用量】 生药、盐炒药基本相同，一般 8～15 克。生药入煎剂，煎煮时间宜稍长。

【参考】

1. 杜仲含杜仲胶，为异戊乙烯的聚合体，另含树胶[3]。

2. 杜仲煎剂有良好的降低血压的作用，对兔耳血管有直接扩张作用，对病理家兔（胆固醇动脉硬化）的降压作用比正常家兔明显。炒杜仲的作用较生杜仲强，煎剂比酊剂强。杜仲能减少胆固醇的吸收，还有一定镇痛作用。大剂杜仲煎剂能使实验动物安静和嗜睡[1]。

3. 本品盐水炒制后，能引药入肾，并增强补肝肾、强筋骨的功用[2]。



## 沙苑子 （沙蒺藜、潼蒺藜）

为豆科多年生高大草本植物扁茎黄芪或华黄芪的种子。秋末冬初采收，去荚，晒干贮存。主产于陕西、山西、河北等地。有补肾益肝、涩精明目作用，主治肾虚腰痛，梦遗滑精，肝虚目昏等。饮片可分生药、盐炒药两种：生药味甘，性温，以益肝明目力胜，多用于肝虚目昏；盐炒药味甘微咸，性温，以补肾涩精力强，多用于肾虚腰痛，梦遗滑精，尿频、遗尿等。

【加工炮制】 生药（生沙苑子）：将原药拣去杂质，用清水淘净，捞出，晒干即得；盐炒药（盐炒沙苑子）：取净生沙苑子加盐水（每 100 公斤沙苑子，用食盐 2 公斤，适量开水溶化，澄清）喷拌均匀，置锅内文火微炒至干燥为度。

【临床应用】

**一、生药**

肝虚目昏：常与青葙子、茺蔚子、蕤仁等同用，能增强益肝明目作用，可用于肝虚目昏，或兼头晕头痛。若肝肾两虚，精血不足，则常与枸杞子、女贞子、生地黄、菊花等同用，具有滋肝明目、补肾益精作用。

**二、盐炒药**

1. 肾虚腰痛：常与杜仲、续断等同用，能增强补肾强腰作用，可用于肾虚腰府不坚，腰部疼痛，久立久坐加剧，卧时轻减。若兼肾阳虚甚者，宜再加配附子、肉桂、补骨脂温补肾阳；若兼肾精虚极者，宜再加配鹿角胶、菟丝子填精益髓。



2. 梦遗滑精：常与芡实、莲须、龙骨、牡蛎等同用，能增强补肾涩精作用，可用于肾虚精关不固，梦遗滑精，腰酸腿软，如金锁固精丸。

3. 尿频、遗尿：常与菟丝子、益智子、乌药、生鸡金等同用，具有补肾缩尿作用，可用于肾气不足，膀胱失约，小便频数或余沥，或遗尿。若兼肾阳不足，命门火衰者，宜再加配肉桂、附子温肾暖脬；兼有脾气不足者，宜再加配黄芪、党参、升麻补脾益气。

【处方用名】 用生药写生沙苑子、沙苑子、潼蒺藜、沙蒺藜；用盐炒药写盐炒沙苑子、炒沙苑子等。

【用量】 生药、盐炒药基本相同，一般 10～15 克。

【参考】

1. 沙苑子含维生素 A 类物质、脂肪油、鞣质[(1)]。

2. 本品有收缩子宫、抑制利尿的作用[1]。

3. 本品盐水炒后，能入肾而不窜动肾阳，可增强其补肾固精的作用[2]。

## 菟丝子 （吐丝子、缠龙子）

为旋花科一年生缠绕性寄生草本植物菟丝子的成熟种子。8～9月间采收，淘去泥沙，晒干贮存。主产于山东、河南、河北、辽宁等地。有补肾涩精、养肝明目，以及止泻、固胎作用，主治肝虚目暗，阳痿早泄，尿频，遗尿，大便泄泻，胎元不固等。饮片可分生药、制饼药（或炒药）等种：生药味辛甘，性平，以养肝明目力胜，多用于肝虚目暗；制饼（或炒）药味甘微辛，性微温，以补肾涩精、止泻、固胎力强，多用于阳痿早泄，尿频、遗尿，大便泄泻，胎元不固等。

【加工炮制】 生药（生菟丝子）：将原药筛去灰屑，洗净，晒干即得；制饼（或炒）药（菟丝子饼或炒菟丝子）：取净生菟丝子置锅内加水煮至吐丝，取出，压平，切成小方块，晒或烘干，称菟丝子饼，亦有加黄酒或盐作饼。如炒菟丝子，则取净生药置锅内，文火清炒至黄色微有开裂为度。



【临床应用】

**一、生药**

肝虚目暗：常与夜明砂、密蒙花、女贞子、蕤仁等同用，能增强养肝明目作用，可用于肝虚目暗，或伴头晕头痛。若兼肾精不足者，宜再加配熟地黄、枸杞子之类，以滋补肾精。

**二、制饼药**（或炒药）

1. 阳痿早泄：常与覆盆子、五味子等同用，能增强补肾固精作用，可用于下元虚弱，阳痿早泄，腰膝酸软，精神衰疲，如五子衍宗丸。

2. 尿频、遗尿：常与茯苓、石莲子同用，具有补肾益心、缩尿止浊作用，可用于心肾不足，小便频数，或余沥不尽，或尿浊如米泔，如茯菟丸。若肾阳不足者，则多与附子、肉苁蓉、桑螵蛸、五味子等同用，具有温肾暖脬作用，如菟丝子丸。

3. 大便泄泻：常与白术、党参、木香、补骨脂等同用，能增补脾肾、止泄泻作用，可用于脾肾虚弱，运化无权，大便泄泻，饮食衰少等。

4. 白带绵下：常与莲须、芡实、白果、山药等同用，具有补肾、益脾、止带作用，可用于脾肾两虚，带脉虚损，白带清稀量多，腰腿酸软。

5. 胎元不固：常与桑寄生、续断等同用，能增强补肾系胞作用，可用于孕妇体虚，腰部酸软，胎动不安。如胎漏者，宜再加配阿胶、苎麻根等止血安胎。

【处方用名】 用生药写菟丝子、生菟丝子；用饼药写菟丝子饼、菟丝饼、吐丝子饼；用炒药写炒菟丝子。

【用量】 生药、饼药、炒药基本相同，一般 10～15 克。

【参考】 菟丝子含有树脂样配糖体、大量淀粉酶、维生素 A 类物质等[1]。



## 续断 (川断)

为川续断科多年生草本植物川续断或续断的根。8～9 月间采掘，洗净泥土，除去根头、尾梢及细根，晒干贮存。主产于四川、湖北、贵州、陕西等地。有补肝肾、续筋骨、通血脉、止崩漏作用，主治风湿痹痛，跌打损伤，肾虚腰痛，崩漏，胎滑等。饮片可分生药、炒药两种：生药味苦辛，性微温，以续筋骨、通血脉力胜，多用于风湿痹痛，跌打损伤；炒药味苦微辛带涩，性微温，以补肝肾、止崩漏力强，多用于肾虚腰痛，崩漏，胎滑等。此外，部分地区还有盐水炒药和酒炒药。盐水炒药，即加 2%食盐，用水溶化，与药拌匀炒干，其目的为增强补肾作用；酒炒药，即加 20%黄酒，与药拌匀炒干，取其增强活血作用。

【加工炮制】 生药（生续断）：将原药拣去杂质，洗净，润透，切片，晒干即得；炒药（炒续断）：取净生续断片置锅内，文火清炒至微焦为度。

【临床应用】

一、生药

1. 风湿痹痛：常与防风、牛膝、川乌等同用，能增强健筋骨、通血脉、除痹痛作用，可用于风寒湿痹，筋骨疼痛，如续断丸。

2. 跌打损伤：常与地鳖虫、自然铜、骨碎补、乳香等同用，能增强续筋骨、通血脉、止疼痛作用，可用于跌打伤损，筋骨折伤，如接骨散。

二、炒药

1. 肾虚腰痛：常与杜仲、补骨脂、桑寄生等同用，能增强补肾强腰作用，可用于肾虚腰府不坚，腰痛膝酸。如兼肾精空虚，宜再加配鹿角胶、菟丝子等填精益髓。

2. 崩漏、胎滑：常与桑寄生、阿胶、菟丝子同用，具有增强止崩漏、固胎元作用，可用于肾气虚弱，冲任不固，崩中漏下，或肾虚不能系胞，胎滑下血等，如寿胎丸。若兼脾气不足者，宜再加配党参、白术、黄芪等补益脾气。



【处方用名】 用生药写生续断、续断、川断；用炒药写炒续断、炒川断、焦川断。

【用量】 生药、炒药基本相同，一般10～15克。

【参考】

1. 续断含续断碱、挥发油、维生素E及有色物质[3]。

2. 续断对痈疡有排脓、止血、镇痛、促进组织再生等作用[1]。

3. 本品酒炒后有活血舒筋之功用，盐水炒后能引药入肾，增强补肝肾的功用[2]。

4. 祛风湿宜生用，止血宜炒用[10]。

## 淫羊藿 （仙灵脾）

为小檗科多年生草本植物淫羊藿及同属其他植物的全草。夏秋割采，晒干贮存。主产于辽宁、陕西、湖南、浙江、安徽等地。有温肾壮阳、祛风除湿作用，主治风寒湿痹，肾虚阳痿，宫冷不孕等。饮片可分生药、炙药两种：生药味辛甘，性温，以祛风除湿力胜，多用于风寒湿痹；炙药味甘微辛，性温，以温肾壮阳力强，多用于肾虚阳痿，宫冷不孕等。

【加工炮制】 生药（生淫羊藿）：将原药拣去杂质，喷潮，切片，晒干即得；炙药（羊脂炙淫羊藿）：取净生淫羊藿加羊脂油（每100公斤淫羊藿，用羊脂油20～25公斤，加热溶化）拌匀，置锅内用文火炒至羊脂油吸尽为度。

【临床应用】

**一、生药**

风寒湿痹：常与威灵仙、苍耳子、芎䓖同用，能增强祛风除湿作用，可用于风寒湿痹痛，以及四肢麻木不仁或筋脉拘挛等，如仙灵脾散。



**二、炙药**

1. 肾虚阳痿：常与沙苑子、枸杞子、山茱萸等同用，能增强补肾温阳作用，可用于肾中元阴元阳不足，阳事不举，或滑精早泄，如羊藿三子汤。若肾中元阳虚甚者，宜再加配海狗肾或黄狗肾、鹿角胶之类，以提高温补元阳作用。

2. 宫冷不孕：常与肉桂、附子、吴茱萸、当归等同用，能增强温肾暖胞作用，可用于肾阳不足，冲任虚寒，宫冷不孕。

【处方用名】 用生药写生淫羊藿、淫羊藿、仙灵脾；用炙药写羊脂油炙淫羊藿、羊脂炒仙灵脾、炙仙灵脾。

【用量】 生药5～10克；炙药8～12克。

【参考】

1. 淫羊藿茎、叶中含有黄碱甙名淫羊藿甙，根茎中含有去氧甲基淫羊藿甙，并含有维生素E[1]。

2. 淫羊藿对兴奋性功能作用，在实验上结果不一致。有报告谓本品在实验动物身上能促进精液分泌，叶和根部作用最强，果实次之，茎最弱[53]。但也有一些实验未能证实此项作用[54]。

3. 本品少量能利尿，大量则抗利尿[3]。

## 仙茅 （仙茅参）

为石蒜科多年生草本植物仙茅的根茎。初春及秋末均可采挖。采收后，除去须根和根头，晒干贮存。主产于四川、云南、贵州、广东等地。有补肾壮阳、散寒除湿作用，主治肾虚阳痿，小便失禁，腰脚冷痹等。饮片可分生药、酒炒药两种：生药味辛微甘，性温，有毒，以散寒除湿力胜，多用于腰脚冷痹，痈疽肿毒；酒炒药味辛微甘，性温，有小毒，以补肾壮阳力强，多用于肾虚阳痿，头目眩晕，小便失禁等。

【加工炮制】 生药（生仙茅）：将原药拣去杂质，用清水洗净，润透，切片，晒干即得；酒炒药（酒炒仙茅）：取净生仙茅片加黄酒（每 100 公斤仙茅，用黄酒 15～20 公斤）拌匀，置锅内炒至干燥为度。



【临床应用】

**一、生药**

1. 腰脚冷痹：常与附子、狗脊、杜仲、独活等同用，能增强散寒除湿、蠲痹止痛等作用，可用于寒湿痹痛，腰膝冷疼，筋骨痿软等。

2. 痈疽肿毒：《滇南本草》单味仙茅连根须煎服，或以新鲜者捣烂外敷，可用于痈疽火毒，漫肿无头，色青黑者。

**二、酒炒药**

1. 肾虚阳痿：常与淫羊藿、巴戟天、锁阳、阳起石等同用，能增强补肾壮阳作用，可用于肾阳不足，阳痿，或兼滑精，怯寒，精神衰疲等。

2. 头目眩晕：常与枸杞子、生地黄、熟地黄、车前子等同用，具有阴阳两补作用，可用于肝肾虚弱，头目眩晕，腰腿酸软，精神疲惫，如仙茅丸。

3. 小便失禁：常与菟丝子、益智仁等同用，具有补肾壮阳、温脬缩尿作用，可用于肾阳不足，膀胱虚寒，不能约束尿液，小便失禁，或小便余沥。

【处方用名】 用生药写仙茅、生仙茅；用酒炒药写炒仙茅、酒仙茅、酒炒仙茅。

【用量】 生药、酒炒药基本相同，一般 5～10 克。外用适量。

【参考】

1. 仙茅含树脂、鞣质、淀粉、脂肪油等[1]。

2. 本品经酒炒后，增强其补肾阳、壮筋骨的功能[2]。

3. 本品辛温有毒，不宜当作补药常服。中毒症状为舌肿胀，可用大黄、元明粉水煎服，或用三黄汤解之[3]。

## 胡芦巴 （胡巴、芦巴）



为豆科一年生草本植物胡芦巴的种子。秋季采收，晒干贮存。主产于河南、四川、安徽等地。有温肾助阳、散寒逐湿作用，主治阳痿滑精，寒疝疼痛，腹胁胀满，寒湿脚气等。饮片可分生药、盐炒药两种：生药味苦性温，以散寒逐湿力胜，多用于腹胁胀满，寒湿脚气等；盐炒药味苦微咸，性温，以温肾助阳力强，多用于阳痿滑精，寒疝疼痛等。

【加工炮制】 生药（生胡芦巴）：将原药拣去杂质，用清水洗净，晒干即得；盐炒药（盐炒胡芦巴）：取净生胡芦巴加食盐（每 100 公斤胡芦巴，用盐 2.5 公斤，开水溶化）拌匀，稍闷，置锅内文火炒至发响，呈黄色为度。

【临床应用】

**一、生药**

1. 腹胁胀满：常与附子、硫黄同用，能增强温阳散寒、逐湿除满作用，可用于肾脏虚冷，寒湿内阻，腹胁胀满，面色青黑等，如胡芦巴丸。

2. 寒湿脚气：常与吴茱萸、木瓜、牛膝等同用，能增强散寒逐湿作用，可用于寒湿脚气，腿膝疼痛，行步无力。

**二、盐炒药**

1. 阳痿滑精：常与巴戟天、补骨脂、锁阳等同用，能增强温肾助阳作用，可用于肾阳不足，阳痿滑精，精神疲惫，腰脚酸软。

2. 寒疝疼痛：常与茴香同用，具有温肾助阳、散寒止痛作用，可用于肾阳不足，寒邪内阻，疝气疼痛，如胡芦巴散。若症势剧者，宜再加配吴茱萸、川楝子等加强散寒调气之功。

3. 肾虚腰痛：常与附子、补骨脂、杜仲等同用，能增强温肾强腰作用，可用于肾气不足，腰府不坚，腰部疼痛。

4. 妇女痛经：常与艾叶、吴茱萸、当归等同用，具有温肾调经作用，可用于肾阳不足，冲任虚寒，经行腹痛，或兼经来落后等。

【处方用名】 用生药写胡芦巴、生胡芦巴、生胡巴；用盐炒药写盐炒胡芦巴、盐胡芦巴、盐胡巴。



【用量】 生药、盐炒药基本相同，一般5～10克。

【参考】

1. 胡芦巴含大量甘露半乳糖、胡芦巴碱、胆碱、挥发油、蛋白质、少量脂肪油、维生素 $B_1$[3]。

2. 本品经盐水炒后，可引药入肾，增强其补肾阳的功用[2]。

## 益智仁

为姜科多年生草本植物益智蒴果的种仁。5～6月间采摘果实，晒干贮存。主产于广东、广西等地。有补肾助阳、固精缩尿、温脾止泻、收摄涎唾作用，主治呕吐泄利，口涎自流，尿频，遗尿，遗精，早泄，崩中漏下等。饮片可分炒药和盐炒药，一般不用生药。炒药味辛，性温，以温脾止泻、收摄涎唾力胜，多用于呕吐泄利，口涎自流等；盐炒药味辛微咸，性温，以补肾助阳、固精缩尿力强，多用于尿频，遗尿，遗精，早泄，白浊，崩中漏下。

【加工炮制】 炒药（炒益智仁）：将原药置锅内，炒至外壳焦黑，取出，除去外壳，取仁捣碎即是；盐炒药（盐炒益智仁）：取净益智仁加盐水（每100公斤益智仁，用盐2.5斤，开水溶化）拌匀，置锅内微炒至干燥为度。

【临床应用】

**一、炒药**

1. 呕吐泄利：常与干姜、青皮等同用，能增强温脾祛寒、止呕止泻作用，可用于寒湿壅阻，呕吐泄利，心腹痞满，手足不温，如益智散。

2. 口涎自流：常与党参、茯苓、半夏、干姜等同用，能增强温脾胃、摄涎唾作用，可用于脾虚寒停，口涎自流等。

**二、盐炒药**



1. 尿频、遗尿：常与乌药、山药同用，能增强温肾暖脬作用，可用于肾阳不足，脬气虚寒，小便频数，或遗尿，如缩泉丸。

2. 遗精、早泄：常与菟丝子、补骨脂、莲须等同用，能增强补肾固精作用，可用于肾虚精关不固，遗精或早泄，精神衰疲，腰膝酸软。

3. 小便白浊：常与萆薢、乌药、茯苓等同用，具有补肾止浊作用，可用于肾虚小便混浊，白如米泔等。

4. 崩中漏下：常与当归、海螵蛸、棕榈炭等同用，具有补肾安冲、固经止漏作用，可用于肾气虚弱，冲任不固，崩中漏下，或月经量多，拖延难净。

【处方用名】 用炒药写益智仁、益智子、炒益智仁；用盐炒药写盐炒益智仁、盐益智仁。

【用量】 炒药、盐炒药基本相同，一般5～10克。

【参考】

1. 益智仁含挥发油，油中主要为萜烯及倍半萜烯和倍半萜醇等，有谓本品尚含有甙[1]。

2. 本品有健胃、抗利尿、减少唾液分泌作用[3]。

## 狗脊 （金毛狗脊、扶筋）

为蚌壳蕨科多年生草本植物金毛狗脊的根茎。秋末初冬采挖，洗净，晒干贮存。主产于四川、福建、浙江等地。有补肝肾、强筋骨、祛风湿、利关节作用，主治肾虚腰痛，风寒湿痹，小便频数，白带绵下等。饮片可分生药、制药两种：生药味苦甘，性温，以祛风湿、利关节力胜，多用于风寒湿痹；制药味甘苦，性温，以补肝肾、强筋骨力强，多用于肾虚腰痛，小便频数，白带绵下等。此外，部分地区还有盐炒药（用3%食盐溶化拌炒），其目的也为增强补肾作用。

【加工炮制】 生药（生狗脊）：将原药刮去毛，洗净，润透，切片，晒干即得；制药（制狗脊）：取刮净原药，清水洗后，置蒸笼内蒸至外黑内呈棕褐色为度，取出，切片，晒或烘干即得。



【临床应用】

**一、生药**

风寒湿痹：常与川乌、萆薢、苏木同用，能增强祛风湿、利关节作用，可用于风寒湿邪阻于经络、骨节，诸节疼痛，屈伸不利，如四宝丹。若兼营血不足，则常与当归、熟地黄、桂枝、秦艽、海风藤等同用，具有祛风除湿、养血活血作用，如狗脊饮。

**二、制药**

1. 肾虚腰痛：常与菟丝子、杜仲、续断、牛膝等同用，能增强补肾强腰作用，可用于肝肾不足，腰部疼痛，腿膝无力等。

2. 小便频数：常与益智仁、茯苓、乌药等同用，具有补肾缩尿作用，可用于肾虚脬弱，气化无力，小便频数，或余沥不尽；亦治小便失禁者。

3. 白带绵下：常与芡实、莲须、白果、覆盆子等同用，具有补肾止带作用，可用于肾气不足，带脉无力，白带绵下，清稀量多，或腰酸腿软。

【处方用名】 用生药写生狗脊、生扶筋；用制药写金毛狗脊、制狗脊、制扶筋。

【用量】 生药、制药基本相同，一般5～15克。

【参考】 据报道，狗脊蕨根茎含淀粉高达48.5%，并含鞣质类[8]。

## 第三节 补 血 药

补血药又称养血药，是指具有补血作用的药物，主要适用于血虚的证候。血虚之证候，多数由于心、肝、脾的病变而产生，所以补血药大部分均能补心、养肝、益脾。血虚的一般症状，如面色无华，口唇、指甲淡白，心悸，健忘，失眠，眩晕耳鸣及月经不调或闭经等。



临床使用本类药物治疗血虚证候，大都应用制药，效果较好。其生药还可用于其他的病证，如大便秘结、疮疡肿毒、肝阳上亢、手足瘛疭等。

本类药物性多滋腻，凡湿邪中阻，胃脘痞满，饮食减退，大便溏薄者，当以慎用或禁用；若脾胃素虚者，应与健脾醒胃药物同用，以免影响食欲。

### 何首乌 （地精）

为蓼科多年生缠绕草本植物何首乌的块根。春秋两季采挖，洗净，大者对半剖开，或切厚片，晒干贮存。主产于河南、湖北、江苏、四川等地。有补肝肾、益精血、通大便、解疮毒作用，主治须发早白，头目眩晕，大便秘结，疮疡痒痛，颈项瘰疬，久疟不止等。饮片可分生药、制药两种：生药味苦甘涩，性平，以通大便，解疮毒力胜，多用于大便秘结，疮疡痒痛，颈项瘰疬；制药味甘苦涩，性温，以补肝肾、益精血力强，多用于须发早白，头目眩晕，久疟不止等。

【加工炮制】 生药（生首乌）：将原药拣去杂质，洗净，润透，切片，晒干即得；制药（制首乌）：取净生首乌置蒸桶内，蒸至棕褐色，或加黑豆汁、黄酒（每100公斤首乌，用黑豆10公斤煎汁、黄酒25公斤）拌匀，置罐内或适宜容器内，坐水锅中，隔水炖至汁液吸尽，取出，切片，晒干即成。

【临床应用】

**一、生药**

1. 大便秘结：常与黑芝麻同用，能增强润肠通便作用，亦可单味应用，可用于血虚肠燥，大便秘结；亦治大肠风毒，下血不止。

2. 疮疡痒痛：常与防风、苦参、薄荷等同用，能增强解毒散风作用，可用于湿热夹风，疮肿痒痛，如何首乌散。

3. 颈项瘰疬：常与夏枯草、土贝母、当归等同用，能增强解毒软坚作用，可用于营血不足，肝经郁火炽盛，津液煎熬成痰，壅阻颈项经络，瘰疬结核渐起，形体羸瘦，或兼乍寒乍热。



**二、制药**

1. 须发早白：常与枸杞子、菟丝子、茯苓、补骨脂等同用，能增强补肝肾、益精血作用，可用于肝肾不足，须发早白；亦治遗精，崩漏，带下，如七宝美髯丹。

2. 头目眩晕：常与女贞子、菊花、枸杞子、生地黄等同用，能增强补肝益肾作用，可用于肝肾不足，虚阳上亢，头目眩晕，两耳蝉鸣等。

3. 久疟不止：常与人参、当归、陈皮、煨姜同用，具有养血益气作用，可用于气血俱虚，疟疾缠绵不止，面色无华，形神不足，如何人饮。

【处方用名】 用生药写生首乌、生何首乌；用制药写何首乌、首乌、制首乌。

【用量】 生药10～15克；制药12～30克。

【参考】

1. 何首乌含蒽醌衍化物，以大黄酚及大黄泻素为最多，其次为大黄酸、大黄泻素甲醚等。大部分呈游离状态存在。此外尚含有卵磷脂等[1]。另其浸出液中可能含有肾上腺皮质激素类似物[55]。

2. 何首乌对实验性家兔血清胆固醇的增强有抑制作用，并能减少家兔肠道胆固醇的吸收。其原理为首乌的有效成分能与胆固醇结合[56]。

3. 何首乌能缓解动脉粥样硬化的形成，阻止类脂质在血清滞留或渗透到动脉内膜，可能与其所含卵磷脂的作用有关[56]。

4. 何首乌泻下作用缓和，有效成分为蒽醌衍生物，能促进肠管蠕动而通便[57]。

5. 何首乌对流感病毒有抑制作用[58]。

6. 何首乌含的蒽醌衍生物能降低神经时值，有兴奋神经系统的作用[59]。



7. 测定了生首乌与制首乌中的含糖量及炮制时间对其中“蒽醌衍生物”含量的影响，发现生首乌经炮制后，含糖量增加，“结合蒽醌衍生物”含量降低，“游离蒽醌衍生物”含量显著增加。这说明炮制的目的，在于使一部分具有致泻作用的“结合蒽醌衍生物”水解成为无致泻作用的“游离蒽醌衍生物”[1]。

8. 何首乌中的蒽醌衍生物，遇铁有氧化还原作用，生成红棕色。因此首乌忌铁器[2]。

## 当归

为伞形科多年生草本植物当归的根。一般须培育三年才可采收。秋末挖取根部，除去茎叶、泥土，微火熏干贮存。主产于甘肃、云南，此外四川、陕西、贵州等地亦产。有补血和血、润肠通便作用，主治血虚体亏，月经不调，崩中漏下，大便秘结，跌打损伤等。饮片可分生药、酒炒药、炭药三种：生药味甘辛，性温，以润肠通便力胜，多用于大便秘结；酒炒药味甘辛，性温，以补血和血力强，多用于血虚体亏，月经不调，跌打损伤等；炭药味甘辛微涩，性温，以和血止血力胜，多用于崩中漏下。

【加工炮制】 生药（生当归）：将原药拣去杂质，洗净，润透，切片，晒干即得；酒炒药（酒炒当归）：取净生当归片加黄酒（每100公斤当归，用黄酒10公斤）喷洒均匀，稍闷，置锅内炒至微黄色为度；炭药（当归炭）：取净生当归片，放入锅内，炒至炭黑色存性为度。

【临床应用】

**一、生药**

1. 大便秘结：常与苁蓉、牛膝等同用，能增强润肠通便作用，可用于肾中精气不足，大肠干燥，大便秘结，如济川煎。若血虚肠燥，大便干结者，则常与桃仁、麻仁、生地黄等同用，如润肠丸。

2. 目暗头晕：常与地黄、枸杞子、白芍等配伍，以协同养血明目、益阴潜阳作用，用于血虚目暗，阴血亏损及头晕耳鸣等，如一贯煎、归芍地黄丸。



**二、酒炒药**

1. 血虚体亏：常与黄芪同用，具有补益气血作用，可用于心脾血虚，心悸，失眠，健忘，面色无华，神疲体倦，如当归补血汤。

2. 月经不调：常与芍药、川芎、熟地黄同用，能增强补血调经作用，可用于营血不足，月经不调、经行愆期或过少，如四物汤。若经行腹痛者，则常与香附、延胡索等同用，具有和血调气作用；若月经停闭者，则常与桃仁、红花等同用，具有活血通经作用。

3. 跌打损伤：常与红花、天花粉、穿山甲、桃仁、柴胡等同用，具有活血散瘀作用，可用于跌打损伤，血瘀气滞，胸胁疼痛，如复元活血汤。亦可与丹参、乳香、没药同用，治瘀血凝滞腹痛和遍身血瘀气滞作痛，如活络效灵丹。

**三、炭药**

崩中漏下：常与棕榈炭、龙骨、香附同用，能增强和血止血作用，可用于冲任不固，崩中漏下；亦治月经过多，如当归散。

【处方用名】 用生药写当归、生当归；用酒炒药写酒炒当归、酒当归、炒当归；用炭药写当归炭。

【用量】 生药、酒炒药、炭药基本相同，一般 5～12 克。

【参考】

1. 当归含挥发油、水溶性生物碱、蔗糖、维生素 $B_{12}$ [1]。

2. 动物实验证实，当子宫处于内加压状态时，当归对子宫有兴奋作用，使子宫内收缩由不规则变为规则，收缩力加强；当子宫内不加压时，当归对子宫有抑制作用[60]。

3. 当归有镇静、镇痛作用，其有效成分为挥发油[61]。

4. 本品有抗维生素 E 缺乏症[62]。

5. 本品体外实验对痢疾杆菌、伤寒杆菌、大肠杆菌、溶血性链球菌等有抑制作用[63]。

6. 当归主含挥发油，经酒炒后易使油质挥散，同时能增强活血散瘀的功用[2]。

## 白芍药 （芍药、白芍）

为毛茛科多年生草本植物芍药的根。夏秋季采挖，除去根茎及须根，洗净，刮去粗皮，入沸水中略煮，捞出，晒干贮存。主产于浙江、安徽、四川等地。有敛阴益血、缓急止痛作用，主治眩晕，癥瘕，月经不调，脘腹疼痛，泄泻，痢疾等。饮片可分生药、酒炒药、炭药三种：生药味苦酸，性微寒，以敛阴潜阳、平肝止晕力胜，多用于眩晕，癥瘕；酒炒药味苦酸微辛，性平，以养血益肝、缓急止痛力强，多用于月经不调，脘腹疼痛；炭药味苦酸涩，性平，以柔肝和脾、止泻止痢力专，多用于泄泻，痢疾。

【加工炮制】 生药（生白芍药）：将原药拣去杂质，洗净，润透，切片，晒干即得；酒炒药（酒炒白芍药）：取净生白芍药片加黄酒（每100公斤白芍药，用黄酒10公斤）喷淋均匀，稍闷，置锅内文火炒至微黄色为度；炭药（白芍药炭）：取净生白芍药片置锅内，炒至外表呈焦黑色炭状，内部老黄色为度。

【临床应用】

**一、生药**

1. 眩晕：常与代赭石、牡蛎、牛膝等同用，能增强敛阴潜阳、平肝止晕作用，可用于肝阴不足，虚阳上亢，头目眩晕，或脑中作痛发热，或两耳鸣响等，如镇肝熄风汤。

2. 瘛疭：常与生地黄、龟板、阿胶、鳖甲、甘草等同用，具有滋阴潜阳、熄风止痉作用，可用于温病邪热久羁，灼烁真阴，手足瘛疭，精神疲惫，脉虚舌绛，如大定风珠。

**二、酒炒药**

1. 月经不调：常与当归、川芎、熟地黄等同用，能增强养血调经作用，可用于营血亏少，冲任失养，月经不调，经来量少；亦治崩中漏下，如四物汤。

2. 脘腹胸胁疼痛：常与桂枝、甘草、生姜、饴糖等同用，能增强缓急止痛作用，可用于中焦虚寒，脘腹疼痛，喜得热按，如小建中汤；与当归等配用，以协同养血柔肝止痛，用于阴血不足，肝体失柔，胸胁疼痛，如逍遥散。

**三、炭药**

1. 泄泻：常与白术、陈皮、防风同用，能增强柔肝和脾、理肠止泻作用，可用于肝木乘脾，运化失常，大便泄泻，肠鸣腹痛，如痛泻要方。

2. 痢疾：常与诃子、肉豆蔻、木香等同用，能增强收涩止痢作用，可用于脾气虚弱，大肠虚滑，下痢稀薄，食少神疲等，如养脏汤。若属湿热积滞肠中，气血被阻，腹痛下痢，赤白相杂，则宜用炒药，不宜应用炭药收涩，并常与黄芩、黄连、大黄、当归、甘草等同用，取其调和气血、缓急止痛、理肠止痢，如芍药汤。

【处方用名】 用生药写生白芍、生白芍药；用酒炒药写白芍、白芍药、东白芍、杭白芍、酒炒白芍、酒白芍、炒白芍；用炭药写白芍炭、白芍药炭。

【用量】 生药 10～30 克；酒炒药 6～15 克；炭药6～12 克。

【参考】

1. 白芍药含白芍素，即芍药甙，又含兴奋子宫的成分，此外尚含苯甲酸、B-固甾醇、鞣质、挥发油、脂肪油[(3)]。

2. 白芍药对实验家兔的离体肠管和对大鼠在体胃及子宫的平滑肌，有降低肌张力和抑制运动的作用。芍药甙对中枢神经系统有抑制作用。白芍煎剂对痢疾杆菌、溶血性链球菌、肺炎双球菌、大肠杆菌、绿脓杆菌、金黄色葡萄球菌及伤寒杆菌等都有显著的抗菌作用[(1)]。



3. 白芍药经酒炒后，缓和其酸寒之性，能增强活血、止痛的功用[(2)]。

4. 临床观察白芍药有利尿作用，但剂量需重用[(3)]。

## 阿胶 （驴皮胶、傅致胶）

为脊椎动物马科驴的皮，去毛后熬制而成的胶块。一般在秋冬两季宰驴后，剥下驴皮水中漂泡，刮去毛，切成小块，清水再漂 2～5 天，置锅中水煎约三昼夜，待液汁稠厚即取其浓汁，然后再加水煎，如此反复 5～6 次，煎至胶质提尽，去渣，再将上述煎出之胶液过滤（或加入明矾细末少许）静置，使杂质沉淀，滤取清胶液，用文火浓缩（或在出胶前 2 小时加入适量黄酒及冰糖），至呈稠膏状时，倾入凝胶槽内，冷凝后，切成方块，阴干贮存。主产于山东、浙江，此外上海、北京、天津、武汉、沈阳等地亦产。有滋阴补血、益肺润燥、止血安络作用，主治虚烦失眠，手足抽动，久咳少痰，及多种出血证候。饮片可分生药（原药）、蛤粉炒药、蒲黄炒药三种：生药味甘，性平，以滋阴补血力胜，多用于虚烦失眠，手足抽动；蛤粉炒药味甘微咸，性平，以益肺润燥力强，多用于久咳少痰；蒲黄炒药味甘，性平，以止血安络力专，多用于咯血、鼻血、呕血、便血、痢疾、崩漏。

【加工炮制】 生药（原阿胶）：将原药拣去杂质，捣碎即成；蛤粉炒药（蛤粉炒阿胶）：先取蛤粉置锅内炒热，后加入切好的阿胶丁或阿胶碎块，炒至鼓起为圆珠状，呈黄白色，立即取出，筛去蛤粉即得；蒲黄炒药（蒲黄炒阿胶）：先取蒲黄炒热，后加入切好的阿胶丁或阿胶碎块，炒至黄色成珠，取出，筛去蒲黄即得。

【临床应用】

**一、生药**

1. 虚烦失眠：常与黄连、白芍药等同用，能增强滋阴补血、除烦安神作用，可用于血虚内热，心神失宁，虚烦不眠等，如黄连阿胶汤。

2. 手足抽动：常与白芍药、生地黄、鸡子黄、牡蛎、甘草等同用，具有柔肝熄风和增强滋阴养血作用，可用于热病邪热久羁，灼烁真阴，肝风内动，筋脉拘急，手足蠕动，或头目眩晕等，如阿胶鸡子黄汤。

**二、蛤粉炒药**

久咳少痰：常与马兜铃、杏仁、牛蒡子等同用，具有止咳化痰和增强益肺润燥作用，可用于肺阴不足，火邪偏盛，久咳不止，咯痰量少，或气急，或痰中带血，咽喉干痛，如补肺阿胶汤。

**三、蒲黄炒药**

1. 咯血：常与侧柏叶、白茅根、藕节等同用，具有清肺凉血、止血安络作用，可用于肺经邪热，损伤络脉，咯血鲜红，胸闷或胸痛。

2. 鼻血：常与茜草根、山茶花、墨旱莲等同用，具有清肝凉肺、止血安络作用，可用于肝肺郁热，鼻中窍络受伤，时时鼻孔出血。

3. 呕血：常与代赭石、参三七、白及、藕节等同用，具有止血和血、降逆和胃作用，可用于胃络受伤，血离脉道，随气上逆，呕血紫暗，或夹食物残渣。

4. 便血：常与当归、赤芍药、槐花、地榆等同用，具有止血和血、清热理肠作用，可用于湿火伤络，营血虚损，便血时作，血色紫暗或鲜红。

5. 痢疾：常与黄连、当归、干姜同用，具有滋阴补血、清热化湿作用，可用于久痢不愈，伤及阴血，下痢赤白粘冻，虚坐努责，腹痛绵绵，神疲乏力，舌红少苔，脉来细数，如驻车丸。

6. 崩漏：常与当归、艾叶、生地黄等同用，具有止血和血、安冲固经等作用，可用于冲任不固，崩中漏下；亦治妊娠下血，如胶艾汤。

【处方用名】 用生药写阿胶、驴皮胶、陈阿胶、原阿胶；用蛤粉炒药写蛤粉炒阿胶、蛤粉炒驴皮胶；用蒲黄炒药写蒲黄炒阿胶、蒲黄炒驴皮胶。



【用量】 生药、蛤粉炒药、蒲黄炒药基本相同，一般 5～15 克，其中生药宜另炖烊化后冲入药汁内服。

【参考】

1. 阿胶含明胶朊、骨胶朊，水解后产生赖氨酸、精氨酸、组氨酸和胱氨酸等，并含钙、硫[3]。

2. 阿胶有加速血液中红细胞和血红蛋白生长的作用，能改善动物体内钙的平衡，促进钙的吸收，有助于血清中钙的存留。本品能预防和治疗进行性肌营养障碍，其原理可能是防止食物中维生素 E 的氧化。阿胶还能对抗创伤性休克[1]。

## 第四节　补　阴　药

补阴药又称滋阴药或养阴药，是指具有滋养阴液作用的药物，主要适用于久病阴虚或热病伤阴的证候。其临床表现如口干咽燥，两目干涩，午后潮热，虚烦不眠，遗精，盗汗，干咳，咯血，舌红苔剥等。

临床使用本类药物治疗阴虚证候，多数应用生药，效果较好。经炮制后其功用有所改变，可用于多种病证，如阳痿、骨痿、疟母、崩漏等。

本类药物多属甘寒滋腻之品，对于肾阳虚弱、脾气不足、痰湿内阻的患者，应以慎用或忌用。

## 麦门冬 （麦冬）

为百合科多年生草本植物麦冬的块根或沿阶草的块根。4～5月间采挖，洗净，晒干贮存。主产于浙江、四川等地。有滋阴润肺、清心除烦、养胃生津作用。主治燥热咳嗽，肺痨潮热，心烦，失眠，消渴等。饮片可分生药、朱拌药、炒药三种：生药味甘微苦，性微寒，以滋阴润肺力专，多用于燥热咳嗽，肺痨潮热；朱拌药味甘微苦，性寒，以清心除烦力胜，多用于心烦不安，或不易入眠；炒药味甘微苦，性微寒近平，以养胃生津力强，多用于消渴善饮，或气短口干，或大便秘结等。



【加工炮制】 生药（生麦门冬）：将原药拣去杂质，用清水浸泡，润透后，抽去中间硬心，再洗净，晒干即得，亦有不去心，轧扁或敲扁入药；朱拌药（朱砂拌麦门冬）：取净生麦门冬喷水少许，加朱砂（每10公斤麦门冬，用朱砂0.3公斤）撒布均匀，晾干即得；炒药（炒麦门冬）：取净生麦门冬置锅内，文火炒至胀胖发松为度。

【临床应用】

**一、生药**

1. 燥热咳嗽：常与石膏、阿胶、枇杷叶等同用，能增强滋阴润肺作用，可用于燥热伤肺，清肃之职失常，咳嗽少痰，或干咳无痰，气逆而喘，咽喉干燥，或兼头痛身热，如清燥救肺汤。

2. 肺痨潮热：常与地骨皮、北沙参、青蒿等同用，能增强滋阴清热、润肺祛痰作用，可用于肺痨日久，阴分受伤，虚火内扰，形体羸瘦，午后潮热，两颧绯红，或干咳少痰。

**二、朱拌药**

1. 心烦：常与黄连、生地黄、玄参、竹叶心等同用，能增强清心除烦作用，可用于温邪入营，心神被扰，心烦躁动，身热口渴等，如清营汤。

2. 失眠：常与丹参、百合、酸枣仁等同用，具有宁心安神作用，可用于热病后期心阴受伤，或杂病心中阴血不足，神失安宁，少眠或不眠，甚至通宵不能入睡者。

**三、炒药**

1. 消渴善饮：常与乌梅同用，能增强养胃和脾、生津止渴作用，可用于消渴日久，咽干难忍，饮水不止等，如总录麦门冬汤。

2. 气短口干：常与人参、五味子同用，具有益气生津作用，可用于气液两伤，气短口干，汗多体倦，如生脉散。若急性热病胃津耗竭，舌红苔光者，则宜用生药，以加强清热生津之功。

3. 大便秘结：常与肉苁蓉、当归、天门冬等同用，具有益胃润肠作用，可用于肠胃津少，大便秘结，如六成汤。若热病中期，胃津干涸，大便秘结，则宜用生药，并常与玄参、生地黄同用，以增强生津养液、润燥通便之功，如增液汤。

【处方用名】 用生药写麦冬、麦门冬、寸麦冬、笕麦冬、生麦冬；用朱拌药写朱砂拌麦冬、朱麦冬；用炒药写炒麦冬、炒麦门冬。

【用量】 生药、朱拌药、炒药基本相同，一般 6～15 克；大剂量可用至 30 克。

【参考】

1. 麦门冬含有多量葡萄糖、粘液质，少量 B-固甾醇，维生素A类物质[3]。

2. 麦门冬有解热、消炎、镇咳、祛痰、利尿、强心、强壮作用，并有抗菌作用，体外实验证实对白色葡萄球菌、大肠杆菌、伤寒杆菌有较强的抑菌作用[64]。

## 玉竹 （萎蕤或葳蕤）

为百合科多年生草本植物玉竹的根茎。春秋两季采挖，洗净，晒干贮存。主产于河南、辽宁、湖南、江苏、浙江等地。有滋阴益气、生津止渴作用，主治阴虚感冒，燥热口干，热病阴亏，虚劳发热等。饮片可分生药、蒸药两种：生药味甘，性微寒，以生津止渴力专，多用于阴虚感冒，燥热口干；蒸药味甘，性平，以滋阴益气力强，多用于热病伤阴，虚劳发热等。

【加工炮制】 生药（生玉竹）：将原药拣去杂质，洗净，润软，切片，晒干即得；蒸药（蒸玉竹）：取洗净原药，置蒸笼内蒸至外表呈黑色，内部棕褐色为度，取出，切片，晒干即成。

【临床应用】

**一、生药**

1. 阴虚感冒：常与葱白、桔梗、白薇、薄荷等同用，共奏清热生津、解表散邪作用，可用于素质阴虚，外邪侵袭，发热咳嗽，口干咽痛，如加减萎蕤汤。

2. 燥热口干：常与沙参、麦门冬等同用，能增强生津止渴作用，可用于燥邪伤津，口干舌燥；亦治胃热炽盛，烦渴善饥，如玉竹麦门冬汤。

**二、蒸药**

1. 热病伤阴：常与麦门冬、生地黄、沙参、冰糖同用，具有滋阴养液作用，可用于热病后期，阴液耗损，或热病中期，下后汗出，阴液亏耗，口干咽燥，舌红苔光，脉细数，如益胃汤。

2. 虚劳发热：常与党参、黄芪、地骨皮等同用，能增强滋阴益气作用，可用于气阴两虚，时时发热，形体羸瘦，自汗或盗汗，神疲乏力。

【处方用名】 用生药写玉竹、肥玉竹、生玉竹、萎蕤、葳蕤；用蒸药写蒸玉竹、蒸萎蕤、制玉竹、制葳蕤。

【用量】 生药、蒸药基本相同，一般8～20克。

【参考】

1. 玉竹含强心甙、生物碱和维生素A类物质、烟酸、粘液质[3]。

2. 玉竹小剂量有强心作用，大剂量则可抑制心脏，并有降低血糖作用[5]。

3. 玉竹有轻度强心和升血压的作用，与党参合用，又能改善心肌缺血的心电图不正常[65]；并有类似肾上腺皮质激素的作用[65]。

## 地黄

为玄参科多年生草本植物地黄的块根。秋季采挖，春季也可。主产于河南、浙江、江苏、四川等地。有清热滋阴、补血益精、凉血止血等作用，主治热病伤阴，或阴虚内热，或精血不足等证候。



本品包括鲜地黄、干地黄、熟地黄三类药物，鲜地黄以清热凉血力专，多用于热病伤阴之证候；干地黄以滋阴凉血力胜，多用于阴虚内热之证候；熟地黄以补血益精力强，多用于精血不足之证候。具体饮片可分以下几种：

鲜地黄类：可分原药和汁药。原药味甘微苦，性寒，以清热止渴力胜，多用于热病烦渴，消渴大饮，热痹肿痛；汁药味甘微苦，性寒，以清热止血力强，多用于大量咳血，产后血崩。

干地黄类：可分原药、炒药、炭药三种。原药味甘微苦，性凉，以滋阴清热力胜，多用于阴虚发热；炒药味甘微苦，性凉，以滋阴益血力强，并能减少滋腻碍胃之性，多用于血虚发热；炭药味甘苦微涩，性凉，以滋阴止血力专，多用于各种出血证。

熟地黄类：可分原药、炒药、炭药三种。原药味甘，性微温，以补血益精力胜，多用于精血不足，肾不纳气，肾虚牙痛；炒药味甘，性微温，以补血和营力强，并能减少滋腻碍胃之性，多用于营血不足，血虚经病；炭药味甘微涩，性微温，以补血止血力专，多用于崩中漏下等。

【加工炮制】

鲜地黄类

原药（鲜地黄）：采时勿使外皮受伤，以免腐烂，同时采回后，放地上，覆以干燥的泥土，一般可贮存三个月，用时洗净，除去芦头，拭干，切段或片即得；汁药（鲜地黄汁）：取鲜地黄洗净，切去芦头，捣碎，榨取汁液即成。

干地黄类

原药（干地黄）：采集后，不用水洗，直接焙干或晒干贮存，用时拣去杂质，洗净，切片，晒干即得；炒药（炒生地）：取净干地黄片置锅内，文火炒至微焦为度；炭药（生地炭）：取净干地黄片置锅内，清炒至外表呈炭黑色，内部松脆为度。



熟地黄类

原药（熟地黄）：取洗净干地黄，入蒸器中，或加30%黄酒，同蒸至内呈黑色为度，取出，切片，晒干即得；炒药（炒熟地）：取熟地片置锅内，清炒至微焦为度；炭药（熟地炭）：取熟地片入锅中，清炒至外呈炭黑色，内部松脆为度。

【临床应用】

鲜地黄类

**一、原药**

1. 热病烦渴及血热动血：常与玄参、麦门冬、金银花、黄连等同用，能增强清热止渴、凉血解毒作用，可用于温邪由气入营，身热烦渴，时有谵语，舌赤脉数；血热动血，常与犀角、丹皮、赤芍配用，如犀角地黄汤。

2. 消渴大饮：常与麦门冬、天花粉等同用，能增强清热止渴作用，可用于燥热内盛，阴液耗伤，口渴频饮，善饥多食，小便颇多。

3. 热痹肿痛：可单味应用，亦可与桑枝、薏苡仁等同用，加强清热蠲痹作用，可用于热痹肿痛，局部焮红，屈伸不利等。

**二、汁药**

1. 大量咯血：常与大黄同用，具有清热泻火、凉血止血作用，可用于火邪伤络，咯血甚多，心烦气粗。若大量咳血不止，红面，手足不温，则宜与鹿角胶、童便同用，具有清热凉血、引火下行作用，如地黄饮。

2. 产后血崩：常与益母草、黄酒同用，具有凉血、除烦、祛瘀、止血作用，可用于产后血崩不止，心神烦乱，如地黄酒。

干地黄类

**一、原药**



阴虚发热：常与玄参、麦门冬、地骨皮等同用，能增强滋阴清热作用，可用于病久体亏，阴虚发热，口干咽燥，舌红苔光，脉细数；亦治消渴和热性病中后期之阴液亏耗者。

**二、炒药**

血虚发热：常与当归、白芍药、阿胶、白薇等同用，具有增强滋阴益血作用，可用于阴血不足，面色无华，爪甲淡白，时有低热；亦治血虚夹热，月经先期等。

**三、炭药**

1. 咯血、衄血：常与侧柏叶、旱莲草、棕榈炭、茜草根、山茶花等同用，能增强滋阴止血作用，可用于阳络受伤，血不循经，咯血，或鼻衄，或牙衄久不止者。若血热甚者，宜用干地黄之原药或鲜地黄之汁药。

2. 便血：常与槐花、地榆、侧柏叶、黄连等同用，具有清热理肠、滋阴止血作用，可用于谷道蕴结邪热，阴络受伤，大便时时带血，或纯下鲜血。

3. 尿血：常与白茅根、小蓟、茜草根、车前子等同用，具有清热利湿和滋阴止血作用，可用于湿火下迫，损伤阴络，尿血时作，或尿中夹有血块。

4. 崩漏：常与当归、白芍药、阿胶、椿根皮、艾叶等同用，具有固经止血作用，可用于冲任失调，胞宫夹热，崩漏不止；亦治妊娠下血等。

熟地黄类

**一、原药**

1. 精血不足：常与枸杞子、龟板胶、山茱萸等同用，能增强补益精血作用，可用于肾中精血不足，眩晕耳鸣，盗汗，遗精，腰膝酸软等。

2. 肾虚牙痛：常与牛膝、石膏、麦门冬等同用，具有滋肾清胃作用，可用于肾中精血不足，不能濡养阳明胃经，胃火炽盛，牙痛反复不愈，口干咽燥等，如玉女煎。

**二、炒药**

1. 营血不足：常与当归、首乌、白芍药、龙眼肉等同用，能增强补血和营作用，可用于营血不足，面色无华，爪甲淡白，神疲体倦，或心悸少眠等。



2. 血虚经病：常与川芎、白芍药、当归、香附等同用，能增强补血调经作用，可用于营血虚滞，月经不调，形体羸瘦，面色无华等。

**三、炭药**

崩中漏下：常与艾叶、炮姜、侧柏叶、棕榈炭等同用，能增强补血止血、固经止漏作用，可用于冲任虚损，崩中漏下。若兼气虚者，宜再加配黄芪、党参益气摄血。

【处方用名】

鲜地黄类：用原药写鲜生地、鲜地黄；用汁药写鲜生地汁、地黄汁、生地汁。

干地黄类：用原药写生地、地黄、干地黄；用炒药写炒生地、炒地黄；用炭药写生地炭、地黄炭。

熟地黄类：用原药写熟地、熟地黄、大熟地；用炒药写炒熟地、炒熟地黄；用炭药写熟地炭、熟地黄炭。

【用量】

鲜地黄类药：原药、汁药基本相同，一般15～30克，汁药大剂量可用至60克。

干地黄类药：原药、炒药、炭药基本相同，一般12～20克，大剂量可用至30克。

熟地黄类药：原药、炒药、炭药基本相同，一般12～20克，大剂量可用至30克。

【参考】

1. 生地黄含地黄素、甘露醇、葡萄糖、铁质、维生素A等[1]。

2. 生地黄中等量对动物有强心作用，大剂量可使心脏中毒。此外，还有升压、利尿、降低血糖的作用[1]。

3. 熟地黄含地黄素、甘露醇、维生素A类物质[3]。

4. 对熟地黄的药理作用研究得还不多，除滋养、强壮、降血糖外，还可能具有与生地相似的一些作用，如强心、利尿、抗过敏等[3]。



## 龟板 （龟甲、玄武版、坎版）

为龟科动物乌龟的腹甲。四季均可捕捉，但以秋冬季为多。杀死后，剔除筋肉，取其腹甲，洗净，晒干贮存。主产于湖北、湖南、安徽、江苏、浙江等地。有滋阴潜阳、补肾壮骨、益血止血作用，主治头目眩晕，手足瘛疭，盗汗，咯血，骨痿，崩漏等。饮片可分生药、炙药、胶药三种：生药味甘咸，性寒，以滋阴潜阳力专，多用于头目眩晕，手足瘛疭；炙药味甘咸微酸，性寒偏平和，以补肾壮骨、滋阴止血力胜，多用于劳热咯血，脚膝痿弱，潮热盗汗，痔疮肿痛；胶药味甘咸，性平，以滋阴益精、补血止血力强，多用于阳痿遗精，崩中漏下等。

【加工炮制】 生药（生龟板）：将原药用清水浸泡，刮去残肉，洗净，日晒夜露，至无臭味为度，捣碎，再晒干即成；炙药（炙龟板）：先以砂子置锅中炒热，后取净生龟板倒入锅内，拌炒至淡黄色质疏松，取出，筛去砂子，趁热醋淬（每100公斤龟板，用米醋30公斤），取出，晒干即得；胶药（龟板胶）：取漂泡后的净生龟板，置锅中水煎，液浓即取其液，加水再煎，煎至胶质尽，去渣，然后再将上述多次煎出的胶液，过滤合并，加入少许明矾粉，静置，滤取澄清的胶液，用文火浓缩（或加入适量黄酒、冰糖）至呈稠膏状，倾入凝胶槽内，冷凝后，取出，切成小块，阴干即是。

【临床应用】

**一、生药**

1. 头目眩晕：常与牛膝、代赭石、牡蛎等同用，能增强滋阴潜阳作用，可用于肾阴不足，肝阳上亢，头目眩晕，或脑中疼痛觉热，或两耳蝉鸣等，如镇肝熄风汤。

2. 手足瘛疭：常与白芍药、阿胶、生地黄、麦门冬、牡蛎、鳖甲等同用，能增滋阴潜阳、熄风止痉作用，可用于温病日久，灼烁真阴，手足瘛疭等，如大定风珠。



**二、炙药**

1. 劳热咯血：常与知母、黄柏、熟地黄等同用，能增强滋阴止血作用，可用于阴虚火旺，骨蒸潮热，咳嗽咯血，或盗汗等，如大补阴丸。若气阴两亏，精血不足，则常与人参、生地黄、天门冬、紫河车、黄柏等同用，具有滋阴益气、补精养血作用，如大造丸。

2. 脚膝痿弱：常与熟地黄、黄柏、白芍药、锁阳、虎骨等同用，能增强补肾壮骨作用，可用于肝肾不足，脚膝痿弱，肌肉瘦削，步履乏力，如虎潜丸。

3. 痔疮肿痛：常与蛇蜕、露蜂房、猪蹄甲等同用，具有解毒消肿和滋阴止血作用，可用于阴血不足，湿火阻滞，痔疮日久不愈，肿硬疼痛，时时出血，如龟甲散。

**三、胶药**

1. 阳痿遗精：常与鹿角胶、枸杞子、人参同用，能增强补肾益精作用，可用于肾中元阴元阳不足，阳痿遗精，精神衰疲，腰腿酸软，或两耳鸣响，目视不明。

2. 崩中漏下：常与熟地黄、当归、龙骨、茜草根等同用，能增强补血止血作用，可用于阴血不足，冲任虚损，崩中漏下；亦治赤白带下反复不愈者。

【处方用名】 用生药写生龟板、生坎版；用炙药写龟板、玄武版、炙龟板、醋龟板；用胶药写龟板胶、龟甲胶、龟胶。

【用量】 生药、炙药 10～30 克先煎；胶药 5～10 克，须另炖烊化，冲入药汁中服。

【参考】

1. 龟板含动物胶、角质、蛋白、脂肪及钙磷(1)。

2. 本品有解热镇静、强健筋骨、凉血补血作用，可能与其所含钙质有关(3)。



3. 本品砂炒醋淬后，使其骨质松脆，易于煎出药汁，同时醋能引入肝经，有敛阴止血的作用(2)。

## 鳖甲

为鳖科动物中华鳖的背甲。四季均可捕捉，但春秋两季为多，杀死后，置沸水中烫至背甲上的硬皮能脱落时，取出，剥下背甲，刮净残肉，晒干贮存。主产于江苏、浙江、湖北、河南、江西等地。有滋阴清热、平肝潜阳、软坚散结等作用，主治阴虚潮热，手足蠕动，癥积疟母，月经停闭，崩中漏下等。饮片可分生药、炙药、胶药三种：生药味咸，性微寒，以滋阴清热、平肝潜阳力专，多用于阴虚潮热，手足蠕动；炙药味咸微酸，性平，以软坚散结力胜，多用于癥积、疟母，月经停闭；胶药味咸，性平，以滋阴退蒸、补血止血力强，多用于劳热咯血，崩中漏下等。

【加工炮制】 生药（生鳖甲）：将原药用水浸泡 25 天左右（伏天），到期放去臭水，取出，大块的用棒捣碎，用清水淘净，再用水漂约 7 天，每天换水二次，捞取，日晒夜露至无臭气味为度；炙药（炙鳖甲）：先取砂子置锅内炒热，然后加入净生鳖甲，炒至表面淡黄色，质松脆，取出，筛去砂子，醋淬（每 100 公斤鳖甲，用醋 30 公斤），捞取，晒干即得；胶药（鳖甲胶）：取净生鳖甲，置锅中加水煎取胶汁，约煎 3～5 次至胶质尽，去滓，再将各次煎汁，过滤合并（或加明矾粉少许），静置，滤取清胶汁，用文火加热，浓缩（或加适量黄酒、冰糖）成稠膏状，倾入胶盘中，冷凝后，取出，切成小块，阴干即成。

【临床应用】

**一、生药**

1. 阴虚潮热：常与地骨皮、银柴胡、青蒿、知母等同用，能增强滋阴清热作用，可用于阴分不足，午后潮热，手足心热，面红颧赤，形体消瘦等，如清骨散。

2. 手足蠕动：常与牡蛎、生地黄、白芍药等同用，能增强滋阴潜阳、平肝熄风作用，可用于热邪深入下焦，真阴受伤，风阳内动，手足蠕动，舌干齿黑，脉象沉数，如二甲复脉汤。



**二、炙药**

1. 癥积、疟母：常与柴胡、芍药、蜣螂、桃仁、䗪虫等同用，能增强软坚散结作用，可用于心腹癥积，或疟疾日久，成为疟母，胁下痞硬有块，如鳖甲煎丸。

2. 月经停闭：常与当归、三棱、莪术、红花、香附等同用，具有活血破瘀、散结通经作用，可用于冲任失调，瘀血结滞，月经停闭，小腹疼痛。

**三、胶药**

1. 劳热咯血：常与生地黄、麦门冬、北沙参、地骨皮、知母等同用，能增强滋阴止血作用，可用于阴虚劳热，咳嗽咯血，或盗汗，两颧绯红等。

2. 崩中漏下：常与当归、生地黄、白芍药、牡蛎、茜草根等同用，具有滋阴益血、固经止血作用，可用于营血虚损，冲任夹热，崩中漏下，日久不止者。

【处方用名】 用生药写生鳖甲；用炙药写鳖甲、炙鳖甲、醋鳖甲；用胶药写鳖甲胶。

【用量】 生药 15～30 克，先煎；炙药 10～20 克，先煎；胶药 4～10 克，烊化冲服。

【参考】

1. 鳖甲含有动物胶质、碘、钙及维生素 D 等[4]。

2. 本品砂炒醋淬，使骨质酥松，易于煎生药汁，同时有收敛、消积、软坚、止痛等作用[2]。

## 百合

为百合科多年生草本植物百合、细叶百合、麝香百合及其同属多种植物的地下鳞茎的鳞片。秋冬季采挖，除去地上部分，洗净泥土，剥取鳞片，用沸水捞过，晒干贮存。主产于浙江、陕西、湖南、江苏等地。有润肺止咳、清心安神作用，主治肺虚咳嗽，虚烦惊悸等。饮片可分生药、蜜炙药两种：生药味甘微苦，性微寒，以清心安神力胜，多用于虚烦惊悸；蜜炙药味甘微苦，性平，以润肺止咳力强，多用于肺虚咳嗽等。



【加工炮制】 生药（生百合）：将原药拣净杂质和黑瓣，筛去灰屑即得；蜜炙药（蜜炙百合）：取净生百合加炼蜜（每 100 公斤百合，用蜂蜜 10～15 公斤）与开水少许，拌匀，稍闷，置锅内用文火炒至黄色蜜汁吸尽为度。

【临床应用】

**一、生药**

虚烦惊悸：常与知母或生地黄同用，能增强清心安神作用，可用于热病后余热未清，虚烦惊悸，神志恍惚，如百合知母汤、百合地黄汤。若阴血不足，神失安宁，心烦失眠，则常与酸枣仁、麦门冬、丹参、柏子仁等同用，具有滋阴益血、清心安神作用。

**二、蜜炙药**

肺虚咳嗽：常与款冬花同用，能增强润肺止咳作用，可用于肺虚久咳，反复不愈，如百花膏。若兼肾阴不足，虚热内扰，咳嗽气促，咯血或痰中带血，咽喉干痛，则常与熟地黄、生地黄、玄参、川贝母、麦门冬等同用，具有滋肾润肺、止咳祛痰作用，如百合固金汤。

【处方用名】 用生药写百合、生百合；用蜜炙药写炙百合、蜜炙百合、蜜百合。

【用量】 生药、蜜药基本相同，一般 10～30 克。

【参考】

1. 百合含水解秋水仙碱、淀粉、蛋白质、脂肪[3]。

2. 据报道，百合煎剂对氨水引起的小鼠咳嗽有止咳作用，小白鼠肺灌流使流量增加，并能对抗组织胺引起的蟾蜍哮喘[8]。

## 女贞子 （女贞实、冬青子）

为木犀科植物常绿灌木女贞的成熟果实。冬季果实成熟时采摘，除去枝叶，晒干贮存。主产于浙江、江苏、湖南、福建等地。有补益肝肾、清热解毒等作用，主治肝热目暗，项颈瘰疬，头目眩晕，须发早白等。饮片可分生药、制药两种：生药味苦微甘，性微寒，以清热解毒力胜，多用于肝热目暗，颈项瘰疬，大便秘结；制药味甘微苦，性平，以补益肝肾力强，多用于头目眩晕，须发早白，肾虚下消等。



【加工炮制】 生药（生女贞子）：将原药拣去杂质，洗净，晒干即得；制药（制女贞子）：取净生女贞子加黄酒（每 100 公斤女贞子，用黄酒 20 公斤）拌匀，置蒸器内蒸至热气上升后 4 小时取出，烘或晒干即成。

【临床应用】

**一、生药**

1. 肝热目暗：常与草决明、密蒙花、菊花等同用，能增强清热解毒、凉肝明目作用，可用于肝经邪热，眼目昏暗，或目赤作痛。

2. 颈项瘰疬：常与地骨皮、夏枯草、青蒿等同用，能加强清热解毒和消肿散结作用，可用于颈项瘰疬，常有低热者。

3. 大便秘结：常与生首乌或火麻仁等同用，具有清热通便作用，可用于营血不足，肠燥便秘。亦可与大黄等同用，治热病肠燥，大便秘结者。

**二、制药**

1. 头目眩晕：常与枸杞子、山茱萸、生地黄等同用，能增强补益肝肾作用，可用于肝肾阴虚，头目眩晕，耳鸣，遗精，腰腿酸软等。

2. 须发早白：常与旱莲草或何首乌等同用，能增强补肝肾、乌须发作用，可用于肝肾亏弱，精血不足，须白早发，如二至丸。

3. 肾虚下消：常与生地黄、龟板、石斛、天花粉、牛膝等同用，具有滋养阴液作用，可用于邪热深入下焦，肾中真阴受伤，小便频多，质如脂膏，口干咽燥，腰脚酸软，如女贞汤。



【处方用名】 用生药写生女贞、生女贞子；用制药写女贞子、女贞实、制女贞、酒女贞。

【用量】 生药、制药基本相同，一般 10～20 克。

【参考】

1. 据报道，女贞果实含齐墩果酸、甘露醇、葡萄糖、棕榈酸、硬脂酸、油酸，亚油酸。果皮含齐墩果酸、乙酰齐墩果酸、熊果酸。种子含脂肪油 14.9%，油中棕榈酸与硬脂酸为 19.5%、油酸和亚麻酸等为 80.5%[8]。

2. 齐墩果酸有某些强心、利尿作用；甘露醇则有缓下作用；还含有多量的葡萄糖，这些可能与其强壮作用有关[8]。

3. 女贞子生用有清凉解毒的作用；酒蒸后可改变其寒滑之性，增强补益的效力[2]。

附：补益药性能与主治简表

| 类别 | 药名 | | 性味 | 主要功用 | 适用范围 |
|---|---|---|---|---|---|
| 补气药 | 黄芪 | 生药 | 味甘，性微温 | 固表止汗，利水消肿，托毒排脓 | 1. 表虚自汗<br>2. 水肿恶风<br>3. 疮疡难溃 |
| | | 炒药 | 味甘，性温 | 补益脾气，<br>兼有温阳作用 | 1. 泄泻<br>2. 劳倦<br>3. 脱肛<br>4. 阴挺<br>5. 崩漏 |
| | | 蜜炙药 | 味甘，性微温而润 | 补益肺气，兼有润燥作用 | 1. 肺虚气短<br>2. 气虚便秘 |
| | 党参 | 生药 | 味甘，性平 | 益气生津 | 1. 气液两伤<br>2. 气血两亏 |
| | | 炒药 | 味甘，性平偏温 | 补气健脾 | 1. 脾虚泄泻<br>2. 中气下陷 |
| | 白术 | 生药 | 味甘苦，性温 | 健脾燥湿 | 1. 水肿<br>2. 水饮<br>3. 风湿痹痛 |
| | | 炒药 | 味甘苦，性温 | 健脾益气 | 1. 脘腹痞满<br>2. 中气下陷 |
| | | 炭药 | 味甘苦微涩，性温 | 健脾止泻 | 脾虚泄泻 |
| | 扁豆 | 生药 | 味甘，性平 | 消暑化湿 | 1. 暑湿<br>2. 消渴 |
| | | 炒药 | 味甘，性微温 | 健脾益气，止泻止带 | 1. 泄泻<br>2. 带下 |
| | 山药 | 生药 | 味甘，性平 | 润肺宁嗽，生津止渴 | 1. 肺虚咳嗽<br>2. 消渴饮水 |

续表

| 类别 | 药名 | | 性味 | 主要功用 | 适用范围 |
| --- | --- | --- | --- | --- | --- |
| 补气药 | 山药 | 炒药 | 味甘，性微温 | 健脾止泻，益肾固精 | 1. 泄泻<br>2. 遗精<br>3. 遗尿<br>4. 带下 |
| | 甘草 | 生药 | 味甘，性平 | 清热解毒，润肺止咳 | 1. 疮疡肿毒<br>2. 痰热咳嗽 |
| | | 蜜炙药 | 味甘，性微温 | 甘温益气，缓急止痛 | 1. 脾胃虚弱<br>2. 心悸脉代 |
| 补阳药 | 鹿角 | 生片药 | 味咸，性温 | 行血消肿，温肾益精 | 1. 腰痛<br>2. 阳痿<br>3. 阴证疮疡 |
| | | 胶药 | 味甘咸，性温 | 补肾壮阳，填精益髓 | 1. 虚劳<br>2. 咯血<br>3. 尿血<br>4. 鹤膝风 |
| | | 霜药 | 味咸，性温 | 益肾助阳，止血止泻 | 1. 盗汗<br>2. 膏淋<br>3. 泄泻<br>4. 崩漏 |
| | 肉苁蓉 | 生药 | 味甘酸咸，性温 | 补肾止浊，润肠通便 | 1. 便秘<br>2. 白浊 |
| | | 酒制药 | 味甘酸咸微辛，性温 | 补肾壮阳，强腰坚骨 | 1. 阳痿<br>2. 腰痛<br>3. 不孕 |
| | 巴戟天 | 生药 | 味辛甘，性微温 | 健筋骨，祛风温 | 风冷腰痛 |
| | | 盐制药 | 味甘咸微辛，性温 | 补肾壮阳 | 1. 阳痿早泄<br>2. 子宫虚冷<br>3. 小便失禁 |

续表

| 类别 | 药名 | | 性味 | 主要功用 | 适用范围 |
| --- | --- | --- | --- | --- | --- |
| 补阳药 | 杜仲 | 生药 | 味甘微辛，性温 | 益肝舒筋 | 1. 头目眩晕<br>2. 阴下湿痒 |
| | | 盐炒药 | 味甘微咸，性温 | 补肾坚骨 | 1. 肾虚腰痛<br>2. 胎元不固 |
| | 沙苑子 | 生药 | 味甘，性温 | 益肝明目 | 肝虚目昏 |
| | | 盐炒药 | 味甘微咸，性温 | 补肾涩精 | 1. 肾虚腰痛<br>2. 梦遗滑精<br>3. 尿频、遗尿 |
| | 菟丝子 | 生药 | 味辛甘，性平 | 养肝明目 | 肝虚目暗 |
| | | 制饼药 | 味甘微辛，性微温 | 补肾涩精，止泻，固胎 | 1. 阳痿早泄<br>2. 尿频、遗尿<br>3. 大便泄泻<br>4. 胎元不固 |
| | 续断 | 生药 | 味苦辛，性微温 | 续筋骨，通血脉 | 1. 风湿痹痛<br>2. 跌仆损伤 |
| | | 炒药 | 味苦微辛带涩，性微温 | 补肝肾，止崩漏 | 1. 肾虚腰痛<br>2. 崩漏、胎滑 |
| | 淫羊藿 | 生药 | 味辛甘，性温 | 祛风除湿 | 风湿痹痛 |
| | | 炙药 | 味甘微辛，性温 | 温肾壮阳 | 1. 阳痿不举<br>2. 宫冷不孕 |
| | 仙茅 | 生药 | 味辛微甘，性温，有毒 | 散寒除湿 | 1. 腰脚冷痹<br>2. 痈疽肿毒 |
| | | 酒炒药 | 味辛微甘，性温，有小毒 | 补肾壮阳 | 1. 阳痿不举<br>2. 头目眩晕<br>3. 小便失禁 |
| | 胡芦巴 | 生药 | 味甘，性温 | 散寒逐湿 | 1. 腹胁胀满<br>2. 寒湿脚气 |
| | | 盐炒药 | 味苦微咸，性温 | 温肾助阳 | 1. 阳痿滑精<br>2. 寒疝疼痛 |

续表

| 类别 | 药名 | | 性味 | 主要功用 | 适用范围 |
|---|---|---|---|---|---|
| 补阳药 | 益智仁 | 炒药 | 味辛，性温 | 温脾止泻，收摄涎唾 | 1. 呕吐泄利<br>2. 口涎自流 |
| | | 盐炒药 | 味辛微咸，性温 | 补肾助阳，固精缩尿 | 1. 尿频、遗尿<br>2. 遗精、早泄 |
| | 狗脊 | 生药 | 味苦甘，性温 | 祛风湿，利关节 | 风寒湿痹 |
| | | 制药 | 味甘苦，性温 | 补肝肾，强筋骨 | 1. 肾虚腰痛<br>2. 小便频数 |
| 补血药 | 何首乌 | 生药 | 味苦甘涩，性平 | 通大便，解疮毒 | 1. 大便秘结<br>2. 疮疡痒痛 |
| | | 制药 | 味甘苦涩，性温 | 补肝肾，益精血 | 1. 须发早白<br>2. 头目眩晕<br>3. 久疟不止 |
| | 当归 | 生药 | 味甘辛，性温 | 润肠通便 | 大便秘结 |
| | | 酒炒药 | 味甘辛，性温 | 补血和血 | 1. 血虚体亏<br>2. 月经不调<br>3. 跌仆损伤 |
| | | 炭药 | 味甘辛微涩，性温 | 和血止血 | 崩中漏下 |
| | 白芍药 | 生药 | 味苦酸，性微寒 | 敛阴潜阳，平肝止晕 | 1. 眩晕<br>2. 癒瘕 |
| | | 酒炒药 | 味苦酸微辛，性平 | 养血益肝，缓急止痛 | 1. 月经不调<br>2. 脘腹疼痛 |
| | | 炭药 | 味苦酸涩，性平 | 柔肝和脾，止泻止痢 | 1. 泄泻<br>2. 痢疾 |
| | 阿胶 | 生(原)药 | 味甘，性平 | 滋阴补血 | 1. 虚烦失眠<br>2. 手足抽动 |
| | | 蛤粉炒药 | 味甘微咸，性平 | 益肺润燥 | 久咳少痰 |

续表

| 类别 | 药名 | | | 性味 | 主要功用 | 适用范围 |
|---|---|---|---|---|---|---|
| 补阴药 | 阿胶 | 蒲黄炒药 | | 味甘，性平 | 止血安络 | 1. 咳血<br>2. 呕血<br>3. 便血<br>4. 崩漏 |
| | 麦门冬 | 生药 | | 味甘微苦，性微寒 | 滋阴润肺 | 1. 燥热咳嗽<br>2. 肺痨潮热 |
| | | 朱拌药 | | 味甘微苦，性寒 | 清心除烦 | 1. 心烦<br>2. 失眠 |
| | | 炒药 | | 味甘微苦，性微寒近平 | 养胃生津 | 1. 消渴善饮<br>2. 气短口干 |
| | 玉竹 | 生药 | | 味甘，性微寒 | 生津止渴 | 燥热口干 |
| | | 蒸药 | | 味甘，性平 | 滋阴益气 | 1. 热病伤阴<br>2. 虚劳发热 |
| | 地黄 | 鲜生地 | 原药 | 味甘微苦，性寒 | 清热止渴 | 1. 热病烦渴<br>2. 消渴大饮 |
| | | | 汁药 | 味甘微苦，性寒 | 清热止血 | 1. 咳血<br>2. 血崩 |
| | | 干生地 | 原药 | 味甘微苦，性凉 | 滋阴清热 | 阴虚发热 |
| | | | 炒药 | 味甘微苦，性凉 | 滋阴益血 | 血虚发热 |
| | | | 炭药 | 味甘苦微涩，性凉 | 滋阴止血 | 1. 咳血<br>2. 便血<br>3. 尿血<br>4. 崩漏 |
| | | 熟地 | 原药 | 味甘，性微温 | 补血益精 | 1. 精血不足<br>2. 肾虚牙痛 |

续表

| 类别 | 药名 | | | 性味 | 主要功用 | 适用范围 |
|---|---|---|---|---|---|---|
| 补阴药 | 地黄 | 熟地 | 炒药 | 味甘，性微温 | 补血和营 | 1. 营血不足<br>2. 血虚经病 |
| | | | 炭药 | 味甘微涩，性微温 | 补血止血 | 崩中漏下 |
| | 龟板 | 生药 | | 味甘咸，性寒 | 滋阴潜阳 | 1. 头目眩晕<br>2. 手足瘛疭 |
| | | 炙药 | | 味甘咸微酸，性寒偏平和 | 补肾壮骨，滋阴止血 | 1. 劳热咳血<br>2. 脚膝痿弱 |
| | | 胶药 | | 味甘咸，性平 | 滋阴益精，补血止血 | 1. 阳痿遗精<br>2. 崩中漏下 |
| | 鳖甲 | 生药 | | 味咸，性微寒 | 滋阴清热，平肝潜阳 | 1. 阴虚潮热<br>2. 手足蠕动 |
| | | 炙药 | | 味咸微酸，性平 | 软坚散结 | 1. 癥积、疟母<br>2. 月经停闭 |
| | | 胶药 | | 味咸，性平 | 滋阴退蒸，补血止血 | 1. 劳热咳血<br>2. 崩中漏下 |
| | 百合 | 生药 | | 味甘微苦，性微寒 | 清心安神 | 虚烦惊悸 |
| | | 蜜炙药 | | 味甘微苦，性平 | 润肺止咳 | 肺虚咳嗽 |
| | 女贞子 | 生药 | | 味苦微甘，性微寒 | 清热解毒 | 1. 肝热目暗<br>2. 颈项瘰疬 |
| | | 制药 | | 味甘微苦，性平 | 补益肝肾 | 1. 头目眩晕<br>2. 须发早白 |

# 第十二章 固 涩 药

凡以收敛固涩为主要作用的药物，称为固涩药。本类药物具体可包括敛肺、止汗、固精、缩尿、止泻、止血、止带等作用。在临床应用，一般适用于下列证候：

1. 卫阳不足，腠理不密，自汗畏寒，手足不温。
2. 肺气耗散，咳嗽气短，动则加剧，神疲体倦。
3. 肾虚精关不固，滑精，早泄。
4. 肾亏脬气失固，小便频数或遗尿。
5. 脾气下陷，久泻不止，脱肛不收。
6. 冲任不固，带脉不举，崩漏带下。
7. 大量出血或长期出血不止者。

但是，固涩药在临床应用，往往作为救急治标的措施。因此在使用本类药物时，必须注意发生疾病的原因和全身症状。如血虚或阴虚，应配伍补血或养阴药物；气虚或阳虚者，宜配伍益气或补阳药物。这样才能标本兼治，可以得到预期效果。



临床使用固涩药治疗滑脱的病证，多数应用制药，疗效较好。其生药还可用于多种病证，如津亏口渴、湿热带浊、瘰疬结核等。

本类药物多属收涩之品，对于外感实邪未解，咳嗽初起，应予慎用，以免留邪。

## 山茱萸 （山萸肉、蜀枣）

为山茱萸科植物落叶乔木山茱萸的果实。9～10月采收，去尽枝梗和果柄，用文火烘焙后，再晒至干燥贮存。主产于浙江、河南、陕西、安徽、山西、四川等地。有补益肝肾、固涩精气作用，主治头目眩晕，阳痿早泄，尿频，遗尿，自汗，盗汗等。饮片可分生药、蒸药、酒制药三种：生药味酸涩，性平，以敛阴止汗力胜，多用于自汗，盗汗；蒸药味酸涩，性微温，以补肾涩精、固经缩尿力专，多用于头目眩晕，阳痿早泄，尿频、遗尿，月经过多；酒制药味酸涩微辛，性温，以补益肝肾、和血舒络力强，多用于腰部酸痛，胁肋疼痛等。

【加工炮制】 生药（生山茱萸）：将原药洗净，除去果核及杂质，晒干即得；蒸药（蒸山茱萸）：取净生山茱萸，置蒸器内蒸 24 小时，焖一夜，取出，晒干即成；酒制药（酒山茱萸）：取净生山茱萸加黄酒（每 100 公斤山茱萸，用黄酒 20～25 公斤）拌匀，放容器内，密封，置水锅中，隔水加热，炖至黄酒吸尽，取出，晒干即得。

【临床应用】

**一、生药**

1. 自汗或亡阳：常与龙骨、牡蛎、白芍药、人参等同用，具有益气生津、敛阴止汗作用，可用于气阴两伤，汗出淋漓，或喘逆，或怔忡等势危欲脱之证，如来复汤。



2. 盗汗：常与熟地黄、地骨皮、浮小麦、穞豆衣等同用，具有滋阴益血、收敛止汗作用，可用于阴血不足，虚热内扰，盗汗时作，或兼手足心热，午后低热。

**二、蒸药**

1. 头目眩晕：常与枸杞子、女贞子、菊花、白蒺藜等同用，能增强滋阴益肝、熄风止眩作用，可用于肝肾不足，虚阳上亢，头目眩晕，或两耳鸣响等。

2. 阳痿早泄：常与巴戟天、金樱子、鹿角胶、仙灵脾等同用，能增强补肾涩精作用，可用于肾中元阴元阳不足，精关不固，阳痿早泄，精神衰疲，腰腿酸软。

3. 尿频、遗尿：常与益智仁、山药、菟丝子等同用，能增强补肾缩尿作用，可用于肾气不足，膀胱失约，小便频多或余沥不净，或小便失禁。

4. 月经过多：常与白芍、乌贼骨、棕皮炭、茜草、龙骨等同用，能增强固经作用，可用于肾气不足，冲任失固，月经量多；亦治崩中漏下者，如固冲汤。

**三、酒制药**

1. 腰部酸痛：常与鸡血藤、杜仲、续断等同用，能增强补肾壮腰、和血舒筋作用，可用于肝肾虚弱，腰府空虚，筋脉失养，腰部酸痛，精神疲惫，或脚膝无力。

2. 胁肋疼痛：本品虽属固涩之物，但经酒制后又有条达之性，所以可用于肝虚络脉失养，疏泄之职失常，胁肋疼痛，日久不愈者，并常与白芍药、川楝子同用，能增强滋补肝阴、疏理气血之功。

【处方用名】 用生药写生萸肉、生山茱萸；用蒸药写山萸肉、山茱萸、蒸萸肉、制萸肉、萸肉；用酒制药写酒萸肉、酒制萸肉。

【用量】 生药、蒸药、酒制药基本相同，一般 5～12 克，大剂量可用至 30 克。

【参考】

1. 本品含没食子酸、苹果酸、酒石酸、山茱萸甙及维生素 A 类物质[1]。

2. 山茱萸煎剂于体外可抑制志贺氏痢疾杆菌、金黄色葡萄球菌、皮肤真菌。本品能使血压下降[1]。

3. 山茱萸经体外实验证实能杀死腹水癌细胞[3]。



## 五味子

为木兰科多年生落叶木质藤本植物北五味子及华中五味子（南五味子或称西五味子）的成熟果实。9～10 月采收，晒干贮存。北五味子主产于辽宁、吉林、黑龙江、河北等地；南五味子主产于四川、湖北、陕西、山西、云南等地。前者质优，后者较差。两者均有敛肺益肾、生津敛汗、涩肠止泻等作用，主治口渴，汗出，心悸失眠，咳嗽，泄泻，遗精等。饮片可分蒸药、酒制药两种：蒸药味酸，性温，以生津止渴、固表止汗力胜，多用于口渴，汗出，心悸失眠；酒制药味酸微辛，性温，以敛肺止咳、益肾固精、涩肠止泻力强，多用于咳嗽，遗精，泄泻等。此外，部分地区还有蜜制药和醋制药。蜜制药目的取其增强润肺止咳作用；醋制药目的取其增强酸涩收敛作用。

【加工炮制】 蒸药（蒸五味子）：将原药拣去杂质及梗，洗净，置蒸笼内蒸透，取出，晒干即得；酒制药（酒制五味子）：取净五味子加黄酒（每 100 公斤五味子，用黄酒 20 公斤）拌匀，置蒸器内蒸至酒吸尽，取出，晒干即成。

【临床应用】

**一、蒸药**

1. 口渴：常与人参、麦门冬同用，能增强益气生津作用，可用于热病气液两伤，口干作渴，或多汗，心悸失眠，气短少言，神疲体倦，如生脉散。

2. 汗出：常与牡蛎、人参、麻黄根、柏子仁等同用，能增强固表止汗作用，可用于体虚卫表不固，自汗或盗汗，如柏子仁丸。



**二、酒制药**

1. 咳嗽：常与细辛、干姜、茯苓、甘草同用，具有散寒邪、敛肺气作用，可用于肺气虚弱，寒邪乘虚而入，咳嗽气短，咯痰白沫，如五味细辛汤。若肺中气阴虚弱，久咳不愈，甚则气喘自汗，则常与乌梅、罂粟壳、人参、贝母、阿胶、款冬花等同用，具有益气滋阴、敛肺止咳作用，如九仙散；若肺肾两虚，咳嗽气喘，或兼盗汗，午后潮红，梦遗滑精等，则常与熟地黄、山茱萸等同用，具有补肾敛肺、止咳平喘作用，如都气丸。

2. 遗精：常与山茱萸、金樱子、芡实等同用，能增强益肾固精作用，可用于肾虚精关不固，梦遗滑精，耳鸣，腰腿酸软无力。

3. 泄泻：常与肉豆蔻、破故纸等同用，能增强涩肠止泻作用，可用于脾肾两虚，五更泄泻，饮食少思，神疲乏力，如四神丸。

【处方用名】 用蒸药写五味子、蒸五味；用酒制药写酒五味、酒制五味、酒蒸五味。

【用量】 蒸、酒制药基本相同，一般 2～6 克，入补剂可稍加大至 10 克。

【参考】

1. 本品含挥发油（主要为枸橼醛）、五味子素、维生素 A 类物质、维生素 C、有机酸等(3)。

2. 五味子煎剂对人型结核杆菌有完全抑制作用，对枯草杆菌、福氏痢疾杆菌、伤寒杆菌及金黄色葡萄球菌亦有强力的抗菌作用。五味子能增加中枢神经系统的兴奋及工作效能，调节心血管系统而改善血液循环；并能兴奋子宫，使子宫节律性收缩加强；还能降血压。北五味子液、北五味子酊对青蛙离体心脏和在体心脏有强心作用，使心脏收缩有力，舒张完全而显著(1)。

3. 据报道，五味子蜜丸对慢性肝炎患者有降低血清谷丙转氨酶的作用(3)。



## 诃子 （诃黎勒）

为使君子科植物落叶灌木诃子的成熟果实。秋末冬初采收，晒干贮存。主产于云南，此外广东、广西等地亦产。有敛肺涩肠作用，主治久咳，失音，久泻，久痢等。饮片可分生药、炒药两种：生药味苦酸涩，性微温，以降火敛肺利咽力胜，多用于虚火久咳，失音；炒药味苦酸涩，性温，以涩肠止泻力强，多用于久泻，久痢等。

【加工炮制】 生药（生诃子）：将原药洗净，除去核，晒干即得；炒药（炒诃子）：取净生诃子肉，清炒至微焦为度，或用生诃子加麸皮拌炒至微焦色，取出，筛去麸皮，敲碎去核即成。

【临床应用】

**一、生药**

1. 久咳：常与贝母、杏仁、栝楼仁等同用，能增强敛肺止咳作用，可用于肺中气阴两虚，久咳不愈，甚则气急喘促，如诃黎勒丸。

2. 失音：常与桔梗、甘草同用，具有降火敛肺开音作用，可用于肺气耗散，阴虚火旺，音门受累，失音日久不愈，咽喉干燥，或兼咳嗽等，如诃子清音汤。

**二、炒药**

1. 久泻：常与罂粟壳、干姜、橘皮同用，能增强涩肠止泻作用，可用于中焦虚寒，大肠虚滑，大便泄泻，反复不愈，或兼脱肛等，如诃子皮散。

2. 久痢：常与黄连、木香、甘草同用，具有涩肠止痢作用，可用于肠胃受伤，痢下赤白，白多赤少，日久不愈，腹中疼痛，如诃子散。

3. 白带：本品虽属涩肠止泻之药，但对脾肾两虚，带脉失举，白带绵下，也有良好效果，并常与黄芪、白术、蛇床子、杜仲等同用，可加强补虚止带之功。



【处方用名】 用生药写生诃子、生诃子肉、生诃黎勒；用炒药写诃子肉、诃黎勒、炒诃子或煨诃子。

【用量】 生药、炒药基本相同，一般5～10克。

【参考】

1. 诃子含鞣质20%～40%、诃子酸、诃子素、原诃子酸等[3]。

2. 本品对痢疾杆菌有强力的抑制作用，其原理可能为鞣质使菌体蛋白凝固[66]。

3. 本品用鸡胚实验模型以体外直接实验和体内预防作用方法筛选，发现诃子有抗流感病毒作用[67]。

4. 本品对菌痢或肠炎所形成的粘膜溃疡有保护作用[3]。

5. 据报道，诃子素具有类似罂粟碱的平滑肌解痉作用[3]。

## 海螵蛸 （乌贼骨）

为乌鲗科动物无针乌鲗或金乌鲗的内贝壳。平时收集从乌鲗鱼中剥之内壳，或于4～8月间，捞取漂浮在海边的乌鲗鱼内壳，洗净，晒干贮存。主产于浙江、福建、广东、山东、江苏等地。有收敛止血、固精止带、制酸止痛、除湿敛疮作用，主治崩漏，带下，遗精，胃痛，疮疡等。饮片可分生药、炒药两种：生药味咸，性微温，以制酸止痛、除湿敛疮力胜，多用于胃痛吞酸，疮疡不合，湿疹瘙痒；炒药味咸微涩，性微温，以收敛止血、固精止带力强，多用于崩中漏下，赤白带下，梦遗滑精等。此外，部分地区还有煅药（将本品放煅罐内，煅至焦黑色），其目的亦为增强止血作用。

【加工炮制】 生药（生海螵蛸）：将原药用水漂泡4～5天，每天换水1～2次，漂净后，捞起，日晒夜露至无腥气味，切成段即得；炒药（炒海螵蛸）：取净生海螵蛸段，清炒至微焦为度。

【临床应用】

**一、生药**

1. 胃痛吞酸：常与象贝母、甘草等同用，能增强制酸止痛作用，可用于胃痛吞酸，或呕吐酸水，或兼胃中嘈杂，如乌贝散。

2. 疮疡不合：本品可单味研细粉外敷，亦可与炉甘石、赤石脂等配合研为细末外敷，加强除湿敛疮作用，可用于疮疡日久不愈者。

3. 湿疹瘙痒：常与黄连、黄柏、青黛等同用，研细末外敷，具有清热燥湿、止痒敛疮作用，可用于湿疹瘙痒，反复不愈。本品与蒲黄、滑石研成细末外扑，可用于阴囊湿痒。

**二、炒药**

1. 崩中漏下：常与龙骨、牡蛎、棕榈炭、白芍药等同用，能增强收敛止血作用，可用于冲任不固，崩漏下血，反复不止，如固冲汤。

2. 赤白带下：常与白芷、血余炭同用，具有燥湿和血、收涩止带作用，可用于带脉受损，湿邪停滞，赤白带下，如白芷散。

3. 梦遗滑精：常与菟丝子、芡实、金樱子等同用，具有益肾固精作用，可用于肾虚精关不固，梦遗滑精；亦治肾虚小便余沥者。

【处方用名】 用生药写海螵蛸、乌贼骨、生海螵蛸；用炒药写炒海螵蛸、炒乌贼骨、炙海螵蛸。

【用量】 生药、炒药基本相同，一般 10～15 克；外用适量。

【参考】

1. 海螵蛸含碳酸钙、磷酸钙（占 80％～85％）、甲壳质（占 6％～7％）、胶质等[3]。

2. 据报道，乌贼骨中所含的碳酸钙，可作制酸剂。新鲜乌贼中所含 5-羟色胺及另一种物质，可能是一种多肽类（脑、腮、心含量较多）。人食乌贼中毒可能即此物质引起肠运动的失调所致[8]。



3. 本品经炒后能增强收敛止血的功用[2]。

## 赤石脂 （桃花石）

为硅酸盐类矿物多水高岭土的一种红色块状体。常年可采，挖出后，选择红色滑腻如脂的块状体，拣去杂石、泥土贮存。主产于福建、河南、江苏、山西等地。有止血止泻、收湿生肌作用，主治便血，崩漏，久痢，久泻，遗精，带下，疮疡不合等。饮片可分生药、煅药两种：生药味甘酸涩，性温，以收湿生肌力胜，多用于疮疡不合，外伤出血；煅药味甘涩，性温，以止血止泻力强，多用于便血，崩漏，久痢，久泻，遗精，带下等。

【加工炮制】 生药（生赤石脂）：将原药除去杂质，捣碎即得；煅药（煅赤石脂）：取净生赤石脂，碾成细粉，用醋和匀，搓条切段，晒干，置坩埚内，于无烟的炉火中煅红透，取出，放凉即得。

【临床应用】

**一、生药**

1. 疮疡不合：本品可单味研成细末外敷，亦可与炉甘石、海螵蛸等同用研为细末外敷，加强收湿生肌作用，可用于疮疡日久不愈者。

2. 外伤出血：常与五倍子、松香同用，研为细末外敷，加压包扎，具有收敛止血、生肌收口作用，可用于外伤皮肤破裂，出血不止者。

**二、煅药**

1. 便血：常与伏龙肝、藕节、棕榈炭等同用，能增强涩肠止血作用，可用于肠络损伤，大便紫黑血如柏油状等。

2. 崩漏：常与侧柏叶、海螵蛸同用，具有固经止血作用，可用于冲任不固，崩中漏下；亦可治月经过多，如赤石脂散。

3. 久痢：常与干姜、粳米同用，能增强涩肠止痢作用，可用于伤寒少阴病，下利脓血者，如桃花汤。



4. 久泻：常与白术、人参、附子等同用，具有温中补虚、涩肠止泻作用，可用于脾胃虚寒、泄泻日久不愈，神疲体倦，四肢不温；亦可治虚寒下痢，如大桃花汤。

5. 遗精：常与芡实、金樱子、龙骨等同用，具有固精止遗作用，可用于肾虚精关不固，梦遗滑精，或兼小便余沥不尽等。

6. 带下：常与白芷、干姜、白果、茯苓等同用，具有散寒祛湿、固涩止带作用，可用于寒湿内阻，带脉损伤，白带绵下，量多清稀。

【处方用名】 用生药写赤石脂、生赤石脂；用煅药写煅赤石脂。

【用量】 生药、煅药基本相同，一般 10～12 克，外用适量。生药一般多作外用，但目前部分地区也作内服。

【参考】

1. 赤石脂含硅酸铝，另外含铁、锰、镁、钙的氧化物等[1]。

2. 本品有吸附作用，能吸附消化道内有毒物质，并保护消化道粘膜，止胃肠道出血[1]。

3. 本品经火煅后，使其脱水，能增强吸附收敛作用[2]。

## 禹余粮 （禹粮石）

为氧化物类矿物褐铁矿的一种矿石。常年可采，挖得后，去净杂石贮存。主产于浙江、江苏、河南、四川等地。有涩肠止泻、收敛止血作用，主治久泻，久痢，便血，崩漏，带下等。饮片可分生药、煅药两种：生药味甘涩，性微寒，以涩肠止泻力胜，多用于久泻，久痢，带下；煅药味甘涩，性平，以收敛止血力强，多用于便血，崩漏等。

【加工炮制】 生药（生禹余粮）：将原药拣去杂石，洗净泥土，捣碎成小粒即得；煅药（煅禹余粮）：取净生禹余粮，捣碎，置坩埚内，在无烟的炉火中煅红透，倒入醋盆内（每100公斤禹余粮，用醋30公斤）淬酥，捞出，晒干即成。



【临床应用】

**一、生药**

1. 久泻：常与赤石脂同用，能增强涩肠止泻作用，可用于肠胃受伤，泄泻反复不止；亦治久痢不止者，如赤石脂禹余粮汤。

2. 久痢：常与干姜、白术、木香等同用，具有温中健脾、涩肠止痢作用，可用于脾胃虚寒，大肠损伤，痢疾日久不愈，神疲乏力。

3. 带下：常与山药、白果、芡实等同用，具有固涩止带作用，可用于脾肾虚弱，带脉不举，白带绵下，量多清稀。

二、煅药

1. 便血：常与海螵蛸、干姜、棕榈炭等同用，能增强收敛止血作用，可用于肠络受伤，大便下血，色紫，或大便如柏油状等。

2. 崩漏：常与牡蛎、龙骨、当归、侧柏叶等同用，能增强固经止血作用，可用于冲任不固，崩中漏下；亦治月经过多者。

【处方用名】 用生药写禹粮石、禹余粮、生禹余粮；用煅药写煅禹余粮、煅禹粮石。

【用量】 生药、煅药基本相同，一般10～15克。

【参考】

1. 禹余粮主要成分为氧化铁（含水之三氧化二铁），且含铅、镁、钾、钠、磷等物质[1]。

2. 本品经火煅后取其固涩收敛作用。同时火煅后，使其脱水氧化，加醋淬后，使其变成可溶性铁盐，便于研粉，并能煎出药汁[2]。



## 芡实 （鸡头实）

为睡莲科一年生水生草本植物芡的成熟种仁。深秋初冬采收，击碎果皮，取出种子，除去硬壳，晒干贮存。生产于江苏、湖南、湖北、山东，此外福建、浙江、河北、河南等地亦产。有补脾止泻、固肾涩精作用，主治脾虚泄泻，梦遗滑精，尿频，遗尿，白浊，白带，小儿疳症等。饮片可分生药、炒药两种：生药味甘涩，性平，以固肾涩精力胜，多用于梦遗滑精，尿频，遗尿，白浊，白带；炒药味甘涩，性微温，以补脾止泻力强，多用于脾虚泄泻，小儿疳症等。

【加工炮制】 生药（生芡实）：将原药拣净杂质，筛去灰屑即得；炒药（炒芡实）：先将麸皮放热锅内炒至烟起加入净生芡实，拌炒至微黄色，取出，筛去麸皮即成。

【临床应用】

**一、生药**

1. 梦遗滑精：常与金樱子同用，能增强固肾涩精作用，可用于肾虚精关不固，梦遗滑精，或兼腰酸腿软等，如水陆二仙丹。

2. 尿频、遗尿：常与菟丝子、桑螵蛸等同用，具有固肾缩尿作用，可用于肾气不足，膀胱失约，小便频数或失禁，或小便余沥等。

3. 白浊：常与白茯苓同用，具有固肾益脾、分清泌浊作用，可用于脾肾两虚，膀胱气化不行，不能制约脂液，小便混浊，白如泔浆，如分清丸。

4. 白带：常与山药、车前子、白果等同用，具有固肾益脾、利湿止带作用，可用于脾肾虚弱，白带绵下。若兼湿热偏盛者，宜加配黄柏，以增强清热利湿之功，如易黄散。

**二、炒药**

1. 脾虚泄泻：常与党参、白术、山药、薏苡仁等同用，能增强补脾止泻作用，可用于脾胃虚弱，大便泄泻，饮食少思，神疲体倦等。



2. 小儿疳症：常与白术、使君子等同用，具有补脾益胃、杀虫消疳作用，可用于小儿疳症，脾胃不健，形体消瘦，腹反膨大，善饥多食等。

【处方用名】 用生药写芡实、南芡实、北芡实、生芡实；用炒药写炒芡实、麸炒芡实。

【用量】 生药、炒药基本相同，一般10～20克。

【参考】

1. 芡实含蛋白质、脂肪、碳水化合物、钙、磷、铁、核黄素、抗坏血酸[1]。

2. 本品经炒后，能增强醒脾作用[2]。

## 桑螵蛸 （螳螂子）

为螳螂科昆虫大刀螂、小刀螂、薄翅螳螂、巨斧螳螂等的卵蛸。深秋至翌年春季均可采收。采得后，除去树枝，置蒸笼内蒸30～40分钟，杀死虫卵，晒或烘干贮存。主产于云南、浙江、河北、山东等地。有补肾固精、缩尿止带作用，主治梦遗滑精，尿频，遗尿，白浊，白带等。饮片可分炒药、盐炒药两种：炒药味甘微咸，性平，以缩尿止带力胜，多用于尿频，遗尿，白浊，白带；盐炒药味甘咸，性平，以益肾固精力强，多用于梦遗滑精。

【加工炮制】 炒药（炒桑螵蛸）：将原药拣去杂质，与麸皮拌炒至老黄色，取出，筛去麸皮即得；盐炒药（盐炒桑螵蛸）：取净桑螵蛸加盐水（每100公斤桑螵蛸，用食盐3公斤，适量开水溶化，澄清）拌匀，稍闷，入锅内炒至微黄色为度。

【临床应用】

**一、炒药**

1. 尿频、遗尿：常与菟丝子、益智仁等同用，能增强缩尿作用，可用于肾气不足，膀胱气化无权，小便频数或失禁。若心肾虚弱，心悸健忘，小便频数，则常与远志、菖蒲、龙骨、龟板等同用，具有安神定志、益肾缩尿作用，如桑螵蛸散。



2. 白浊：常与茯苓、金樱子、萆薢等同用，具有固涩止浊作用，可用于脾肾虚弱，小便混浊，白如泔浆。

3. 白带：常与芡实、山药、白果等同用，能增强固涩止带作用，可用于脾肾虚弱，带脉失举，白带绵下，量多清稀。

**二、盐炒药**

梦遗滑精：常与龙骨、山茱萸、金樱子、覆盆子等同用，能增强益肾固精作用，可用于肾虚精关不固，遗梦滑精，或兼腰膝酸软。若兼阳事不举，可加配肉苁蓉、巴戟天、仙灵脾之类，以加强助阳益精之功。

【处方用名】 用炒药写桑螵蛸、螳螂子、炒桑螵蛸；用盐炒药写盐炒桑螵蛸、盐桑螵蛸、盐桑蛸。

【用量】 炒药、盐炒药基本相同，一般5～10克。

【参考】

1. 桑螵蛸含蛋白质、脂肪、粗纤维、铁、钙及胡萝卜素样的色素[1]。

2. 本品有抗利尿作用，也有敛汗作用[3]。

## 椿根皮（椿白皮）

为苦木科落叶乔木臭椿及楝科落叶乔木植物香椿树的根皮。春夏季采收，晒干贮存。主产于浙江、江苏等地。有清热燥湿、涩肠止泻、固经止血作用，主治久泻，久痢，崩漏，白浊，白带，癣疮等。饮片可分生药、炒药两种：生药味苦涩，性寒，以清热燥湿力胜，多用于白带，白浊，癣疮；炒药味苦涩，性寒偏平和，以涩肠止泻、固经止血力强，多用于久泻，久痢，崩漏等。

【加工炮制】 生药（生椿根皮）：将原药刮去粗皮，清水浸泡，捞出，润透，切片，晒干即得；炒药（炒椿根皮）：先将麸皮撒入锅内，炒热至烟起时，取净生椿根皮片倒入，拌炒至焦黄色，取出，筛去麸皮即成。



【临床应用】

**一、生药**

1. 白带：常与黄柏、白茯苓、白芷等同用，能增强清湿热、止带下作用，可用于湿热下注，带脉损伤，白带绵下，色黄质稠。若赤白带下，赤多白少，则常与当归、白芍药、黄柏、熟地黄等同用，具有益血和血、清热止带作用，如愈带丸。

2. 白浊：常与萆薢、白茯苓等同用，能增强祛湿止浊作用，可用于湿热内蕴，脾肾受伤，小便混浊，白如泔浆。

3. 癣疮：本品单味煎汤外洗，可用于皮肤癣疮。

**二、炒药**

1. 久泻：常与黄连、干姜、白术等同用，能增强燥湿和脾、涩肠止泻作用，可用于脾胃受伤，大肠虚滑，泄泻日久不愈。

2. 久痢：常与诃黎勒、丁香等同用，具有散寒祛湿、涩肠止痢作用，可用于痢疾日久不愈，肠胃损伤，如诃黎勒丸。

3. 崩漏：常与海螵蛸、茜草根、棕榈炭等同用，能增强固经止血作用，可用于冲任损伤，崩中漏下。若肝郁化火，冲任夹热，心胸烦热，崩漏血色深红，则宜用生药，并常与黄芩、黄柏、龟板、白芍药等同用，具有清热养阴、固经止血作用，如固经丸。

【处方用名】 用生药写椿根皮、椿白皮、生椿根；用炒药写炒椿根皮、炒椿白皮。

【用量】 生药、炒药基本相同，一般 6～12 克，外用适量。

【参考】 椿树皮含脂肪油（为软脂酸、硬脂酸及油酸的甘油脂）、蜡醇、植物甾醇、转化糖、结晶性苦味质、鞣质、皂甙及一种羟基香豆素甙类等。根及树干含苦木素(1)。

## 瓦楞子 （瓦垄子）

为蚶科动物魁蚶、泥蚶或毛蚶的贝壳。春秋季采收。采得后，洗净，晒干贮存。主产于浙江、福建、山东、辽宁等地。有散瘀消痰、制酸止痛作用，主治癥瘕，瘰疬，胃痛，嘈杂等。饮片可分生药、煅药两种：生药味咸，性平，以散瘀消痰力胜，多用于癥瘕，瘰疬；煅药味咸微涩，性平，以制酸止痛力强，多用于胃痛，嘈杂。 305

【加工炮制】 生药（生瓦楞子）：将原药用清水浸漂 1～2 天，每日换水一次，刷去污秽，晒干，捣碎即得；煅药（煅瓦楞子）：取净生瓦楞子置坩埚内，于无烟的炉火中煅至红透，取出放凉，捣碎即成。

【临床应用】

**一、生药**

1. 癥瘕：常与三棱、莪术、桃仁、鳖甲等同用，能增强化瘀散结作用，可用于瘀血内阻，癥瘕痞块等。

2. 瘰疬：常与海藻、昆布、土贝母等同用，能增强消痰软坚作用，可用于颈项瘰疬；亦可治其他部位的痰核。

**二、煅药**

1. 胃痛：常与海螵蛸、广木香、延胡索、甘草等同用，能增强制酸止痛作用，可用于肝胃气滞，胃脘疼痛，呕吐酸水。

2. 嘈杂：常与栀子、竹茹等同用，具有清胃热、除嘈杂作用，可用于胃热内扰，嘈杂似饥等。

【处方用名】 用生药写瓦楞子、瓦垄子、生瓦楞子；用煅药写煅瓦楞子、煅瓦垄子。

【用量】 生药、煅药基本相同，一般10～15克。

【参考】

1. 据报道，瓦楞子含碳酸钙90%以上，有机质约1.69%；尚含少量镁、铁、硅酸盐、硫酸盐、磷酸盐和氧化物。煅烧后，碳酸钙分解，产生氧化钙等，有机质则被破坏(8)。

2. 本品用于制酸者宜煅用，用于活血消痰者宜生用(5)。



## 白螺壳 （白螺蛳壳）

为田螺科动物方形环棱螺或其同属动物的陈旧螺壳。全年可采收，多从破败的墙壁内及螺壳堆积处，收集年久色白者，洗净，晒干贮存。主产于浙江、江苏等地。有化痰散结、制酸止痛、敛疮收口作用，主治咳嗽，瘰疬，胃痛吐酸，烫火伤疮等。饮片可分生药、煅药两种：生药味甘淡，性平，以化痰散结力胜，多用于咳嗽，瘰疬；煅药味甘淡，性微温，以制酸止痛、敛疮收口力强，多用于胃痛吐酸，烫火伤疮等。

【加工炮制】 生药（生白螺壳）：将原药洗净，晒干，捣碎即成；煅药（煅白螺壳）：取净生白螺壳，置坩埚内，煅至红透，取出即得。

【临床应用】

**一、生药**

1. 咳嗽：常与瓜蒌、川贝母、杏仁等同用，能增强化痰止咳作用，可用于痰热内阻，肺气失于肃降，咳嗽痰稠，胸膈不利。

2. 瘰疬：常与夏枯草、土贝母、昆布等同用，能增强化痰散结作用，可用于颈项瘰疬；亦治其他部位的痰核。

**二、煅药**

1. 胃痛吐酸：常与木香、延胡索、甘草等同用，能增强制酸止痛作用，可用于胃气不和，胃脘疼痛，呕吐酸水等。

2. 烫火伤疮：常以单味研为细末，油调外敷，可用于烫火伤疮。研末掺之，亦可治瘰疬溃破或诸疮烂湿不收者。

【处方用名】 用生药写白螺壳、白螺蛳壳、生白螺壳；用煅药写煅白螺壳、煅白螺蛳壳。

【用量】 生药、煅药基本相同，一般 5～12 克；外用适量。

## 罂粟壳 （御米壳）

为罂粟科二年生草本植物罂粟的果壳。4～6 月间采摘果实，破开，除去种子，晒干贮存。原产欧洲南部及亚洲。本品有敛肺、涩肠、止痛作用，主治久咳，久泻，久痢，心腹痛，筋骨痛等。饮片可分生药、蜜炙药两种：生药味酸涩，性平，以涩肠、止痛力胜，多用于久泻，久痢，心腹痛，筋骨痛等；蜜炙药味酸涩微甘，性平，以敛肺止咳力强，多用于肺虚久咳。



【加工炮制】 生药（生罂粟壳）：将原药拣去杂质，洗净，润透后去柄，切丝，晒干即得；蜜炙药（蜜炙罂粟壳）：取净生罂粟壳丝加炼蜜（每 10 公斤罂粟壳，用蜂蜜 2.5 公斤）与开水少许，拌匀，稍闷，置锅内用文火炒至不粘手为度。

【临床应用】

**一、生药**

1. 久泻：常与诃子、白术、大枣等同用，能增强涩肠止泻作用，可用于脾胃亏弱，大肠虚滑，泄泻日久不愈，或大便失禁等。

2. 久痢：常与木香、黄连等同用，能增强涩肠止痢作用，可用于痢疾日久不愈，腹中疼痛，食欲减退等，如木香散。

3. 心腹痛：常与砂仁、甘草等同用，能增强缓急止痛作用，可用于胃痛和腹痛。但多用于虚证，对实证应慎用。

4. 筋骨痛：常与当归、白芍药、补骨脂等同用，具有舒筋骨、止疼痛作用，可用于营血不足，风湿侵袭，筋骨疼痛反复不愈者。

**二、蜜炙药**

肺虚久咳：常与五味子、乌梅、款冬花、川贝母等同用，能增强敛肺止咳作用，可用于肺气虚弱，咳嗽不已，甚则气喘，自汗，如九仙散。若兼肺阴不足，口干咽燥，舌光者，可适当加配麦门冬、玄参、阿胶等品，以滋养肺阴。

【处方用名】 用生药写罂粟壳、御米壳、生罂粟壳；用蜜炙药写蜜炙罂粟壳、蜜罂粟壳、炙罂粟壳、蜜炙御米壳。

【用量】 生药2～8克；蜜炙药4～10克。

【参考】



1. 罂粟壳含吗啡0.13%～0.36%、那可汀0.004%、可待因0.002%、罂粟碱0.0002%[3]。

2. 本品有镇静、镇痛作用，其有效成分为吗啡、那可汀、可待因等；罂粟壳又能降低咳嗽中枢的兴奋性，抑制咳嗽反射，达到镇咳作用；同时本品有抑制肠管蠕动，达到止泻作用[3]。

3. 本品属麻醉药，非必要时不能用，更不能多服久服[3]。

## 乌梅 （梅实）

为蔷薇科落叶乔木植物梅的果实。5月间采摘将成熟绿色果实（青梅），炕焙至果肉呈黄褐色起皱，取出，再焖二三日，变成黑色，干燥贮存。主产于四川、湖南、贵州、浙江、福建等地。有敛肺、涩肠、生津、安蛔作用，主治虚热口渴，久咳不止，蛔厥腹痛，久泻，久痢，便血，崩漏等。饮片可分生药、炭药两种：生药味酸，性微温，以生津止渴、敛肺宁咳、安蛔止痛力胜，多用于口渴，久咳，蛔厥等；炭药味酸涩，性温，以涩肠止泻、收敛止血力强，多用于久泻，久痢，便血，崩漏。此外，部分地区去核用肉药（乌梅肉），其功用、主治与生药相同。

【加工炮制】 生药（生乌梅）：将原药拣去杂质，洗净，晒干即得；炭药（乌梅炭）：取净生乌梅置锅内，武火炒至皮肉鼓起，呈焦枯状为度。

【临床应用】

**一、生药**

1. 口渴：常与麦门冬、天花粉等同用，能增强生津止渴作用，可用于气液不足，虚热内扰，时作口渴，如玉泉丸。

2. 久咳：常与罂粟壳、杏仁、阿胶等同用，能增强敛肺止咳作用，可用于肺中气阴不足，久咳不愈，甚则兼有气促，如一服散。

3. 蛔厥：常与蜀椒等同用，能增强安蛔止痛作用，可用于肠中蛔虫，窜扰不宁，腹痛时作时止，如乌梅丸。



**二、炭药**

1. 久泻：常与诃子、白芍药、山药等同用，能增强涩肠止泻作用，可用于脾虚肠滑，大便泄泻反复不愈，甚则大便失禁。

2. 久痢：常与肉豆蔻、黄连、木香等同用，能增强涩肠止痢作用，可用于痢疾日久不愈，腹痛，赤白相兼，少思饮食。

3. 便血：常与侧柏叶、棕榈炭、阿胶等同用，能增强收敛止血作用，可用于大便下血，时下时止。若热甚者，可再加配生地黄；寒甚者，可加配炮姜。

4. 崩漏：常与海螵蛸、龙骨、茜草根、当归等同用，能增强固经止血作用，可用于冲任失固，崩中漏下日久不止者。

【处方用名】 用生药写乌梅、大乌梅、生乌梅；用炭药写乌梅炭。

【用量】 生药、炭药基本相同，一般 3～10 克；乌梅肉 2～5克。

【参考】

1. 乌梅含柠檬酸 19％、苹果酸 15％、琥珀酸、碳水化合物、谷甾醇、蜡样物质及齐墩果酸样物质。在成熟时期含氢氰酸[8]。

2. 乌梅有显著的抗菌作用，对大肠杆菌、痢疾杆菌、伤寒杆菌、绿脓杆菌、霍乱弧菌、结核杆菌等皆有抑制作用，对各种皮肤真菌亦有抑制作用。乌梅能使胆囊收缩，促进胆汁分泌；并有抗蛋白过敏的作用[1]。

3. 本品炒炭有止血作用[2]。

## 白矾 （明矾、矾石）

为三方晶系明矾石，经加工提炼而成的结晶体。采得后，打碎，用水溶解，收集溶液，蒸发浓缩，放冷后即析出结晶，贮存。主产于浙江、安徽、山西、湖北等地。有止泻止血、祛痰解毒、燥湿敛疮作用，主治癫狂，中风，久泻，便血，崩漏，疮疡肿毒等。饮片可分生药、煅药两种：生药味酸，性寒，以祛痰解毒力胜，多用于癫狂，中风，疮痈恶毒；煅药味酸涩，性微寒，以止泻止血、燥湿敛疮力强，多用于久泻，便血，崩漏，湿疹瘙痒，聤耳浊汁等。



【加工炮制】 生药（生白矾）：将原药拣去杂质，捣碎即得；煅药（煅白矾，又称枯矾）：取净生白矾，置锅中加热溶化，并煅至枯干即成。

【临床应用】

**一、生药**

1. 癫狂：常与郁金同用，协同消痰醒神作用，可用于痰气郁结，心窍被蒙，癫狂或沉默痴呆，语无伦次，或喧扰不宁，骂詈叫号等，如白金丸。

2. 中风：常与生姜同用，能增强祛痰开窍作用，可用于风痰痹阻，清窍闭塞，失音不语，昏冒不知人，如白矾散。

3. 疮痈恶毒：常与黄蜡为丸含服，能增强解毒作用，可用于疮痈恶毒，或毒虫蛇犬所伤，如蜡矾丸。本品与黄丹同用，研为细末，刺疮见血外敷，可用于疔肿恶疮，如二仙散。

**二、煅药**

1. 久泻：常与诃黎勒同用，能增强涩肠止泻作用，可用于大肠虚滑，泄泻日久不愈，甚则大便失禁，如诃黎勒散。

2. 便血：常与棕榈炭、侧柏叶等同用，能增强止血作用，可用于便血日久不愈，血色或鲜红或紫暗。

3. 崩漏：常与海螵蛸、茜草根等同用，能增强固经止血作用，可用于冲任不固，崩中漏下。

4. 湿疹瘙痒：常与地榆、煅石膏同用，研为细末外掺，或用麻油调涂患处，可用于湿疹瘙痒；亦治烫火伤疮者。

5. 聤耳浊汁：常与冰片、五倍子同用，研成细末，先将脓液擦干，后吹药末于患处。

【处方用名】 用生药写白矾、明矾、矾石、生白矾；用煅药写煅白矾、煅明矾、枯矾。



【用量】 生药、煅药基本相同，一般0.6～3克。外用适量。

【参考】

1. 白矾主要含硫酸钾铝[1]。

2. 明矾可从细胞中吸收水分，使细胞发生脱水收缩，减少腺体分泌，减少炎症渗出物；又可与血清蛋白结合成难溶于水的蛋白化合物而沉淀，使组织或创面呈现干燥，并有助于消炎作用。明矾可抑制小肠粘膜分泌而起止泻作用。本品可使局部小血管收缩、血液凝固而有局部止血作用。明矾内服后能刺激胃粘膜，发生反射性呕吐，促进痰液排出[3]。

3. 大剂量明矾刺激性大，可引起口腔、喉头烧伤，呕吐，腹泻，虚脱，甚至死亡。中毒后可用牛奶洗胃，并用镁盐作为抗酸剂，虚脱对症治疗[8]。

## 附：固涩药性能与主治简表

| 药名 | | 性味 | 主要功用 | 适用范围 |
|---|---|---|---|---|
| 山茱萸 | 生药 | 味酸涩，性平 | 敛阴止汗 | 1. 自汗<br>2. 盗汗 |
| | 蒸药 | 味酸涩，性微温 | 补肾涩精，固经缩尿 | 1. 头目眩晕<br>2. 阳痿早泄<br>3. 尿频、遗尿<br>4. 月经过多 |
| | 酒制药 | 味酸涩微辛，性温 | 补益肝肾，和血舒络 | 1. 腰部酸痛<br>2. 胁肋疼痛 |
| 五味子 | 蒸药 | 味酸，性温 | 生津止渴，固表止汗 | 1. 口渴<br>2. 汗出 |
| | 酒制药 | 味酸微辛，性温 | 敛肺止咳，益肾固精，涩肠止泻 | 1. 咳嗽<br>2. 遗精<br>3. 泄泻 |
| 诃子 | 生药 | 味苦酸涩，性微温 | 敛肺利咽 | 1. 久咳<br>2. 失音 |
| | 炒药 | 味苦酸涩，性温 | 涩肠止泻 | 1. 久泻<br>2. 久痢 |
| 海螵蛸 | 生药 | 味咸，性微温 | 制酸止痛，除湿敛疮 | 1. 胃痛吞酸<br>2. 疮疡不合<br>3. 湿疹瘙痒 |
| | 炒药 | 味咸微涩，性微温 | 收敛止血，固精止带 | 1. 崩中漏下<br>2. 赤白带下<br>3. 梦遗滑精 |
| 赤石脂 | 生药 | 味甘酸涩，性温 | 收湿生肌 | 1. 疮疡不合<br>2. 外伤出血 |
| | 煅药 | 味甘涩，性温 | 止血止泻 | 1. 便血<br>2. 崩漏<br>3. 久痢<br>4. 久泻 |

续表

| 药名 | | 性味 | 主要功用 | 适用范围 |
|---|---|---|---|---|
| 禹余粮 | 生药 | 味甘涩，性微寒 | 涩肠止泻 | 1. 久泻<br>2. 久痢 |
| | 煅药 | 味甘涩，性平 | 收敛止血 | 1. 便血<br>2. 崩漏 |
| 芡实 | 生药 | 味甘涩，性平 | 固肾涩精 | 1. 梦遗滑精<br>2. 尿频、遗尿<br>3. 白浊<br>4. 白带 |
| | 炒药 | 味甘涩，性微温 | 补脾止泻 | 1. 脾虚泄泻<br>2. 小儿疳症 |
| 桑螵蛸 | 炒药 | 味甘微咸，性平 | 缩尿止带 | 1. 尿频、遗尿<br>2. 白浊<br>3. 白带 |
| | 盐炒药 | 味甘咸，性平 | 益肾固精 | 梦遗滑精 |
| 椿根皮 | 生药 | 味苦涩，性寒 | 清热燥湿 | 1. 白带<br>2. 白浊<br>3. 癣疮 |
| | 炒药 | 味苦涩，性寒偏平和 | 涩肠止泻，固经止血 | 1. 久泻<br>2. 久痢<br>3. 崩漏 |
| 瓦楞子 | 生药 | 味咸，性平 | 散瘀消痰 | 1. 癥瘕<br>2. 瘰疬 |
| | 煅药 | 味咸微涩，性平 | 制酸止痛 | 1. 胃痛<br>2. 嘈杂 |
| 白螺壳 | 生药 | 味甘淡，性平 | 化痰散结 | 1. 咳嗽<br>2. 瘰疬 |
| | 煅药 | 味甘淡，性微温 | 制酸止痛，敛疮收口 | 1. 胃痛吐酸<br>2. 烫火伤疮 |

续表

| 药名 | | 性味 | 主要功用 | 适用范围 |
|---|---|---|---|---|
| 罂粟壳 | 生药 | 味酸涩，性平 | 涩肠，止痛 | 1. 久泻<br>2. 久痢<br>3. 心腹痛<br>4. 筋骨痛 |
| | 蜜炙药 | 味酸涩微甘，性平 | 敛肺止咳 | 肺虚久咳 |
| 乌梅 | 生药 | 味酸，性微温 | 生津止渴，敛肺宁咳，安蛔止痛 | 1. 口渴<br>2. 久咳<br>3. 蛔厥 |
| | 炭药 | 味酸涩，性温 | 涩肠止泻，收敛止血 | 1. 久泻<br>2. 久痢<br>3. 便血<br>4. 崩漏 |
| 白矾 | 生药 | 味酸，性寒 | 祛痰解毒 | 1. 癫狂<br>2. 中风<br>3. 疮痈恶毒 |
| | 煅药 | 味酸涩，性微寒 | 止泻止血，燥湿敛疮 | 1. 久泻<br>2. 便血<br>3. 崩漏<br>4. 湿疹瘙痒 |

# 第十三章　安　神　药

凡以安神宁心为主要作用的药物，称为安神药。这些安神药物中，有一部分还有平肝潜阳作用。

安神药一般可分两类：属于质重的矿石及介类药物，取其重则能镇、重可去怯的作用，为重镇安神药，多用于实证；属于植物的多为滋养药物，取其补则疗虚、补可去弱的作用，为养心安神药，多用于虚证。

安神药虽分重镇安神药和养心安神药两种，但在临床上出现虚实夹杂的复杂病变情况下，两者又都配合应用，不能截然分割。同时又须结合发病原因，适当配伍其他药，如邪热炽盛的，宜配清热降火药；痰火内扰的，当配清热化痰药；阴虚血少的，须配滋阴养血药，才能收到更好的疗效。

## 第一节　重镇安神药

重镇安神药主要适用于心阳亢盛，心神不安，烦躁易怒，心悸不眠，惊痫狂妄等证。但本类药物仅能镇定心阳亢盛，不能消除导致心阳亢盛的原因，所以在临床应用时，必须配合适合的治本药物，以达到标本兼治。



重镇安神药治疗心阳亢盛、神失安宁的证候，一般都用生药，效果较好。经炮制后，其功用有所改变，可用于多种病证，如虚喘、自汗、盗汗、遗精、崩漏、带下，以及胃痛吐酸等。

**磁石**　（慈石、熵石）

为等轴晶系天然的磁铁矿石。常年可采。挖得后，除去杂石，选择吸铁能力强者，用铁屑或泥土包埋，以保持其磁性。主产于江苏、山东、辽宁、河北等地。有平肝潜阳、镇惊安神、益肾纳气作用，主治眩晕，惊悸，痫证，肾虚气喘等。饮片可分生药、煅药两种：生药味辛，性寒，以平肝潜阳、镇惊安神力胜，多用于眩晕，惊悸，痫证；煅药味辛微酸，性微寒，以益肾纳气力强，外用并有定痛止血作用，多用于肾虚气喘，外伤出血等。

【加工炮制】 生药（生磁石）：将原药拣去杂质，捣碎，过筛即得；煅药（煅磁石）：取净生磁石，置坩埚内，在无烟的炉火中煅红透，取出，立即倒入醋盆内（每 100 公斤磁石，用醋 30～40 公斤）淬酥，取出，冷透，捣碎即成。

【临床应用】

**一、生药**

1. 眩晕：常与牡蛎、龙骨、白芍药等同用，能增强平肝潜阳作用，可用于肝阳上亢，头目眩晕，或兼耳鸣脑响等。

2. 惊悸：常与朱砂等同用，能增强镇心安神作用，可用于心惊神摇，不能自主，心动数疾，惊慌不安；亦治眼目昏暗，如磁朱丸。

3. 痫证：常与胆星、菖蒲、僵蚕等同用，具有镇惊定痫作用，可用于痫证忽然昏倒，牙关紧闭，两目上视，手足抽搦，口吐涎沫等。



**二、煅药**

1. 肾虚气喘：常与熟地黄、五味子等同用，能增强益肾纳气作用，可用于肾虚不能纳气，动则气喘，甚至张口抬肩等。

2. 外伤出血：本品单味研细末，外敷患处，可用于外伤皮肤出血，创口疼痛。

【处方用名】 用生药写磁石、灵磁石、活磁石、生磁石；用煅药写煅磁石。

【用量】 生药、煅药基本相同，一般 10～30 克；外用适量。

【参考】

1. 生磁石为四氧化三铁与氧化铁之混合物，铁的含量为 72.4%；尚含锰、镁、钛、铝等。火煅醋制多为三氧化二铁和醋酸铁[1]。

2. 磁石具有补血和镇静中枢神经的作用[1]。

## 牡蛎

为牡蛎科动物近江牡蛎、长牡蛎或大连湾牡蛎等的贝壳。全年可采集。采得后，去肉，取壳，洗净，晒干贮存。主产于江苏、浙江、福建、广东、河北等地。有平肝潜阳、化痰软坚、收敛固涩、制酸止痛作用，主治头目眩晕，手足瘛疭，自汗，盗汗，胃痛吐酸，遗精，崩漏，带下，瘰疬，瘿瘤等。饮片可分生药、煅药两种：生药味咸涩，性微寒，以平肝潜阳、化痰软坚力胜，多用于头目眩晕，手足瘛疭，瘰疬，瘿瘤；煅药味咸涩，性平，以收敛固涩、制酸止痛力强，多用于自汗，盗汗，胃痛吐酸，遗精，崩漏，带下等。

【加工炮制】 生药（生牡蛎）：将原药洗净，拣去杂质，晒干，捣碎即得；煅药（煅牡蛎）：取净生牡蛎，置无烟的炉火中煅至灰白色，取出放凉，捣碎即成。

【临床应用】

**一、生药**

1. 头目眩晕：常与代赭石、龙骨等同用，能增强平肝潜阳作用，可用于肝阳上亢，头目眩晕，或有耳中蝉鸣等，如镇肝熄风汤。

2. 手足瘛疭：常与白芍药、龟板、生地黄等同用，具有滋阴潜阳、平肝熄风作用，可用于热病后真阴被劫，内风暗动，手足瘛疭，口干咽燥，舌绛苔光等，如大定风珠。

3. 瘰疬、瘿瘤：常与玄参、贝母、夏枯草等同用，能增强化痰软坚作用，可用于瘰疬，瘿瘤等。

**二、煅药**

1. 自汗、盗汗：常与麻黄根、黄芪、浮小麦同用，能增强固表止汗作用，可用于气阴不足，自汗，盗汗，体倦神怠等，如牡蛎散。

2. 胃痛吐酸：常与瓦楞子、延胡索、甘草等同用，能增强制酸止痛作用，可用于胃气不和，胃脘疼痛，呕吐酸水。

3. 遗精：常与芡实、莲须、沙苑蒺藜等同用，能增强益肾固精作用，可用于肾虚精关不固，梦遗或滑精，或兼小便余沥，腰脚酸软，如金锁固精丸。

4. 崩漏：常与海螵蛸、棕榈炭等同用，能增强固经止血作用，可用于冲任不固，崩中漏下，日久不愈者，如固冲汤。

5. 带下：常与山药、车前子、白果等同用，能增强固涩止带作用，可用于脾肾虚弱，带脉不举，白带绵下，清稀如水液。

【处方用名】 用生药写牡蛎、左牡蛎、生牡蛎；用煅药写煅牡蛎。

【用量】 生药、煅药基本相同，一般 10～30 克。用生药须先煎。

【参考】

1. 本品含 80%～95%的碳酸钙、磷酸钙及硫酸钙，并含镁、铝、硅及氧化铁。另谓大连湾牡蛎的贝壳，含碳酸钙 90%以上，有机质约 1.72%；尚含少量镁、铁、硅酸盐、磷酸盐和氧化物。煅烧后碳酸盐分解，产生氧化钙等，有机质则被破坏[8]。



2. 本品生用益阴潜阳、化痰软坚，可治阴虚阳亢，虚劳烦热，瘰疬痰核等；火煅后，仅残存碳酸钙等无机物，而有制酸、止涩、收敛作用，可治盗汗，遗精，崩漏，带下等症[2]。

## 龙骨

为古代哺乳动物如象类、犀牛类、三趾马等的骨骼化石。常年可采集。挖得后，除去泥土及杂质，阴干贮存。主产于河南、河北、山西、内蒙古等地。有镇惊安神、平肝潜阳、收敛固涩作用，主治失眠，怔忡，惊痫，癫狂，眩晕，自汗，盗汗，遗精，久泻，崩漏，带下等。饮片可分生药、煅药两种：

生药味甘涩，性微寒，以镇惊安神、平肝潜阳力胜，多用于失眠，怔忡，惊痫，癫狂，眩晕；煅药味甘涩，性平，以收敛固涩（包括敛汗固精、涩肠止泻、止血疗带、生肌敛疮）力强，多用于自汗，盗汗，遗精，久泻，带下，疮疡不合等。

【加工炮制】 生药（生龙骨）：将原药刷净泥土，捣碎即得；煅药（煅龙骨）：取净生龙骨，放置无烟炉上或坩埚内煅红透，取出，放冷，敲碎即成。

【临床应用】

**一、生药**

1. 失眠、怔忡：常与酸枣仁、远志、党参、茯苓等同用，能增强宁心安神作用，可用于心中气血不足，神失安宁，失眠，怔忡，或兼健忘，面色少华，神疲体倦。

2. 惊痫、癫狂：常与朱砂、丹参、胆星、菖蒲、珍珠母等同用，能增强镇心安神作用，可用于心阳亢盛，痰火内扰，神失安宁，惊痫、癫狂。

3. 头目眩晕：常与代赭石、牡蛎、牛膝、白芍药等同用，能增强平肝潜阳作用，可用于肝阳上亢，头目眩晕等，如镇肝熄风汤。



**二、煅药**

1. 自汗、盗汗：常与牡蛎、山茱萸、黄芪、麻黄根等同用，能增强固表止汗作用，可用于自汗，盗汗。若大汗亡阳，则宜与红人参、附子、牡蛎、五味子同用，具有回阳固脱作用。

2. 梦遗滑精：常与芡实、莲须、牡蛎等同用，能增强益肾涩精作用，可用于肾阴不足，精关不固，梦遗滑精，腰膝酸软，如金锁固精丸。

3. 久泻不止：常与诃子、罂粟壳、赤石脂等同用，能增强涩肠止泻作用，可用于大肠虚滑，泄泻日久不愈，甚至大便失禁，脱肛不收，如龙骨散。

4. 崩中漏下：常与牡蛎、海螵蛸、棕榈炭等同用，能增强固冲止血作用，可用于冲任不固，崩中漏下，如固冲汤。

5. 赤白带下：常与山药、海螵蛸、茜草根等同用，能增强固涩止带作用，可用于带脉虚损，赤白带下，如清带汤。

6. 疮疡不合：常与枯矾同用，研为细末，外敷患处，可用于疮疡日久不能愈合；亦治阴囊湿疹或阴汗作痒。

【处方用名】 用生药写龙骨、五花龙骨、花龙骨、青化龙骨、化龙骨、白龙骨、生龙骨；用煅药写煅龙骨。

【用量】 生药、煅药基本相同，一般 10～30 克；外用适量。用生药须先煎。

【参考】

1. 生龙骨含碳酸钙、磷酸钙、铁、钾、钠等[1]。

2. 龙骨生用潜阳，镇惊，安神；火煅后减低寒性，增强涩精、收敛、生肌的功用[2]。

## 龙齿 （龙牙）

为古代哺乳动物如象类、犀角类、三趾马等的牙齿化石。全年可采集。挖得后，除去泥土，敲去牙床，阴干贮存。主产于山西、河南、河北、内蒙古等地。有镇心定惊、安神宁志、除烦退热作用，主治惊痫、癫狂，烦热，失眠多梦等。饮片可分生药、煅药两种：生药味甘涩，性凉，以镇心定惊、除烦退热力胜，多用于惊痫，癫狂，烦热；煅药味甘涩，性平，以安神宁志力强，多用于失眠多梦等。

【加工炮制】 生药（生龙齿）：将原药刷去泥土，捣碎即得；煅药（煅龙齿）：取净生龙齿，放置无烟的炉火上或入坩埚内煅至红透，取出，放冷，敲碎即成。

【临床应用】

**一、生药**

1. 惊痫、癫狂：常与铁粉、茯神等同用，能增强镇心定惊作用，可用于心火亢盛，惊痫，癫狂，如龙齿丸。若小儿天钓，手脚掣动，眼目不定，或笑啼或嗔怒，爪甲青紫，则宜与钩藤、蝉壳、朱砂等同用，具有镇心定惊、平肝熄风之功，如龙齿散。

2. 烦热时作：常与胡黄连、地骨皮、栀子、玄参等同用，能增强除烦退热作用，可用于邪热扰心，心烦发热，胸膈不利，口干舌红等。

**二、煅药**

失眠多梦：常与柏子仁、酸枣仁、五味子、远志、茯神等同用，能增强安神宁志作用，可用于心虚神失安宁，失眠多梦，或兼心悸健忘。如偏于心阴虚者，可再加配生地黄、玄参之类，加强滋阴益心之功；若偏于心气虚者，可加配党参、黄芪之类，加强补益心气作用。

【处方用名】 用生药写龙齿、青龙齿、白龙齿、生龙齿；用煅药写煅龙齿。

【用量】 生药、煅药基本相同，一般 10～15 克。用生药须先煎。

【参考】 本品主要含碳酸钙、磷酸钙等(2)。



## 紫石英 （赤石英）

为卤化物类矿萤石（又称氟石）的矿石。全年可采集。挖得后，去净泥土，拣选赤色者入药，阴干贮存。主产于甘肃、河北、浙江、江苏等地。有镇心定惊、温肺降逆、散寒暖宫作用，主治心悸怔忡，惊痫瘛疭，肺虚寒咳，宫冷不孕等。饮片可分生药、煅药两种：生药味甘，性温，以镇心定惊力胜，多用于惊痫瘛疭，心悸怔忡；煅药味甘微酸涩，性温，以温肺降逆、散寒暖宫力强，多用于肺虚寒咳，宫冷不孕等。

【加工炮制】 生药（生紫石英）：将原药拣去杂质，洗净，捣成碎块即得；煅药（煅紫石英）：取净生紫石英块，置坩埚内，在无烟的炉火中煅红透，倒入醋盆内（每 100 公斤紫石英，用醋 30～40 公斤）淬酥，取出，再煅淬一次，晾干即成。

【临床应用】

**一、生药**

1. 惊痫瘛疚：常与龙骨、牡蛎、桂枝、甘草等同用，能增强镇心定惊作用，可用于心神散乱，惊痫瘛疭等，如引风汤。

2. 心悸怔忡：常与酸枣仁、远志、茯苓、柏子仁等同用，具有宁心定悸作用，可用于心神不宁，心悸怔忡，或有失眠、健忘等。

**二、煅药**

1. 肺虚寒咳：常与紫菀、款冬花、杏仁等同用，能增强温肺降逆作用，可用于肺气不足，寒邪内阻，咳嗽气促，咯痰白沫。

2. 宫冷不孕：常与附子、吴茱萸、当归、川芎等同用，能增强暖宫散寒作用，可用于胞宫虚寒不孕，或月经落后，小腹觉冷等。

【处方用名】 用生药写紫石英、赤石英、生紫石英；用煅药写煅紫石英。

【用量】 生药、煅药基本相同，一般10～15克。用生药须先煎。



【参考】 本品含氟化钙；纯品含钙51.2%、氟48.8%，但常含有杂质氧化铁和稀土元素[1]。

## 白石英

为氧化物类矿物石英的矿石。全年可采集。挖得后，去净泥土，拣选纯白者入药，阴干贮存。主产于江苏、广东、福建、河北、陕西等地。有温肺止咳、益肾强阳、宁心安神、通利小便作用，主治肺虚寒咳，肾虚阳痿，心悸健忘，小便不利等。饮片可分生药、煅药两种：生药味甘，性温，以宁心安神、通利小便力胜，多用于心悸健忘，小便不利；煅药味甘微酸，性温，以温肺止咳、益肾强阳力强，多用于肺虚寒咳，肾虚阳痿等。

【加工炮制】 生药（生白石英）：将原药拣去杂质，洗净，晒干，捣碎即得。煅药（煅白石英）：取净生白石英，置坩埚内，在无烟的炉火中煅至红透，取出，放凉，研细即成；亦有煅红透，倾入醋盆中（每100公斤白石英，用醋20公斤）淬酥，取出，晾干即得。

【临床应用】

**一、生药**

1. 心悸健忘：常与朱砂、远志等同用，能增强宁心安神作用，可用于神失安宁，心悸，健忘，或兼失眠，多梦等。

2. 小便不利：常与茯苓、琥珀、泽泻等同用，能增强通利小便作用，可用于膀胱气化失常，小便不利等。

**二、煅药**

1. 肺虚寒咳：常与五味子、附子、人参、茯苓等同用，能增强温肺散寒、止咳化痰作用，可用于肺气虚弱，寒痰留伏，咳嗽气促，畏寒背冷，如白石英汤。

2. 肾虚阳痿：常与巴戟天、补骨脂等同用，能增强益肾强阳作用，可用于肾阳虚弱，阳事不举，怯寒神怠，腰膝酸软。

【处方用名】 用生药写生白石英；用煅药写白石英、煅白石英。



【用量】 生药、煅药基本相同，一般10～15克。用生药须先煎。

【参考】 本品含二氧化硅[2]。

## 蛇含石 （蛇黄）

为氧化物矿物褐铁矿的结核。常年可采。挖得后，除净泥土、杂质，贮存。主产于浙江、广东等地。有安神镇惊、止血定痛作用，主治心悸，失眠，惊痫，便血，血痢等。饮片可分生药、煅药两种：生药味甘，性寒，以安神镇惊力胜，多用于心悸，失眠，惊痫；煅药味甘微涩，性微寒，以止血定痛力强，多用于便血，血痢，心胸疼痛等。

【加工炮制】 生药（生蛇含石）：将原药拣去杂质，洗净，晒干，捣成小块即得；煅药（煅蛇含石）：取净生蛇含石，放在锅内，用烈火煅至红色，取出，捣碎成小块，如黄豆大小即得。

【临床应用】

**一、生药**

1. 心悸、失眠：常与朱砂、黄连、生地黄等同用，能增强安神宁心作用，可用于心火亢盛，神失安宁，心悸、失眠，或兼心烦不安等。

2. 小儿惊痫：常与郁金、菖蒲、胆星等同用，能增强镇惊定痫作用，可用于小儿惊痫，手足抽搐等。

**二、煅药**

1. 便血、血痢：常与陈米同用，具有止血和中作用，可用于便血或血痢日久不愈者，如蛇黄散。若服上药便血或血痢不止者，则可与侧柏叶、阿胶等同用，具有增强止血益血之功。

2. 心胸疼痛：常与参三七、乳香、绛香等同用，具有止血和血、调气止痛作用，可用于心血瘀阻，心胸疼痛，或兼心悸、胸中满闷等。



此外，本品亦可治骨节疼痛，但多与没药、乳香、油松节配合应用。

【处方用名】 用生药写生蛇含石、生蛇黄；用煅药写蛇含石、蛇黄、煅蛇含石、煅蛇黄。

【用量】 生药、煅药基本相同，一般 10～15 克。用生药须先煎。

【参考】 据报道，蛇含石主要含水三氧化二铁；质多不纯，含水量无一定，又常夹有砂、粘土、锰、磷、钙、钒等[8]。

## 第二节　养心安神药

养心安神药具有益血滋阴、养心宁神的功效，适用于阴血不足，心神失宁，心悸失眠，遇事善忘，或情志失常，哭笑不休，喃喃独语等证。

这类药物治疗阴血不足、心神失宁的证候，多数应用制药，效果较好。其生药尚有润肠通便等作用，可用于肠燥便秘等证候。

## 酸枣仁

为鼠李科落叶灌木或小乔木酸枣的成熟种子。秋季果实成熟时采收。采得后，将果实浸泡一宿，搓去果肉，捞出，用石碾碾碎果核，取出种子，晒干贮存。主产于河北、河南、陕西、辽宁等地。有养心安神、敛阴止汗作用，主治失眠，心悸，自汗，盗汗等。饮片可分生药、炒药两种：生药味甘酸，性平，以养心安神力胜，多用于失眠，心悸；炒药味甘酸，性平偏温，以敛阴止汗力强，多用于自汗，盗汗等。

【加工炮制】 生药（生酸枣仁）：将原药用清水淘净，捞起，晒干，拣去硬壳及杂质即得；炒药（炒酸枣仁）：取净生酸枣仁置锅内，用文火炒至外皮鼓起并呈黄色带微焦为度。

【临床应用】

**一、生药**

1. 失眠、心悸：常与生地黄、丹参、柏子仁、远志等同用，能增强养心安神作用，可用于营血不足，心神失养，失眠，心悸，或兼健忘等，如补心丹。

2. 眩晕、耳鸣：常与枸杞子、山茱萸、女贞子等同用，具有养肝益肾作用，可用于肝肾阴虚，头目眩晕，耳内蝉鸣，或兼少眠多梦。

**二、炒药**

1. 自汗：常与黄芪、党参、五味子等同用，具有益气固表、敛阴止汗作用，可用于体弱气虚，自汗频作，面色少华，神疲乏力。

2. 盗汗：常与地骨皮、生地黄、浮小麦、白芍药等同用，具有滋阴清热、收敛止汗作用，可用于阴虚火旺，盗汗日久不愈，或兼手足心热，午后潮热等。

【处方用名】 用生药写生酸枣仁、生枣仁；用炒药写酸枣仁、炒枣仁。

【用量】 生药、炒药基本相同，一般 10～15 克。用生药须打碎入煎。

【参考】

1. 酸枣仁含有多量脂肪油及蛋白质，还有两种植物甾醇；此外尚含皂甙，主要由两种三萜烯类化合物（白桦脂酸与白桦脂醇）组成[1]。

2. 据报道，本品有较恒定的镇静作用，生药效力较好，久炒至油枯后失去镇静效能。又有指出酸枣仁水溶性成分有催眠作用。此外，还有持续性降低血压和兴奋子宫现象[3]。

## 远志

为远志科多年生草本植物细叶远志的根皮。春秋两季采集。采挖后，除去残茎、须根及泥土，抽去木心，晒干贮存。主产于山西、陕西、河南、河北等地。有安神益智、祛痰止咳作用，主治失眠，健忘，精神错乱，咳嗽多痰等。饮片可分甘草制药、蜂蜜炙药两种：甘草制药味辛苦微甘，性温，以安神益智力胜，多用于失眠，健忘，精神错乱；蜂蜜炙药味辛苦微甘，性温偏润，以祛痰止咳力强，多用于咳嗽痰多。

本品对粘膜有刺激作用，故生药内服较少，多用于外用。一般研末或捣烂加少量黄酒调匀外敷，可治痈疽初起。

【加工炮制】 甘草制药（制远志）：先将甘草煎汤，去渣，加入拣净生远志（每 100 公斤远志，用甘草 6.4 公斤），文火煮至甘草汤吸尽，取出，晒干即得；蜂蜜炙药（蜜炙远志）：取净生远志加炼蜜（每 100 公斤远志，用蜂蜜 20 公斤）拌匀，稍闷，置锅内文火炒至不粘手为度。

【临床应用】

**一、甘草制药**

1. 失眠、健忘：常与酸枣仁、麦门冬、当归、人参等同用，能增强安神益智作用，可用于心血不足，神失安宁，失眠，健忘等，如远志汤。

2. 精神错乱：常与菖蒲、龙齿、茯神、朱砂等同用，能增强安神开窍作用，可用于痰气互结，心神被扰，精神错乱，言语无序，或惊悸恐惧等，如远志丸。

**二、蜂蜜炙药**

咳嗽多痰：常与杏仁、贝母、紫菀等同用，具有润燥益肺、化痰止咳作用，可用于肺气不利，痰液内阻，咳嗽多痰，咳形不爽等。

【处方用名】 用甘草制药写制远志、远志；用蜂蜜炙药写蜜远志、炙远志（也有地区炙远志作制远志）。

【用量】 甘草制药、蜂蜜炙药基本相同，一般 3～10 克；外用适量。

【参考】

1. 本品含远志皂甙，水解后生成远志皂甙元 A、远志皂甙 B，并含远志醇(3)。

2. 远志除具有祛痰作用外，对动物子宫肌尚有增加收缩和增强紧张力的作用。远志的乙醇浸剂对人型结核杆菌、金黄色葡萄球菌、志贺氏痢疾杆菌、福氏赤痢杆菌、伤寒杆菌都有显著的抗菌作用。远志有溶血作用。远志皂甙能刺激胃粘膜而反射地引起轻度恶心，故胃炎及溃疡病人应避免使用(1)。

3. 远志主要含皂甙成分，生用对粘膜有刺激作用，为了减低刺激性（麻性）的副作用，根据皂甙易溶于热水的特性，故采用甘草水热泡远志的方法，以达到减低麻性的目的。蜜炙后增强其滋润作用(2)。

## 柏子仁 （柏实）

为柏科植物常绿乔木侧柏的种仁。初冬种子成熟时采收，晒干，压碎外壳，簸净，阴干贮存。主产于山东、河南、河北等地。有养心安神、润肠通便及敛汗作用，主治失眠，健忘，盗汗，便秘等。饮片可分生药、霜药两种：生药味甘微辛，性平，以润肠通便力胜，多用于阴虚肠燥，大便秘结等；霜药味甘，性平，以养心安神、益阴敛汗力强，多用于失眠，健忘，盗汗等。

【加工炮制】 生药（生柏子仁）：将原药拣去杂质、硬壳，筛净灰屑即得；霜药（柏子仁霜）：取净生柏子仁碾碎，用吸油纸包裹，加热微炕，压榨去油即成。

【临床应用】

**一、生药**

大便秘结：常与松子仁、杏仁、郁李仁等同用，能增强润肠通便作用，可用于阴液不足，大肠干燥，大便秘结，如五仁丸。若血虚甚者，可加配当归、首乌等加强益血润肠之功；如阴液不足甚者，可加配生地黄、玄参之类，增强养阴通便作用。

**二、霜药**

1. 失眠、健忘：常与酸枣仁、远志、茯神、当归等同用，能增强养心安神作用，可用于心血不足，神失所养，失眠，健忘，或兼心悸怔忡等，如养心汤。



2. 阴虚盗汗：常与牡蛎、麻黄根、五味子等同用，能增强益阴敛汗作用，可用于阴虚盗汗，如柏子仁丸。若阴虚甚者，可加配生地黄、地骨皮、穞豆衣，加强养阴止汗之功；若兼气虚明显，自汗、盗汗，面色少华，神疲乏力，可加配黄芪、党参之类，增强益气止汗作用。

上述失眠、健忘或阴虚盗汗兼见大便艰难者，均宜用生药，不拘泥于霜药，应灵活掌握。

【处方用名】 用生药写柏子仁、生柏子仁、生柏仁；用霜药写柏子仁霜、柏子霜、柏仁霜。

【用量】 生药、霜药基本相同，一般 10～15 克。

【参考】

1. 柏子仁含大量脂肪油及少量挥发油，皂甙等[1]。

2. 柏子仁因含大量脂肪油，所以有润肠作用[1]。

3. 柏子霜是榨去了部分脂肪油，以减少滑肠的副作用[2]。

## 附：安神药性能与主治简表

<table>
<tr><th>类别</th><th colspan="2">药名</th><th>性味</th><th>主要功用</th><th>适用范围</th></tr>
<tr><td rowspan="10">重镇安神药</td><td rowspan="2">磁石</td><td>生药</td><td>味辛，性寒</td><td>平肝潜阳，镇惊安神</td><td>1. 眩晕<br>2. 惊悸<br>3. 痫证</td></tr>
<tr><td>煅药</td><td>味辛微酸，性微寒</td><td>益肾纳气，外用有定痛止血作用</td><td>1. 肾虚气喘<br>2. 外伤出血</td></tr>
<tr><td rowspan="2">牡蛎</td><td>生药</td><td>味咸涩，性微寒</td><td>平肝潜阳，化痰软坚</td><td>1. 头目眩晕<br>2. 手足瘛疭<br>3. 瘰疬、瘿瘤</td></tr>
<tr><td>煅药</td><td>味咸涩，性平</td><td>收敛固涩，制酸止痛</td><td>1. 自汗、盗汗<br>2. 胃痛吐酸<br>3. 遗精<br>4. 崩漏<br>5. 带下</td></tr>
<tr><td rowspan="2">龙骨</td><td>生药</td><td>味甘涩，性微寒</td><td>镇惊安神，平肝潜阳</td><td>1. 失眠、怔忡<br>2. 惊痫、癫狂<br>3. 头目眩晕</td></tr>
<tr><td>煅药</td><td>味甘涩，性平</td><td>收敛固涩</td><td>1. 自汗、盗汗<br>2. 梦遗滑精<br>3. 久泻不止<br>4. 赤白带下</td></tr>
<tr><td rowspan="2">龙齿</td><td>生药</td><td>味甘涩，性凉</td><td>镇心定惊，除烦退热</td><td>1. 惊痫、癫狂<br>2. 烦热时作</td></tr>
<tr><td>煅药</td><td>味甘涩，性平</td><td>安神宁志</td><td>失眠多梦</td></tr>
<tr><td rowspan="2">紫石英</td><td>生药</td><td>味甘，性温</td><td>镇心定惊</td><td>1. 惊痫瘛疭<br>2. 心悸怔忡</td></tr>
<tr><td>煅药</td><td>味甘微酸涩，性温</td><td>温肺降逆，散寒暖宫</td><td>1. 肺虚寒咳<br>2. 宫冷不孕</td></tr>
</table>

续表

| 类别 | 药名 | | 性味 | 主要功用 | 适用范围 |
|---|---|---|---|---|---|
| 重镇安神药 | 白石英 | 生药 | 味甘，性温 | 宁心安神，通利小便 | 1. 心悸、健忘<br>2. 小便不利 |
| | | 煅药 | 味甘微酸，性温 | 温肺止咳，益肾强阳 | 1. 肺虚寒咳<br>2. 肾虚阳痿 |
| | 蛇含石 | 生药 | 味甘，性寒 | 安神镇惊 | 1. 心悸、失眠<br>2. 小儿惊痫 |
| | | 煅药 | 味甘微涩，性微寒 | 止血定痛 | 1. 便血、血痢<br>2. 心胸疼痛 |
| 养心安神药 | 酸枣仁 | 生药 | 味甘酸，性平 | 养心安神 | 1. 失眠、心悸<br>2. 眩晕、耳鸣 |
| | | 炒药 | 味甘酸，性平偏温 | 敛阴止汗 | 自汗、盗汗 |
| | 远志 | 甘草制药 | 辛苦微甘，性温 | 安神益智 | 1. 失眠、健忘<br>2. 精神错乱 |
| | | 蜂蜜炙药 | 味辛苦微甘，性温偏润 | 祛痰止咳 | 咳嗽多痰 |
| | 柏子仁 | 生药 | 味甘微辛，性平 | 润肠通便 | 大便秘结 |
| | | 霜药 | 味甘，性平 | 养心安神，益阴敛汗 | 1. 失眠、健忘<br>2. 阴虚盗汗 |

# 第十四章　平肝熄风药

凡以平降肝阳、熄风止痉作用的药物，称为平肝熄风药。

本类药物主要适用于肝阳上亢，头目眩晕，或头胀，头痛，以及肝风内动，惊痫抽搐等。

临床使用平肝熄风药治疗肝阳上亢或肝风内动，大都应用生药，疗效较好。经炮制后其功用有所改变，可用于多种病证，如阴虚潮热、咳血、呕血、衄血、瘰疬结核、青盲内障等。同时应用平肝熄风药还须注意以下两个方面：

1. 使用本类药物时必须根据不同的发病原团给以适当的配伍，如因热而引起的，与清热泻火药同用；因风痰引起的，与化痰药同用；因阴虚引起的，与滋阴药同用；因血虚引起的，与养血药同用等。

2. 本类药物的性能各有不同，应区别使用。如其中有些药物性质寒凉，脾虚慢惊者，则非所宜；而另有一些药物性又偏于辛燥，阴虚液少者，又宜慎用。



## 石决明　（九孔螺）

为鲍科动物九孔鲍或盘大鲍等的贝壳。夏秋两季捕捉，挖去肉，洗净粘附的杂质，晒干贮存。主产于广东、福建、山东、辽宁等地。有平肝潜阳、除热退蒸、去翳明目作用，主治头目眩晕，惊痫抽搐，骨蒸劳热，青盲内障等。饮片可分生药、煅药两种：生药味咸，性微寒，以平肝潜阳力胜，多用于头目眩晕，惊痫抽搐；煅药味咸微涩，性平，以除热退蒸、去翳明目力强，多用于骨蒸劳热，青盲内障等。

【加工炮制】　生药（生石决明）：将原药洗刷干净，晾干，捣碎即得。煅药（煅石决明）：取净生石决明，置无烟的炉火上或坩埚内煅至灰白色，迅速取出，喷淋盐水（每 100 公斤石决明，用盐 2.5 公斤，热水化开），干燥，捣碎即成，部分地区煅药有不用喷淋盐水者；外用宜煅至白色，也不用盐水喷淋。

【临床应用】

**一、生药**

1. 头目眩晕：常与牡蛎、白芍药、牛膝等同用，能增强平肝潜阳作用，可用于肝阳上亢，肝阴不足，头目眩晕。若肝阴未伤，肝阳亢盛之实证，则常与夏枯草、钩藤、代赭石同用，直镇阳亢。

2. 惊痫抽搐：常与僵蚕、胆星、全蝎等同用，具有平肝熄风、定惊止痉作用，可用于肝风内伤，惊痫抽搐。

**二、煅药**

1. 骨蒸劳热：常与地骨皮、鳖甲、生地黄等同用，具有除热退蒸作用，可用于阴液不足，虚火内扰，颧红潮热，形体瘦弱，或兼遗精等。

2. 青盲内障：常与桑叶、谷精草、木贼草、甘菊花等同用，能增强去翳明目作用，可用于肝经实火，青盲内障，如石决明散。

3. 外伤出血：本品研成细末，外敷创口，具有收敛止血作用，可用于外伤皮肤破裂，出血不止者。



【处方用名】 用生药写石决明、九孔决明、生石决明；用煅药写煅石决明。

【用量】 生药、煅药基本相同，一般10～30克；外用适量。内服用生药须先煎。

【参考】

1. 据报道，盘大鲍的贝壳含碳酸钙90%以上，有机质约3.67%，尚含少量镁、铁、硅酸盐、硫酸盐、磷酸盐、氯化物和极微量的碘；煅烧后碳酸盐分解，产生氧钙，有机质则破坏(8)。

2. 本品生用潜阳熄风，治肝阳上亢，高血压病等；煅用除热明目，治青盲内障及其他目疾等(2)。

## 代赭石 （铁朱）

为氧化物类矿物赤铁矿的矿石。全年可采集。挖出后，去净泥土、杂质贮存。主产于河北、山西、河南、山东等地。有平肝、降逆、止血作用，主治眩晕，呕吐，喘息，咯血，呕血，鼻衄等。饮片可分生药、煅药两种：生药味苦甘，性寒，以平肝潜阳、降逆止呕力胜，多用于眩晕，呕吐，喘息；煅药味苦甘微酸，性微寒，以收敛止血力强，多用于咯血，呕血，鼻衄等。

【加工炮制】 生药（生代赭石）：将原药拣去杂质，捣碎，过筛即得；煅药（煅代赭石）：取净生代赭石，砸碎，置坩埚内，在无烟的炉火中煅红透，取出，即倾入醋盆中（每 100 公斤代赭石，用醋 40～50 公斤）淬酥，取出，晒干即成。

【临床应用】

**一、生药**

1. 眩晕：常与牡蛎、龙骨、牛膝等同用，能增强平肝潜阳作用，可用于肝阳上亢，头目眩晕，或兼耳中蝉鸣等，如镇肝熄风汤。

2. 呕吐：常与旋覆花、半夏、生姜等同用，能增强降逆止呕作用，可用于胃气上逆，呕吐，噫气，呃逆等，如旋覆代赭汤。

3. 喘息：常与杏仁、苏子、桑白皮、白果等同用，具有平喘降逆作用，可用于肺气壅阻，气逆喘咳，胸闷脘痞。若肺肾虚弱，喘息抬肩，则常与人参、蛤蚧、五味子等同用，具有补益肺肾、纳气平喘作用。



**二、煅药**

1. 咯血：常与茜草根、侧柏叶、地骨皮、白芍药等同用，具有清肺益阴、收敛止血作用，可用于肺热伤络，咯血鲜红。

2. 呕血：常与参三七、白及等同用，具有和胃止血作用，可用于胃络受伤，血随气逆，吐血紫暗，或血中夹有食物残渣。

3. 鼻衄：常与山茶花、白茅根、栀子等同用，具有清肝和肺、安络止血作用，可用于肝肺郁热，上犯清窍，鼻孔出血。

4. 崩漏：常与海螵蛸、棕榈炭、当归等同用，能增强固经止血作用，可用于冲任不固，崩中漏下；亦治月经过多。

【处方用名】 用生药写代赭、赭石、代赭石、生赭石；用煅药写煅代赭石、煅赭石、煅代赭。

【用量】 生药、煅药基本相同，一般 12～30 克。用生药须先煎。

【参考】

1. 代赭石是三氧化二铁和粘土的混合物，混有钛、镁、砷盐等杂质。含铁量一般在40%左右[1]。

2. 本品能促进红细胞及血红蛋白的新生，又具有镇静中枢神经的作用[1]。

## 僵蚕（天虫、僵虫）

为蚕蛾科昆虫家蚕的幼虫，感染白僵菌而僵死虫体。收集后，加石灰拌匀，吸去水分，晒干贮存。主产于浙江等地。有祛风解痉、化痰散结作用，主治惊痫抽搐，中风失音，咽喉肿痛，瘰疬结核，风疹瘙痒，气急咳喘等。饮片可分生药、炒药两种：生药味辛咸，性平，以祛风解痉力胜，多用于惊痫抽搐，风疹瘙痒，肝风头痛，咽喉肿痛；炒药味辛咸，性微温，以化痰散结力强，多用于瘰疬结核，中风失音，呼吸喘促等。

【加工炮制】 生药（生僵蚕）：将原药除去丝头，洗净灰土，晒干即得；炒药（炒僵蚕）：取净生僵蚕加生姜汁（每10公斤僵蚕，用生姜1公斤捣汁）拌匀，润透，取麸皮置锅内加热，候烟冒起，放入僵蚕拌炒至黄色，取出，筛去麸皮即成。部分地区，也有不用姜汁拌和麸皮同炒，仅以文火清炒至黄色者。



【临床应用】

**一、生药**

1. 惊痫抽搐：常与全蝎、蜈蚣等同用，能增强祛风解痉作用，可用于肝风内动，惊痫抽搐。若脾虚久泻，慢惊抽搐，则常与人参、白术、天麻、白附子、全蝎等同用，具有健脾止泻、熄风止痉作用。

2. 风疹瘙痒：常与蝉衣、薄荷等同用，具有疏风止痒作用，可用于风邪客于肌表，风疹瘙痒。如兼夹毒邪者，可再加配金银花、丹皮等，以清热解毒、疏风止痒。

3. 风热头痛：常与桑叶、荆芥等同用，能增强祛风止痛作用，可用于风邪侵袭，头痛且胀，迎风流泪，如白僵蚕散。

4. 咽喉肿痛：常与桔梗、甘草、薄荷等同用，具有疏风利咽作用，可用于风邪入侵，咽喉肿痛；亦治喉痈初起者，如六味汤。若兼声音嘶哑而胸闷者，则常与栝楼皮、甘草同用，具有疏风利咽、宽胸畅膈之功，如发声散。

**二、炒药**

1. 瘰疬结核：常与贝母、夏枯草等同用，能增强化痰散结、软坚消瘰作用，可用于痰涎结聚，瘰疬结核等。

2. 中风失音：常与羌活、麝香、姜汁同用，具有祛风化痰、开窍利音作用，可用于卒然中风，语声不出，或喉中痰声作响，如通关散。

此外，若中风口眼㖞斜，半身不遂，一般多用生药，并常与白附子、全蝎同用，如牵正散。

3. 呼吸喘促：常与杏仁、紫菀、白果等同用，具有化痰平喘作用，可用于痰壅气逆，呼吸喘促，喉中鸣响等。

【处方用名】 用生药写生僵蚕、生僵虫、生天虫；用炒药写白僵蚕、炒僵蚕、炒天虫、炒僵虫。



【用量】 生药、炒药基本相同，一般5～12克，散剂适量减少。

【参考】

1. 僵蚕含脂肪和蛋白质[(1)]。

2. 僵蚕所含的蛋白质有刺激肾上腺皮质的作用[(1)]。

3. 本品用姜汁拌润和麸皮拌炒后，可以除去其腥臭气味，清除蚕体上的菌丝和分泌物，减少对胃的刺激，并能增强祛风化痰作用[(2)]。

## 天麻 （赤箭芝、定风草）

为兰科多年生寄生草本植物天麻的根茎。冬春两季采收，挖出后，除去地上茎及须根，擦去粗皮，水煮或蒸透，取出，晒干贮存。主产于四川、云南、贵州、陕西等地。有祛风止痛、镇痉定惊作用，主治头痛，眩晕，抽搐，痹证等。饮片可分生药、炒药两种：生药味甘微辛，性平，以祛风止痛力胜，多用于头痛，痹证；炒药味甘，性微温，以镇痉定惊力强，多用于眩晕，抽搐等。此外，部分地区还有用姜汁拌炒药，其目的为增强温中散寒之功。

【加工炮制】 生药（生天麻）：将原药洗净，润透，切片，晒干即得；炒药（炒天麻）：取净生天麻片置锅内，文火炒至黄色为度。也有用表心纸裹生天麻片，用水喷湿，置锅内，文火煨烧至纸焦黄，药片呈黄色者。

【临床应用】

**一、生药**

1. 头痛：常与川芎、白芷等同用，能增强祛风止痛作用，可用于风邪上攻，头部疼痛，或兼昏眩。若肝血不足明显者，可加配当归、白芍药，以养血益肝；如肝阳虚弱，可加配吴茱萸、黄芪，以温阳益气。

2. 痹证：常与全蝎、乳香、独活等同用，具有祛风胜湿、散寒止痛作用，可用于风寒湿痹，骨节疼痛，或有麻木不仁。若兼营血不足者，可加配当归、生地黄，以补益营血。



**二、炒药**

1. 眩晕：常与钩藤、石决明、牛膝等同用，具有平肝熄风作用，可用于肝阳上亢，头目眩晕，或兼头痛、失眠等，如天麻钩藤饮。若痰饮上逆，头目眩晕，或有头痛，呕吐痰涎，则常与半夏、白术、茯苓等同用，具有化痰熄风之功，如半夏白术天麻汤。

2. 抽搐：常与全蝎、僵蚕等同用，能增强镇痉定惊作用，可用于肝风内动，四肢抽搐，或惊痫，角弓反张。若热病抽搐者，宜再加配连翘、钩藤、栀子等，具有清热熄风作用，如天麻驱风汤；若破伤风抽搐者，宜再加配天南星、防风、白附子等，具有加强熄风镇痉之功。

【处方用名】 用生药写天麻、明天麻；用炒药写炒天麻、煨天麻。

【用量】 生药、炒药基本相同，一般3～10克。

【参考】

1. 据报道，天麻含香荚兰醇、香荚兰醛、维生素A类物质、甙、结晶性中性物质及微量生物碱、粘液质[8]。

2. 天麻浸膏有明显对抗动物戊四氮阵挛性惊厥的作用，并有镇痛作用。香草醇有促进胆汁分泌作用，能制止癫痫反应的发生[1]。

**附：平肝熄风药性能与主治简表**

| 药 名 | | 性 味 | 主要功用 | 适用范围 |
|---|---|---|---|---|
| 石决明 | 生药 | 味咸，性微寒 | 平肝潜阳 | 1. 头目眩晕<br>2. 惊痫抽搐 |
| | 煅药 | 味咸微涩，性平 | 除热退蒸，去翳明目 | 1. 骨蒸劳热<br>2. 青盲内障 |
| 代赭石 | 生药 | 味苦甘，性寒 | 平肝潜阳，降逆止呕 | 1. 眩晕<br>2. 呕吐<br>3. 喘息 |
| | 煅药 | 味苦甘微酸，性微寒 | 收敛止血 | 1. 咳血<br>2. 呕血<br>3. 鼻衄 |
| 僵蚕 | 生药 | 味辛咸，性平 | 祛风解痉 | 1. 惊痫抽搐<br>2. 风疹瘙痒<br>3. 肝风头痛<br>4. 咽喉肿痛 |
| | 炒药 | 味辛咸，性微温 | 化痰散结 | 1. 瘰疬结核<br>2. 中风失音<br>3. 呼吸喘促 |
| 天麻 | 生药 | 味甘微辛，性平 | 祛风止痛 | 1. 头痛<br>2. 痹证 |
| | 炒药 | 味甘，性微温 | 镇痉定惊 | 1. 眩晕<br>2. 抽搐 |

# 第十五章　除　虫　药

凡以驱除或杀灭人体各种寄生虫的药物，称为除虫药。

这类药物主要适用于蛔虫、钩虫、蛲虫、绦虫等肠道寄生虫病，以及疟疾、痢疾等病证。

临床使用除虫药，驱除或杀灭寄生虫，大都应用生药，疗效较好；经过炮制后其功用有所改变，可治疗多种病证，如饮食积滞、脾胃不和、各种出血证候等。同时使用除虫药时，应注意以下几点：

1. 患肠道寄生虫病日久而腹有积滞者，可配消导药同用；如兼脾胃虚弱者，可配健脾益胃药同用；兼气血不足者，可适当配合补益气血药。

2. 驱除肠道寄生虫药最好在空腹时服用，使药力直接作用于虫体，以提高疗效；如排便不畅，可配合泻下药，以促进排虫作用。截疟药一般在疟疾发作前两小时左右服用，效果较好。



3. 在使用除虫药时，必须掌握剂量，对某些具有毒性的除虫药，不能过量，以免中毒。

4. 服用驱除肠道寄生虫药时，应注意饮食，一般不宜进油腻食物，并注意适当休息。

5. 在发热和腹痛较剧时，暂时不宜使用除虫药。

6. 孕妇、年老体弱患者，除虫药应予慎用或禁用。

**槟榔**　（大腹子）

为棕榈科植物常绿乔木槟榔的成熟种子。冬春两季采摘果实，剥去果皮，取其种子，晒干贮存。主产于广东、云南、台湾、广西、福建等地。国外之斯里兰卡、印度、菲律宾等亦产。有杀虫破积、行水消肿、下气散满作用，主治虫积，水肿，饮食停滞，下痢后重，脚气，疟疾等。饮片可分生药、炒药两种：生药味辛苦微涩，性温，以杀虫破积、行水消肿力胜，多用于虫积，水肿，脚气，疟疾；炒药味苦辛微涩，性温，以下气散满力强，多用于饮食停滞，下痢后重等。此外，部分地区还有炒焦药（即本品炒至焦黑色者），目的取其调气和中，以减少其烈性。

【加工炮制】 生药（生槟榔）：将原药拣去杂质，用清水浸泡，润透，切片，晒干即得；炒药（炒槟榔）：取净生槟榔片置锅内，清炒至微焦为度。

【临床应用】

**一、生药**

1. 虫积：常与鹤虱、苦楝根皮、使君子、芜荑等同用，能增强杀虫作用，可用于肠中诸虫，发作时腹中疼痛，如化虫丸。若肠中虫积阻滞，腹痛拒按，大便秘结，则常与大黄、黑丑、苦楝根皮、木香等同用，具有攻积杀虫之功，如万应丸。

2. 水肿：常与椒目、商陆、茯苓皮等同用，能增强行水消肿作用，可用于水湿壅阻，遍身水肿，喘促口干，二便不利，如疏凿饮子。



3. 脚气：常与木瓜、吴茱萸、紫苏等同用，具有散寒逐湿作用，可用于寒湿阻滞，脚气疼痛，两足肿重，筋脉弛缓，或麻痹冷痛等，如鸡鸣散。

4. 疟疾：常与常山、草果、青皮等同用，具有燥湿邪、疗疟疾作用，可用于疟疾先寒后热，发作定时，胸闷脘痞，口腻无味，如截疟七宝饮。

**二、炒药**

1. 饮食停滞：常与厚朴、山楂、麦芽、陈皮等同用，具有下气消食作用，可用于饮食停滞，胃脘痞满，呕恶，嗳腐气，或腹中胀痛，大便不畅等。

2. 下痢后重：常与木香、黄连、大黄等同用，具有行气导滞作用，可用于湿热内阻，肠胃受伤，赤白痢疾，里急后重；亦治积滞内停，脘腹痞满胀痛，大便秘结者，如木香槟榔丸。

【处方用名】 用生药写槟榔、花槟榔、大腹子、生槟榔；用炒药写炒槟榔、炒大腹子。

【用量】 生药、炒药基本相同，一般 5～15 克。单味驱虫可用 30～60 克。

【参考】

1. 槟榔含多种生物碱，驱虫有效成分为槟榔碱。其他为槟榔次碱、去甲槟榔碱、去甲槟榔次碱、鞣质、脂肪油、一种红色素（槟榔红）[1]。

2. 槟榔碱能使绦虫体产生弛缓性麻痹瘫痪而被排出体外，对猪肉绦虫最有效，对姜片虫亦有效。槟榔对流感病毒、某些皮肤真菌有抑制作用。槟榔碱能促进肠蠕动引起腹泻，有时常引起胃肠痉挛和剧烈腹痛；并能促进唾液腺及汗液的分泌[1]。



## 使君子

为使君子科植物藤本状灌木使君子的成熟果实。9～10 月间果皮紫黑色时采摘，晒干贮存。主产于广东、广西、四川等地。有驱虫消积、健脾疗疳作用，主治蛔虫病，蛲虫病，小儿疳症，乳食停滞等。饮片可分生药、炒药两种：生药味甘，性温，以驱虫消积力胜，多用于蛔虫病，蛲虫病；炒药味甘，性温，以健脾疗疳力强，多用于小儿疳症，乳食停滞等。

【加工炮制】 生药（生使君子）：将原药除去外壳，取其内仁即得，或不去外壳，连壳捣碎者；炒药（炒使君子）：取净生使君子肉置锅内，文火炒至老黄色，微有焦斑，取出，放凉即成。

【临床应用】

**一、生药**

1. 蛔虫病：常与槟榔、芜荑等同用，能增强驱虫消积作用，可用于蛔虫扰动，脐腹疼痛，大便不畅。若兼呕吐恶心，胁下或胃脘疼痛，可适当加配苦楝根皮、木香、青皮等疏肝和胃；如便蛔而无腹痛者，可单味应用，微炒去壳嚼服，成人、儿童均可使用，但一般多用于儿童。

2. 蛲虫病：常与石榴皮、槟榔、鹤虱等同用，具有杀虫止痒作用，可用于蛲虫病，肛门作痒，大便不畅等。

**二、炒药**

1. 小儿疳症：常与肉豆蔻、木香、麦芽、黄连等同用，能增强健脾疗疳作用，可用于小儿疳症，形体消瘦，腹部胀大，烦躁不安，多食善饥等，如肥儿丸。若脾虚甚者，可加配白术、党参、山药之类，补脾益气。

2. 乳食停滞：常与麦芽、山楂、鸡内金等同用，具有消乳化积作用，可用于小儿乳食停滞，日久不化，纳呆不思食，或有呕吐，大便失常，或结或溏等。

【处方用名】 用生药写使君子、使君子肉、使君子仁、生使君子；用炒药写炒使君子、炒君子仁等。

【用量】 生药、炒药基本相同，一般 4～10 克。炒熟嚼服，成人 15～20 粒；儿童每岁 1 粒，总量不超过 20 粒。空腹服，连服 2～3 天。



【参考】

1. 使君子含使君子酸钾、脂肪油（棕榈酸及油酸等甘油酯）、柠檬酸、苹果酸、琥珀酸等有机酸。果壳中亦含有使君子酸钾(1)。

2. 体外实验证实使君子水浸剂对猪蛔虫头部有麻痹作用(68)。

3. 据报道，使君子粉剂对自然感染的鼠蛲虫病有一定的驱蛲作用。与百部粉剂合用，效力较单用时好，且对幼虫亦稍有作用(8)。

4. 据报道，使君子水浸剂（1∶3）在试管中对某些皮肤真菌有某些抑制作用(8)。

5. 本品的副作用可有呃逆，用其壳煎水饮服可止；多服还可出现眩晕、恶心等反应。生食副作用较大，炒后副作用稍轻。不宜与热药、热茶同服，否则易致腹泻[3]。

## 贯众 （贯仲、管仲）

为叉蕨科多年生草本植物粗茎鳞毛蕨等的根茎。春秋两季采挖，削去叶柄、须根，除净泥土，晒干贮存。主产于安徽、陕西、湖南、四川等地。有杀虫、清热、解毒、止血作用，主治蛔虫病，蛲虫病，绦虫病，温病壮热，痄腮肿痛，咯血，呕血，鼻血，血痢，便血，崩中漏下等。饮片可分生药、炭药两种：生药味苦，性寒，有小毒，以杀虫、清热、解毒力胜，多用于蛔虫病，蛲虫病，绦虫病，温病壮热，痄腮肿痛等；炭药味苦微涩，性微寒，以止血力强，多用于咯血，呕血，鼻血等多种出血病证。

【加工炮制】 生药（生贯众）：将原药用清水稍浸，取出，润透，切片，晒干即得；炭药（贯众炭）：取净生贯众片置锅内，清炒至外表呈焦黑色，内部深褐色为度。



【临床应用】

**一、生药**

1. 蛔虫病：常与苦楝根皮、使君子、木香等同用，具有加强驱杀蛔虫作用，可用于蛔虫腹痛；亦可治疗钩虫病，如下虫丸。

2. 蛲虫病：常与鹤虱、使君子等同用，具有增强驱杀蛲虫作用，可用于蛲虫病日久不愈。若夜间肛门奇痒可与百部配合，煎汤，临睡前外洗肛门。

3. 绦虫病：常与槟榔、南瓜子（生用，研细，调服）等同用，具有增强驱杀绦虫作用，可用于绦血病；亦可治疗血吸虫病。

4. 温病壮热：常与丹皮、大青叶、黄连等同用，具有清热解毒、凉血透斑作用，可用于温病（急性热病）壮热，烦躁不安，或出现斑疹，舌红脉数。

5. 痄腮肿痛：常与板蓝根、蒲公英、野菊花等同用，能增强清热解毒作用，可用于温毒侵袭，痄腮肿痛，或兼恶寒发热等。

6. 湿热带下：常与墓头回、凤尾草、车前子等同用，具有清热解毒、利湿除带作用，可用于湿热侵袭带脉，黄带绵下，质稠气臭。

此外，本品还可用于预防时行感冒、麻疹等。

**二、炭药**

1. 鼻孔出血：常与白茅根、旱莲草、山茶花等同用，具有凉血止血作用，可用于肺热上扰，鼻孔出血。如邪热炽盛，出血量多，宜用生药清热解毒、凉血止血。

2. 咯血、呕血：常与侧柏叶、血余炭等同用，能增强止血作用，可用于肺络或胃络受伤，咯血或呕血。若邪热内盛、出血量甚多，宜用生药，提高清热凉血作用，如管仲汤。

3. 血痢、便血：常与黄芩、槐花、黄连等同用，具有止血和理肠作用，可用于湿热蕴结大肠，络脉受伤，血痢或便血者。



4. 崩中漏下：常与乌贼骨、蒲黄等同用，具有固经止血作用，可用于冲任夹热，崩中漏下；亦治月经过多者。

【处方用名】 用生药写贯众、贯仲、管仲、生贯众；用炭药写贯众炭等。

【用量】 生药、炭药基本相同，一般5～15克。

【参考】

1. 贯众含鞣质、挥发油、树胶、黄酮类、糖类、氨基酸[1]。

2. 贯众煎液有收缩子宫的作用[1]。

3. 贯众有收缩血管、促进血液凝固作用[3]。

## 榧子 （榧实）

为红豆杉科植物常绿乔木榧的成熟种子。10～11 月采摘，除去肉质外皮，晒干贮存。主产于浙江、湖北、江苏、安徽等地。有杀虫去积、消谷进食、润肺滑肠作用，主治虫积腹痛，小儿疳症，肺燥干咳，肠燥便秘等。饮片可分生药、炒药两种：生药味甘涩，性平，以杀虫去积、润肺滑肠力胜，多用于虫积腹痛，肺燥干咳，肠燥便秘；炒药味甘，性微温，以消谷进食、益中疗疳力强，多用于小儿疳症，形瘦腹大等。

【加工炮制】 生药（生榧子）：将原药拣净杂质，或去壳取仁，用时捣碎；炒药（炒榧子）：取净生榧子仁炒至外表褐黑色，内部深黄，发出焦香味为度。亦有用砂拌炒至外表微焦，内呈黄色，取出，筛去砂即得。

【临床应用】

**一、生药**

1. 蛔虫病：常与苦楝根皮、鹤虱等同用，具有增强杀蛔虫作用，可用于蛔虫腹痛等。



2. 钩虫病：常与百部等同用，具有增强杀钩虫作用，可用于钩虫病，如榧子杀虫丸。亦可单味微炒嚼服。

3. 绦虫病：常与槟榔、芜荑同用，具有增强杀绦虫作用，可用于绦虫病，如榧子散。

4. 肺燥干咳：常与杏仁、贝母、蜂蜜等同用，能增强润肺止咳作用，可用于肺燥咳嗽，咽喉干燥，或兼大便不畅等。

5. 肠燥便秘：常与火麻仁、郁李仁等同用，具有加强滑肠通便作用，可用于津液不足，大肠干燥，大便秘结。

**二、炒药**

小儿疳症：常与白术、山药、鸡内金、芜荑等同用，能增强消谷进食、益中疗疳作用，可用于小儿疳症，脾胃虚弱，形体消瘦，面色无华，肚腹胀满。若兼内热口臭，或身热心烦，可再加配胡黄连、黄柏等，佐以清泄邪热。

【处方用名】 用生药写榧子、木榧子、生榧子；用炒药写炒榧子、炒榧实。

【用量】 生药、炒药基本相同，一般 10～20 克。嚼服 10～20 粒。

【参考】

1. 榧子含脂肪油、鞣质、挥发油等[1]。

2. 本品为中药广谱驱虫药，对钩虫、蛲虫、绦虫都有一定效果[3]。

## 常山 （恒山）

为虎耳草科植物落叶灌木黄常山的根。秋季采挖，除去须根，洗净，晒干贮存。主产于四川、湖南、贵州等地。有涌吐痰涎、杀虫截疟作用，主治胸中痰饮，癫狂，痫证，疟疾、休息痢等。饮片可分生药、酒炒药两种：生药味苦辛，性寒，有毒，以涌吐痰涎力胜，多用于胸中痰饮，癫狂，痫证；酒炒药味辛苦，性微寒，有小毒，以杀虫截疟力强，多用于疟疾、休息痢等。



【加工炮制】 生药（生常山）：将原药拣去杂质，用清水略浸，洗净，润透，切片，晒干即得；酒炒药（酒炒常山）：取净生常山片加黄酒（每 100 公斤常山，用黄酒 10～20 公斤）拌匀，稍闷，置锅内，文火清炒至黄色为度。此外，部分地区有用醋炒，其药醋比例、拌炒方法与酒炒同。

【临床应用】

**一、生药**

1. 胸中痰饮：《千金方》用本品配伍甘草、蜂蜜，煮汤温服，能引吐痰涎，可用于胸中痰饮，欲吐不能，胸膈痞满等。

2. 癫狂、痫证：常与防风等同用，能增强引吐痰涎作用，可用于痰气郁结，精神失常，时悲时喜，哭笑无时，胸膈瞀闷，口多痰涎；或痫证胸中痰涎壅盛者。

## 二、酒炒药

1. 疟疾：常与草果、知母、贝母等同用，具有清热祛痰、杀虫截疟作用，可用于疟疾热多寒少而偏于痰热者，如常山饮。若疟发寒多热少而偏于痰湿者，则常与草果、厚朴、陈皮等同用，具有燥湿祛痰、杀虫截疟作用，如截疟七宝饮。

2. 休息痢：常与黄连、木香等同用，具有清热燥湿、杀虫止痢作用，可用于下痢时发时止，日久难愈。若兼脾气虚弱者，宜加配党参、白术之类，佐以补脾。

【处方用名】 用生药写生常山；用酒炒药写常山、鸡骨常山、黄常山、炒常山、酒常山、酒炒常山。

【用量】 生药8～12克；酒炒药4～10克。

【参考】

1. 常山含多种生物碱，其中主要的有常山碱甲、乙、丙三种，为互变异构体。此外尚含常山次碱、4-喹唑酮及伞形花内酯等[1]。



2. 常山对实验性疟疾感染有显著疗效，有效成分为常山碱。常山碱乙、丙的作用强度约为奎宁的89～152倍[69]。

3. 常山的催吐作用较强大，其原理主要是刺激胃肠道引起的反射作用[70]。

4. 体外实验证明，常山对甲型流行性感冒病PR8有抑制作用，对感染流感的小鼠也有治疗效果[71,72]。

5. 体外和动物实验、治疗，均证明对阿米巴原虫有一定的抑制作用[73]。

6. 动物实验证明，常山碱甲、乙、丙静脉注射于麻醉狗，能引起血压下降；对有孕子宫多呈兴奋作用[74]。

7. 据报道，在过去传统抗疟方面将常山与槟榔合用，但经鸡疟实验，槟榔碱本身并无抗疟效果，既不能增强常山碱乙的抗疟效力，也不能对抗常山碱乙所致的呕吐，反能增强常山毒性[8]。

## 附：除虫药性能与主治简表

| 药名 | | 性味 | 主要功用 | 适用范围 |
|---|---|---|---|---|
| 槟榔 | 生药 | 味辛苦微涩，性温 | 杀虫破积，行水消肿 | 1. 虫积<br>2. 水肿<br>3. 脚气<br>4. 疟疾 |
| | 炒药 | 味苦辛微涩，性温 | 下气散满 | 1. 饮食停滞<br>2. 下痢后重 |
| 使君子 | 生药 | 味甘，性温 | 驱虫消积 | 1. 蛔虫病<br>2. 蛲虫病 |
| | 炒药 | 味甘，性温 | 健脾疗疳 | 1. 小儿疳症<br>2. 乳食停滞 |
| 贯众 | 生药 | 味苦，性寒，有小毒 | 杀虫，解热，解毒 | 1. 蛔虫病<br>2. 蛲虫病<br>3. 绦虫病<br>4. 温病壮热<br>5. 痄腮肿痛 |
| | 炭药 | 味苦微涩，性微寒 | 止血 | 1. 咳血<br>2. 呕血<br>3. 鼻血 |
| 榧子 | 生药 | 味甘涩，性平 | 杀虫去积，润肺滑肠 | 1. 虫积腹痛<br>2. 肺燥干咳<br>3. 肠燥便秘 |
| | 炒药 | 味甘，性微温 | 消谷进食，益中疗疳 | 小儿疳症 |
| 常山 | 生药 | 味苦辛，性寒，有毒 | 涌吐痰涎 | 1. 胸中痰饮<br>2. 癫狂、痫证 |
| | 酒炒药 | 味辛苦，性微寒，有小毒 | 杀虫截疟 | 1. 疟疾<br>2. 休息痢 |

# 附一 参考资料

(1) 中草药学. 上海中医学院编. 上海人民出版社，1974.
(2) 赣南中药炮制学. 江西赣州地区卫生局编. 1973.
(3) 中药临床应用. 中山医学院编. 广东人民出版社，1975.
(4) 中草药学. 浙江省西医学习中医教材编写组. 浙江人民出版社，1972.
(5) 中医方药学. 广东中医学院编. 广东人民出版社，1973.
(6) 实用中医学. 北京中医医院等编. 北京人民出版社，1975.
(7) 浙南本草新编. 温州医学院等编. 1975.
(8) 中药大辞典. 江苏新医学院编. 上海人民出版社，1975.
(9) 急性中毒与处理. 浙江金华地区医药卫生科技情报站.
(10) 临床常用中药手册. 湖南中医学院编. 人民卫生出版社，1972.
(11) 全国中草药汇编. 人民卫生出版社，1975.
(12) 草药鲜南星的实验室研究. 肿瘤工作简报，(17)：15-19，1972.
(13) 中药的祛痰作用，前胡、皂荚、车前草、款冬花. 中华医学杂志，40 (5)：331-336，1954.
(14) 192 种中药及草药抗菌作用研究. 微生物学报，8 (1)：52-58，1960.
(15) 几种中药解热作用之药理研究. 中华医学杂志，42 (10)：964-967，1956.
(16) 降压中药的研究（二），丹皮及芍药醇（丹皮酚）. 药学学报，8 (6)：250-254，1960.
(17) 马兜铃煎剂治疗 37 例高血压病的观察. 人民保健，(1)：47-49，1959.
(18) 中药的镇咳作用（二），百部、紫菀、前胡、款冬花. 中华医学杂志，40 (11)：849-852，1954.
(19) 五倍子等中药对某些致病菌的抗菌作用. 中华医学杂志，51 (4)：245，1965.
(20) 去毛枇杷叶及绒毛之化学分析. 天津医药杂志，7 (3)：243-244，1965.
(21) 62 种中药抗菌性之初步研究. 西北兽医学院，校刊，(4)：5-

9，1953.
（22）排气汤主要作用成分的分析//中国药学会 1962 年学术会议论文文摘集．1963：303.
（23）102 种药用植物抗菌效能的初步试验．植物学报，2（2）：312-325，1953.
（24）最新和汉药用植物．东京广川书店，1959：288.
（25）中级医刊．（5），1960.
（26）中药研究文献摘要．科学出版社，1965：368.
（27）国产治虫药物药理研究初步报告．中华医学杂志，34（10）：437-441，1948.
（28）20%苦楝子硫黄软膏治疗发癣 48 例报告．贵阳医学院学报，（1）：22-24，1960.
（29）芎劳之生理作用//中药研究文献摘要．1965：251-252.
（30）川芎的药理研究//中国生理科学会学术会议论文摘要汇编（药理）．1964：106.
（31）降压中药的研究，川芎及其与利血平的协同作用．生理学报，24（2）：95-104，1960.
（32）最新和汉药用植物．东京广川书店，1959：137.
（33）冠心二号方扩张血管与解平滑肌痉挛作用的研究（摘要）//防治肺心病、冠心病、高血压病座谈会资料选编（第二辑）．1972：55.
（34）三十种中药灼炭前后的止血作用的研究．药学通报，（12）：562，1965.
（35）三棱莪术注射液合并内服中药一号散治疗原发性肝癌的近期疗效观察．医学研究，（2）：36-39，1972.
（36）中药赤芍化学成分的研究．药物学报，10（9）：555-557，1963.
（37）冠心二号方扩张血管与解平滑肌痉挛作用的研究（摘要）//防治肺心病、冠心病、高血压病座谈会资料选编（第二辑）．1972：56.
（38）用穿山甲治愈特发性血尿一例．哈尔滨中医，6，1964.
（39）薜荔化学成分的研究．药学学报，12（9）：575-582，1965.
（40）侧柏叶治疗老年慢性气管炎临床观察及实验研究//浙江省防治气管炎资料汇编．1971：23-38.
（41）中药研究文献摘要．科学出版社，1965：184.
（42）白茅花对正常家兔凝血及出血影响的初步试验结果．河南医学院学报，(5)：29-30，1959.
(43) 白茅花对血管通透性的影响．河南医学院学报，(5)：31，1959.
(44) 国产槐花成分研究．药学学报，5 (3)：191-204，205-208，(4)：289-292，1957.
(45) 中药槐花米炮制的初步化学研究．上海中医药杂志，(1)：31，1963.
(46) 槐花药理之初步研究．中南医学杂志，2 (11)：885-887，1952.
(47) 试管内291种中药对结核菌抑菌作用的研究．中国防痨杂志，5 (3)：481-487，1964.
(48) 545种中药的抗菌作用筛选．药学通报，(2)：59-63，1960.
(49) 甘草与黄芩解毒机制的初步探讨．药学通报，(4)：160，1964.
(50) 甘草的似脱氧皮质甾酮（去氧皮质酮）作用．中华医学杂志，42 (8)：770-773，1956.
(51) 甘草药理研究的进展．药学学报，10 (11)：688-698，1963.
(52) 甘草浸膏对狗胃酸分泌的影响．中国生理科学会第一届会员代表大会论文摘要．1956：79.
(53) 中药研究文献摘要．科学出版社，1965：576-577.
(54) 淫羊藿药理作用的初步实验观察．中华医学杂志，51 (3)：174，1965.
(55) 庆祝建国十周年医学科学成就论文集．1959：132.
(56) 中医中药治疗冠心病概况．新医学参考资料，(1)：5-6，1972.
(57) 中药何首乌之研究//中药研究文献摘要．科学出版社，1965：345-346.
(58) 中药的抗流感病毒作用．微生物学报，8 (2)：160，1960.
(59) 中药研究文献摘要．科学出版社，1965：346.
(60) 药理学．第2版．人民卫生出版社，1963：212.
(61) 最新和汉用植物．东京广川书店，1959：142.
(62) 中药研究文献摘要．科学出版社，1965：265.
(63) 中药抗菌力研究．中华新医学报，1 (2)：95-97，1950.
(64) 中药研究文献摘要．科学出版社，1965：301.
(65) 活血化瘀方剂治疗冠心病心绞痛的疗效观察//中医研究院科技资料选编．1972：21-30.
(66) 56种中药对痢疾杆菌的作用的初步试验．南京药学院学报，(3)：

17-21，1958.
(67) 中药的抗流感病毒作用．微生物学报，8 (2)：164，1960.
(68) 使君子之研究（初步报告）．中华医学杂志，36 (12)：619-622，1950.
(69) 黄常山碱的抗疟作用和毒性//中国医学科学院 1956 年论文报告会论文摘要 (I) .1956：29-31.
(70) β-黄常山碱对狗催吐作用的机制．生理学报，24 (3-4)：180-186，1961.
(71) 中药对于流行性感冒病毒的抑制作用．科学通报，(3)：90-91，1958.
(72) 中药治疗流行性感冒．科学通报，(5)：155-157，1958.
(73) 几种抗疟药（β-黄常山碱，氯胍和环氯胍）及贝加灵（黄芩素）等的抗阿米巴作用．武汉医学院学报，(1)：11-15，1958.
(74) 常山碱的药理．生理学报，20 (1)：30-30，1956.

# 附二 常用方剂

## A

安虫散（《小儿药证直诀》）：鹤虱　槟榔　明矾

安神丸（《兰室秘藏》）：黄连　朱砂　生地　当归　甘草

## B

八正散（《和剂局方》）：车前子　木通　瞿麦　萹蓄　滑石　甘草　栀子　大黄

巴戟丸（《圣惠方》）：巴戟天　牛膝　羌活　桂心　五加皮　杜仲　干姜

白矾散（《圣济总录》）：白矾　生姜

白附饮（《证治准绳》）：天南星　半夏　川乌　天麻　全蝎　僵蚕　陈皮　木香

白虎加苍术汤（《类证活人书》）：知母　石膏　苍术　甘草　粳米



白虎汤（《伤寒论》）：石膏　知母　甘草　粳米

白僵蚕散（《证治准绳》）：白僵蚕　桑叶　荆芥　木贼　细辛　旋覆花　甘草

白金丸（《本事方》）：白矾　川郁金

白石英汤（《鸡峰普济方》）：白石英　五味子　白茯苓　附子　人参　甘草

白术附子汤（《金匮要略》）：白术　附子　生姜　甘草　大枣

白头翁汤（《伤寒论》）：白头翁　黄连　黄柏　秦皮

白薇汤（《本事方》）：白薇　当归　人参　甘草

白芷散（《妇人良方》）：海螵蛸　白芷　血余炭

百部煎（录自《中药临床应用》）：百部　白前　紫菀　川贝母　沙参　陈皮　甘草

百部汤（《汇言》）：百部　麦冬　沙参　桑白皮　百合　茯苓　地骨皮　苡仁　黄芪

百部丸（《证治准绳》）：百部　麻黄　杏仁　甘草

百合地黄汤（《金匮要略》）：百合　生地黄

百合固金汤（赵蕺庵方，录自《医方集解》）：生地　熟地　麦冬　贝母　百合　玄参　桔梗　甘草　当归　白芍

百合知母汤（《金匮要略》）：百合　知母

百花膏（《济生方》）：百合　款冬花

柏叶汤（《金匮要略》）：侧柏叶　干姜　艾叶　马通

柏子仁丸（《本事方》）：人参　五味子　牡蛎　麻黄根　白术　半夏　柏子仁

半夏白术天麻汤（《医学心悟》）：半夏　天麻　茯苓　橘红　白术　甘草

半夏厚朴汤（《金匮要略》）：半夏　厚朴　紫苏叶　茯苓　生姜

半夏泻心汤（《伤寒论》）：半夏　黄芩　黄连　干姜　人参　甘草　大枣

保和丸（《丹溪心法》）：山楂　神曲　半夏　茯苓　陈皮　连翘　莱菔子

鳖甲煎丸（《金匮要略》）：鳖甲　乌扇（射干）　黄芩　柴胡　鼠妇（地虱）　干姜　大黄　芍药　桂枝　葶苈　石韦　厚朴　牡丹　瞿麦　紫葳　半夏　人参　䗪虫　阿胶　蜂窠　赤硝　蜣螂　桃仁

补肺阿胶汤（《小儿药证直诀》）：阿胶　牛蒡子　马兜铃　杏仁　甘草　糯米



补肺散（《中国药物学》）：川贝　西洋参　白及　白芍

补肺汤（《永类钤方》）：人参　黄芪　熟地　五味子　紫菀　桑皮

补心丹（原名天王补心丹，《摄生秘剖》）：人参　玄参　丹参　茯苓　五味子　远志　桔梗　当归身　天冬　麦冬　柏子仁　酸枣仁　生地　辰砂

补中益气汤（《脾胃论》）：黄芪　人参　白术　当归　升麻　柴胡　陈皮　甘草

不换金正气散（《和剂局方》）：苍术　藿香　陈皮　厚朴　半夏　生姜　甘草　大枣

## C

苍耳散（《济生方》）：辛夷　苍耳子　白芷　薄荷

草果饮（《慈幼新书》）：草果　常山　知母　乌梅　槟榔　甘草　穿

山甲

侧柏散（《普济方》）：侧柏叶　槐花

柴葛解肌汤（《医学心悟》）：柴胡　葛根　甘草　芍药　黄芩　知母　生地　丹皮　贝母

柴胡疏肝散（《景岳全书》）：柴胡　枳壳　芍药　香附　川芎　甘草

柴陷汤（《通俗伤寒论》）：柴胡　黄芩　黄连　瓜蒌　枳实　桔梗　半夏　生姜

常山饮（《和剂局方》）：常山　知母　贝母　草果　槟榔　乌梅　生姜　药枣

车前子散（《审视瑶函》）：车前子　密蒙花　羌活　白蒺藜　黄芩　菊花　龙胆草　草决明　甘草

辰砂一粒丹（《宣明论方》）：附子　郁金　橘红　辰砂

程氏蠲痹汤（《医学心悟》）：羌活　独活　桂心　秦艽　当归　川芎　甘草　海风藤　桑枝　乳香　木香

赤石脂散（《圣惠方》）：赤石脂　侧柏叶　海螵蛸

赤石脂禹余粮汤（《伤寒论》）：赤石脂　禹余粮

川芎茶调散（《和剂局方》）：细辛　川芎　羌活　防风　荆芥　薄荷　白芷　甘草



川芎散（《卫生宝鉴》）：川芎　僵蚕　菊花　石膏

磁朱丸（《千金方》）：磁石　朱砂　六曲

苁蓉润肠汤（《中药临床应用》）：肉苁蓉　当归　生地　白芍　火麻仁

葱豉桔梗汤（《通俗伤寒论》）：葱白　豆豉　桔梗　薄荷　连翘　甘草　淡竹叶

葱豉汤（《肘后方》）：葱白　豆豉

## D

达原饮（《温疫论》）：槟榔　厚朴　草果　知母　芍药　黄芩　甘草

大安丸（《丹溪心法》）：白术　山楂　神曲　半夏　茯苓　陈皮　连翘　莱菔子

大补阴丸（《丹溪心法》）：黄柏　知母　熟地黄　龟板　猪脊髓

大柴胡汤（《金匮要略》）：柴胡　黄芩　半夏　大黄　枳实　芍药　生姜　大枣

大承气汤（《伤寒论》）：大黄　芒硝　枳实　厚朴

大定风珠（《温病条辨》）：白芍　阿胶　龟板　干地黄　麻仁　五味子　牡蛎　麦冬　甘草　鸡子黄　鳖甲

大黄牡丹汤（《金匮要略》）：大黄　牡丹皮　芒硝　桃仁　冬瓜子

大省风汤（《和剂局方》）：天南星　附子　川乌　全蝎　防风　独活　甘草

大桃花汤（《千金方》）：赤石脂　人参　白术　干姜　附子　当归　白芍　龙骨　牡蛎　甘草

大陷胸汤（《伤寒论》）：大黄　芒硝　甘遂

大陷胸丸（《伤寒论》）：大黄　葶苈子　芒硝　杏仁

大造丸（又名河车大造丸，《扶寿精方》）：紫河车　龟板　黄柏　杜仲　牛膝　麦冬　天冬　生地　人参

黛蛤散（《医说》）：青黛　蛤壳

丹参饮（《医宗金鉴》）：丹参　檀香　砂仁

当归补血汤（《内外伤辨惑论》）：当归　黄芪

当归建中汤（《千金翼方》）：桂枝　芍药　生姜　甘草　大枣　饴糖　当归

当归散（《儒门事亲》）：当归　龙骨　棕榈炭　香附子

当归四逆汤（《伤寒论》）：当归　桂枝　细辛　芍药　甘草　通草　大枣



导气汤（《和剂局方》）：小茴香　吴茱萸　木香　川楝子

导痰汤（《济生方》）：半夏　橘红　茯苓　南星　枳实　甘草　生姜

涤痰汤（《济生方》）：半夏　胆星　橘红　枳实　茯苓　人参　菖蒲　竹茹　甘草　生姜　红枣

抵当汤（《伤寒论》）：水蛭　虻虫　桃仁　大黄

地黄酒（《圣惠方》）：地黄汁　益母草汁　黄酒

地黄饮（《圣济总录》）：生地汁　鹿角胶　童子小便

地榆丸（《普济方》）：地榆　当归　阿胶　黄连　诃子肉　木香　乌梅

都气丸（《医宗己任编》）：熟地黄　山茱萸　山药　五味子　丹皮　白茯苓　泽泻

独活寄生汤（《千金方》）：独活　桑寄生　秦艽　防风　细辛　当归　芍药　川芎　干地黄　杜仲　牛膝　人参　茯苓　甘草　桂心

杜仲散（《圣惠方》）：杜仲　丹参　川芎　桂心　细辛

杜仲丸（《证治准绳》）：杜仲　续断

## E

阿胶鸡子黄汤（《通俗伤寒论》）：阿胶　白芍　石决明　钩藤　生地　甘草　茯神木　鸡子黄　络石藤　牡蛎

莪棱逐瘀汤（录自《中药临床应用》）：莪术　三棱　红花　丹参　鳖甲　穿山甲　党参　黄芪　当归　陈皮

莪术散（《证治准绳》）：莪术　川芎　当归　熟地　白芍　白芷

莪术丸（《证治准绳》）：丁香　青皮　谷芽　荜澄茄　三棱　槟榔　黑丑　香附

二陈汤（《和剂局方》）：半夏　橘红　茯苓　甘草

二妙散（《丹溪心法》）：黄柏　苍术

二母丸（《和剂局方》）：知母　贝母

二仙散（《卫生宝鉴》）：白矾　黄丹

二至丸（《证治准绳》）：女贞子　旱莲草

## F



发声散（《医方类聚》引《御药院方》）：　白僵虫　栝蒌皮　甘草

防己黄芪汤（《金匮要略》）：黄芪　白术　防己　甘草　生姜　大枣

榧子散（录自《中医内儿科学》）：榧子　槟榔　芜荑

榧子杀虫丸（录自《中药临床应用》）：榧子　槟榔　红藤　百部　苦楝根皮　雄黄　大蒜汁

分清丸（《摘元方》）：芡实粉　白茯苓粉

茯菟丸（《和剂局方》）：菟丝子　茯苓　石莲子

附子理中丸（《阎氏小儿方论》）：附子　干姜　人参　白术　甘草

复元活血汤（《医学发明》）：柴胡　蒌根　当归　红花　甘草　山甲　大黄　桃仁

## G

甘遂通结汤（《经验方》）：甘遂　桃仁　牛膝　木香　厚朴　大黄

感冒热咳方（《中药临床应用》）：前胡　牛蒡子　桔梗　薄荷　桑叶　荆芥　野菊花　杏仁　甘草

葛根芩连汤（《伤寒论》）：葛根　黄连　黄芩　甘草

葛根汤（《伤寒论》）：葛根　麻黄　桂枝　芍药　生姜　甘草　大枣

膈下逐瘀汤（《医林改错》）：五灵脂　当归　川芎　桃仁　丹皮　赤芍　乌药　延胡索　甘草　香附　红花　枳壳

狗脊饮（录自《中药临床应用》）：狗脊　川牛膝　海风藤　木瓜　桑枝　杜仲　秦艽　桂枝　熟地　当归身　虎骨胶

固冲汤（《医学衷中参西录》）：龙骨　牡蛎　白芍　海螵蛸　白术　黄芪　山萸肉　茜草根　棕榈炭　五倍子

固经丸（《医学入门》）：黄芩　黄柏　椿根皮　白芍　龟板　香附

栝楼薤白半夏汤（《金匮要略》）：栝楼　薤白　半夏　白酒

管仲汤（《万病回春》）：管仲　血余炭　侧柏叶　童便

归脾汤（《济生方》）：白术　茯神　黄芪　龙眼肉　酸枣仁　人参　木香　甘草　当归　远志（后二味从薛氏《校注妇人良方》补入）

龟甲散（《圣惠方》）：龟甲　蛇蜕　露蜂房　麝香　猪蹄甲

桂枝茯苓丸（《金匮要略》）：桂枝　茯苓　丹皮　桃仁　芍药

桂枝附子汤（《伤寒论》）：桂枝　附子　生姜　大枣　甘草

桂枝加厚朴杏仁汤（《伤寒论》）：桂枝　白芍　生姜　厚朴　杏仁　甘草　红枣

桂枝芍药知母汤（《金匮要略》）：桂枝　芍药　知母　甘草　防风　麻黄　生姜　白术　附子



桂枝汤（《伤寒论》）：桂枝　芍药　甘草　生姜　大枣

果附汤（《济生方》）：草果仁　附子　生姜　红枣

## H

海蛤汤（录自《中药方剂学》）：海蛤壳　木通　猪苓　泽泻　滑石　冬葵子　桑白皮　灯心

海蛤丸（《丹溪心法》）：海蛤壳　瓜蒌仁

诃黎勒散（《圣惠方》）：诃黎勒　白矾

诃黎勒丸（《沈氏尊生书》）：诃子皮　杏仁　贝母　栝楼　海粉　青黛　香附

诃子皮散（《兰室秘藏》）：诃子　罂粟壳　干姜　橘皮

诃子清音汤（《医宗金鉴》）：诃子　桔梗　甘草

诃子散（《保命集》）：诃子　黄连　木香　甘草

诃子丸（原名诃黎勒丸，《脾胃论》）：椿根皮　诃黎勒　母丁香
何人饮（《景岳全书》）：何首乌　人参　当归　陈皮　煨姜
何首乌散（《外科精要》）：防风　苦参　何首乌　薄荷
红藤煎（《临床经验汇编》）：红藤　紫花地丁　乳香　没药　连翘　大黄　延胡索　丹皮　甘草　银花
厚朴麻黄汤（《金匮要略》）：厚朴　麻黄　石膏　杏仁　半夏　干姜　细辛　小麦　五味子
厚朴生姜半夏甘草人参汤（《伤寒论》）：厚朴　生姜　半夏　甘草　人参
厚朴温中汤（《内外伤辨惑论》）：厚朴　陈皮　甘草　茯苓　草豆蔻仁　木香　干姜　生姜
胡芦巴丸（《圣济总录》）：胡芦巴　附子　硫黄
虎潜丸（《丹溪心法》）：黄柏　龟板　知母　熟地　白芍　锁阳　虎骨　干姜
花蕊白及散（《中药临床应用》）：花蕊石　白及　血余炭
化斑汤（《温病条辨》）：石膏　知母　犀角　玄参　甘草　粳米
化虫丸（《医方集解》）：槟榔　鹤虱　苦楝根　芜荑　使君子　胡粉　白矾

化坚丸（《经验方》）：牡蛎　蛤壳　海藻　昆布　象贝　夏枯草　当归　川芎　桂枝　细辛　白芷　藿香　山慈菇
槐花散（《本事方》）：炒槐花　侧柏叶　荆芥　枳壳
槐角丸（《和剂局方》）：槐角　地榆　当归　防风　黄芩　枳壳
槐子散（《良朋汇集》）：槐角　管仲
黄连阿胶汤（《伤寒论》）：黄连　阿胶　黄芩　芍药　鸡子黄
黄连解毒汤（《外台秘要》引崔氏方）：黄连　黄芩　栀子　黄柏
黄连竹茹橘皮半夏汤（《温热经纬》）：黄连　竹茹　橘皮　半夏
黄芪桂枝五物汤（《金匮要略》）：黄芪　芍药　桂枝　生姜　大枣
黄芪建中汤（《金匮要略》）：桂枝　芍药　甘草　生姜　大枣　饴糖　黄芪
黄芪人参牡蛎汤（《四圣心源》）：黄芪　人参　甘草　五味子　生姜　茯苓　牡蛎
黄芪汤（《和剂局方》）：黄芪　陈皮　火麻仁　白蜜
黄芩滑石汤（《温病条辨》）：黄芩　滑石　蔻仁　通草　猪苓　茯苓

大腹皮

黄芩汤（《伤寒论》）：黄芩　芍药　甘草　大枣

黄芩泻肺汤（《张氏医通》）：黄芩　大黄　连翘　栀子　杏仁　枳壳　桔梗　薄荷　甘草

活络效灵丹（《医学衷中参西录》）：当归　丹参　没药　乳香

藿香半夏汤（《和剂局方》）：半夏　丁香　藿香　生姜

## J

鸡胵汤（《医学衷中参西录》）：生鸡金　於术　白芍　柴胡　陈皮　生姜

鸡鸣散（《证治准绳》）：吴茱萸　槟榔　生姜　陈皮　木瓜　苏叶　桔梗

己椒苈黄丸（《金匮要略》）：防己　椒目　葶苈子　大黄

济川煎（《景岳全书》）：当归　牛膝　肉苁蓉　泽泻　升麻　枳壳

加减荆防败毒散（《中医临证备要》）：荆芥　牛蒡　银花　连翘　薄荷　竹叶　桔梗　豆豉　马勃　蝉衣　僵蚕　射干

加减普济消毒饮（《中医临证备要》）：连翘　薄荷　马勃　牛蒡　荆芥　僵蚕　玄参　银花　板蓝根　桔梗　人中黄

加减萎蕤汤（《通俗伤寒论》）：萎蕤　葱白　桔梗　白薇　淡豆豉　薄荷　甘草　红枣

加味甘麦大枣汤（《沈氏女科辑要》）：白芍药　甘草　小麦　大枣　紫石英

加味清胃散（录自《中药临床应用》）：丹皮　生地　当归　黄连　牛膝　甘草

姜桂丸（张洁古方）：南星　肉桂　生姜

交泰丸（《韩氏医通》）：黄连　肉桂心

胶艾汤（《金匮要略》）：艾叶　阿胶　甘草　川芎　当归　芍药　干地黄

椒术丸（《素问病机气宜保命集》）：川椒　苍术

接骨散（录自《临床常用中药手册》）：乳香　没药　自然铜　地鳖虫　血竭　续断　当归　骨碎补　红花　木香

截疟七宝饮（《简易方》）：常山　草果　厚朴　槟榔　青皮　陈皮　甘草

金钢丸（《活法机要》）：杜仲　苁蓉　菟丝子　萆薢　猪腰

金黄散（《医宗金鉴》）：大黄　黄柏　姜黄　白芷　南星　陈皮　苍术　厚朴　甘草　天花粉

金鉴薏苡仁汤（《医宗金鉴》）：薏苡仁　瓜蒌　丹皮　桃仁　赤芍

金铃子散（《圣惠方》）：金铃子　延胡索

金锁固精丸（《医方集解》）：沙苑蒺藜　芡实　莲须　龙骨　牡蛎　莲肉

荆防败毒散（《摄生众妙方》）：荆芥　防风　羌活　独活　柴胡　前胡　枳壳　茯苓　桔梗　川芎　甘草

九仙散（《医学正传》）：人参　款冬花　桔梗　桑白皮　五味子　阿胶　贝母　乌梅　罂粟壳

桔梗汤（《伤寒论》）：桔梗　甘草

菊花散（《证治准绳》）：菊花　蔓荆子　羌活　防风　旋覆花　石膏　枳壳　甘草　生姜

橘皮汤（《金匮要略》）：橘皮　生姜

橘皮竹茹汤（《金匮要略》）：橘皮　人参　竹茹　甘草　大枣　生姜

蠲痹汤（《百一选方》）：防风　姜黄　当归　羌活　黄芪　赤芍　甘草



决明子散（《济生方》）：决明子　石决明　菊花　蔓荆子　黄芩　石膏　芍药　川芎　木贼　羌活　甘草

决明子汤（《圣济总录》）：决明子　柴胡　黄连　防风　苦竹叶　升麻　甘草　菊花　细辛

## K

咳血方（《丹溪心法》）：青黛　瓜蒌仁　诃子肉　浮海石　山栀子

控涎丹（《三因方》）：甘遂　大戟　白芥子

宽胸枳壳散（《婴儿百问》）：枳壳　甘草

## L

蜡矾丸（录自《医方集解》）：黄蜡　白矾

来复汤（《医学衷中参西录》）：山萸肉　牡蛎　龙骨　白芍　野台参　甘草

理中丸（《伤寒论》）：人参　白术　干姜　甘草

莲房枳壳汤（《疡科选粹》）：干莲房　荆芥　枳壳　薄荷　朴硝

莲壳散（《儒门事亲》）：棕皮　莲壳　香附子

良附丸（《良方集腋》）：高良姜　香附

两仪膏（《中药成方集》）：党参　熟地黄

苓甘五味姜辛汤（《金匮要略》）：茯苓　甘草　细辛　干姜　五味子

苓桂术甘汤（《伤寒论》）：茯苓　桂枝　白术　甘草

羚角钩藤汤（《通俗伤寒论》）：羚羊角　菊花　钩藤　生白芍　桑叶　川贝母　竹茹　鲜生地　茯神木　甘草

六成汤（《温疫论》）：当归　白芍　地黄　麦门冬　天门冬　肉苁蓉

六合汤（《济生方》）：熟地黄　白芍药　川芎　当归　莪术　官桂

六君子汤（《医学正传》）：人参　白术　茯苓　甘草　半夏　陈皮　生姜　大枣

六味地黄丸（《小儿药证直诀》）：熟地　山茱萸　山药　丹皮　泽泻　茯苓

六味汤（《咽喉秘集》）：白僵蚕　桔梗　甘草　荆芥　薄荷　防风

龙齿散（《圣惠方》）：龙齿　钩藤　蝉壳　茯苓　甘草　铁粉　黄丹　朱砂　大黄

龙齿丸（《圣济总录》）：龙齿　铁粉　凝水石　茯神

龙骨散（录自《临床常用中药手册》）：龙骨　诃子　没食子　罂粟壳　赤石脂



鹿角胶方（《圣惠方》）：鹿角胶　生地黄汁

鹿角胶散（《圣惠方》）：鹿角胶　覆盆子　车前子

鹿角胶丸（《医略六书》）：鹿角胶　熟地黄　血余炭

鹿角霜丸（《三因方》）：鹿角霜　白茯苓　秋石

鹿角丸（《圣惠方》）：鹿角　牛膝

## M

麻黄连轺赤小豆汤（《伤寒论》）：麻黄　连轺（连翘根）　杏仁　赤小豆　生梓白皮　大枣　生姜　甘草

麻黄汤（《伤寒论》）：麻黄　桂枝　甘草　白杏

麻黄杏仁薏苡甘草汤（《金匮要略》）：麻黄　薏苡仁　杏仁　甘草

麻杏甘石汤（《伤寒论》）：麻黄　杏仁　石膏　甘草

麻子仁丸（《伤寒论》）：麻子仁　杏仁　枳实　大黄　厚朴　芍药

马兜铃汤（《普济方》）：马兜铃　桑白皮　葶苈　半夏　甘草　生姜

秘元煎（《景岳全书》）：山药　人参　白术　茯苓　芡实　酸枣仁　金樱子　远志　五味子　甘草

明目槐子丸（《圣惠方》）：槐角　黄连

牡丹皮散（《证治准绳》）：丹皮　赤芍　生地　当归　桃仁　川芎　乳香　没药　补骨碎　续断

牡蛎散（《和剂局方》）：黄芪　浮小麦　麻黄根　牡蛎

木瓜散（《普济方》）：木瓜　车前子　罂粟壳

木瓜汤（《直指方》）：木瓜　茴香　吴茱萸　甘草　生姜　紫苏

木香槟榔丸（《儒门事亲》）：木香　槟榔　莪术　青皮　陈皮　黄连　大黄　黄柏　香附　牵牛

木香调气散（《和剂局方》）：木香　白豆蔻　丁香　檀香　藿香叶　甘草　砂仁

木香散（《本事方》）：罂粟壳　木香　黄连　生姜

## N

牛蒡解肌汤（《疡科心得集》）：牛蒡子　薄荷　荆芥　连翘　山栀　丹皮　石斛　玄参　夏枯草



牛膝散（《证治准绳》）：牛膝　当归　桂心　赤芍　桃仁　延胡索　牡丹皮　木香

牛膝汤（《千金方》）：当归　瞿麦　木通　滑石　冬葵子　牛膝

女贞汤（《医醇賸义》）：女贞子　生地黄　龟板　当归　茯苓　石斛　花粉　萆薢　牛膝　车前子　大淡菜

## P

枇杷清肺饮（《医宗金鉴》）：枇杷叶　黄连　黄柏　栀子　桑白皮　沙参　甘草

枇杷叶饮（《本事方》）：枇杷叶　人参　半夏　茯苓　茅根　生姜　槟榔

平补镇心丹（《和剂局方》）：酸枣仁　五味子　天门冬　麦门冬　熟地黄　远志　人参　山药　肉桂　龙齿　朱砂　茯神　茯苓　车前子

平胃散（《和剂局方》）：陈皮　厚朴　苍术　甘草

蒲黄散（《证治准绳》）：蒲黄　冬葵子　生地

蒲黄丸（《圣济总录》）：蒲黄　龙骨　艾叶

普济消毒饮（李东垣方，录自《医方集解》）：黄芩　黄连　陈皮　甘草　玄参　连翘　板蓝根　马勃　牛蒡子　薄荷　僵蚕　升麻　柴胡　桔梗

## Q

七宝美髯丹（《积善堂经验方》）：首乌　茯苓　牛膝　当归　枸杞子　菟丝子　补骨脂

七厘散（《良方集腋》）：血竭　乳香　没药　麝香　红花　冰片　朱砂　儿茶

七味白术散（《小儿药证直诀》）：人参　茯苓　白术　甘草　葛根　木香　藿香

七味调气汤（录自《中药临床应用》）：青皮　香附　木香　藿香　乌药　砂仁　甘草

杞菊地黄丸（《医级》）：熟地　山茱萸　山药　枸杞子　菊花　丹皮　泽泻　茯苓

千金散（《寿世保元》）：胆南星　黄连　牛黄　天麻　全蝎　冰片　朱砂

牵牛子散（《普济方》）：牵牛子　木通　白术　桑根白皮　木香　肉桂　陈皮

牵正散（《杨氏家藏方》）：白附　白僵蚕　全蝎

前贝杏瓜汤（《中药临床应用》）：前胡　川贝母　杏仁　冬瓜子

前胡散（《证治准绳》）：前胡　桑白皮　贝母　麦冬　甘草

茜根散（《景岳全书》）：茜草根　黄芩　阿胶　侧柏叶　生地黄　甘草

茜根汤（《张奂方》）：茜根　黄连　黄柏　地榆　赤石脂　阿胶

羌活胜湿汤（《内外伤辨惑论》）：羌活　独活　藁本　防风　川芎　蔓荆子　甘草

青蒿鳖甲汤（《温病条辨》）：青蒿　鳖甲　丹皮　知母　生地

青囊丸（《韩氏医通》）：香附　台乌药

青州白丸子（《和剂局方》）：天南星　白附子　半夏　川乌头

清带汤（《医学衷中参西录》）：牡蛎　龙骨　山药　乌贼骨　茜草

清宫汤（《温病条辨》）：犀角　玄参心　连翘心　莲子心　竹叶卷心

连心麦冬

清骨散（《证治准绳》）：银柴胡　地骨皮　知母　秦艽　青蒿　鳖甲　胡黄连　甘草

清脾饮（《济生方》）：柴胡　青皮　半夏　黄芩　厚朴　白术　茯苓　草果　甘草

清气化痰丸（录自《医方考》）：胆南星　陈皮　杏仁　枳实　黄芩　瓜蒌仁　茯苓　半夏

清胃散（《兰室秘藏》）：黄连　丹皮　升麻　当归身　生地黄

清瘟败毒饮（《疫疹一得》）：石膏　生地　犀角　黄连　栀子　桔梗　黄芩　知母　赤芍　玄参　连翘　甘草　丹皮　竹叶

清咽汤（《疫喉浅论》）：牛蒡子　桔梗　甘草　僵蚕　橄榄　荆芥　防风　杏仁　枳壳　浮薄　前胡　薄荷

清营汤（《温病条辨》）：犀角　生地　玄参　竹叶心　银花　连翘　黄连　丹参　麦冬

清燥救肺汤（《医门法律》）：桑叶　石膏　人参　甘草　胡麻仁　阿胶　麦门冬　杏仁　枇杷叶

琼玉膏（《洪氏集验》引申铁瓮方）：人参　生地　茯苓　蜂蜜

曲蘖枳术丸（《医学正传》）：白术　枳实　神曲　麦芽



去骨汤（《中药临床应用》）：威灵仙　醋　砂糖

## R

人中白散（《外科正宗》）：人中白　孩儿茶　冰片　黄柏　硼砂　薄荷　青黛　黄连

人中白丸（《沈氏尊生方》）：人中白　生地　阿胶　当归　青蒿　鳖甲　羚羊角　百部

肉苁蓉丸（《医心方》）：肉苁蓉　续断　杜仲　菟丝子　蛇床子　五味子　远志

如神汤（《圣惠方》）：茅根　桑皮

润肠丸（《沈氏尊生方》）：杏仁　桃仁　火麻仁　当归　生地　枳壳

## S

三拗汤（《和剂局方》）：麻黄　杏仁　甘草

三棱丸（《经验良方》）：三棱　蓬术　川芎　丹皮　牛膝　大黄　延

胡索

三妙丸（《医学正传》）：牛膝　黄柏　苍术

三子养亲汤（《韩氏医通》）：苏子　白芥子　莱菔子

桑白皮汤（《本草汇言》）：桑根白皮　麻黄　桂枝　杏仁　细辛　干姜

桑尖汤（《中药临床应用》）：桑枝　怀牛膝　防己　丝瓜络

桑菊饮（《温病条辨》）：桑叶　菊花　杏仁　连翘　薄荷　桔梗　甘草　芦根

桑麻丸（录自《医方集解》）：桑叶　黑芝麻

桑螵蛸散（《本草衍义》）：桑螵蛸　远志　菖蒲　龙骨　人参　茯神　当归　龟甲

桑杏汤（《温病条辨》）：桑叶　杏仁　沙参　象贝　香豉　栀皮　梨皮

砂淋丸（《医学衷中参西录》）：生鸡金　生黄芪　知母　白芍　蓬砂　朴硝　硝石

山甲下乳汤（录自《中药临床应用》）：山甲片　王不留行　木瓜　黄芪　木通

山药消渴饮（《中药临床应用》）：黄芪　山药　天花粉　麦门冬　生地

山芋丸（《圣济总录》）：山药　白术　人参

商陆豆方（《圣济总录》）：商陆　赤小豆　鲫鱼

商陆膏（《疡医大全》）：商陆　牛蒡　防风　银花　荆芥　归尾　连翘　赤芍　红花　茅术　甘草

商陆丸（华佗方，录自《圣济总录》）：商陆　芒硝　甘遂　大黄　芫花　荛花　麝香　猪苓

上党参膏（《得配本草》）：党参　沙参　桂圆肉

芍药甘草汤（《伤寒论》）：芍药　甘草

芍药汤（《保命集》）：芍药　黄芩　黄连　甘草　大黄　槟榔　当归　木香　肉桂

蛇胆陈皮末（成药，录自《中药临床应用》）：蛇胆汁　陈皮　地龙皮　朱砂　僵蚕　琥珀

射干麻黄汤（《金匮要略》）：射干　麻黄　生姜　细辛　紫菀　款冬花　五味子　大枣　半夏

参苓白术散（《和剂局方》）：人参　茯苓　白术　山药　薏苡仁　扁豆　莲肉　甘草　桔梗　砂仁

参术散（《经验方》）：人参　白术　茯苓　砂仁　甘草　薏苡仁　莲肉　六曲　山楂肉　肉豆蔻　诃子　陈皮　木香

参苏饮（《和剂局方》）：人参　苏叶　生姜　葛根　前胡　半夏　茯苓　陈皮　甘草　桔梗　枳壳　木香　红枣

肾气丸（《金匮要略》）：熟地　山药　山茱萸　泽泻　茯苓　牡丹皮　附子　肉桂

升麻葛根汤（《阎氏小儿方论》）：升麻　干葛　芍药　甘草

生脉散（《千金方》）人参　麦冬　五味子

圣济泽泻汤（《圣济总录》）：泽泻　桂皮　白术　茯苓　甘草　牛膝　干姜　杜仲

失笑散（《和剂局方》）：五灵脂　蒲黄

十灰散（《十药神书》）：大蓟　小蓟　荷叶　侧柏叶　茅根　茜草根　大黄　栀子　丹皮　棕榈皮

十枣汤（《伤寒论》）：甘遂　大戟　芫花　大枣

石决明散（《证治准绳》）：石决明　枸杞子　木贼草　荆芥　晚桑叶　谷精草　甘草　金沸草　蛇退　苍术　甘菊花



寿胎丸（《医学衷中参西录》）：菟丝子　桑寄生　续断　阿胶

疏血丸（《医宗金鉴》）：藕节　侧柏叶　白茅根　阿胶　百草霜

疏凿饮子（《济生方》）：商陆　羌活　秦艽　槟榔　大腹皮　茯苓皮　椒目　木通　泽泻　赤小豆　姜皮

薯蓣丸（《金匮要略》）：山药　麦门冬　杏仁　桔梗　阿胶　干地黄　白蔹　当归　芍药　人参　甘草　茯苓　柴胡　白术　川芎　桂枝　干姜　豆黄卷　防风　大枣曲

双荷散（《圣惠方》）：藕节　荷叶顶　蜜

双桑汤（原名双桑降压汤，录自《中草药新医疗法展览会资料选编》）：桑枝　桑叶　茺蔚子

水陆二仙丹（《洪氏集验方》）：芡实　金樱子

四宝丹（《普济方》）：狗脊　川乌头　萆薢　苏木

四海舒郁丸（《疡医大全》）：海蛤壳　海藻　海带　海螵蛸　昆布　青木香　陈皮

四君子汤（《和剂局方》）：人参　白术　甘草　茯苓

四逆汤（《伤寒论》）：干姜　附子　甘草

四神丸（《内科摘要》）：破故纸　五味子　肉豆蔻　吴萸　生姜　红枣

四生丸（《妇人良方》）：生地黄　生侧柏叶　生荷叶　生艾叶

四物汤（《和剂局方》）：熟地黄　白芍药　当归　川芎

苏子降气汤（《和剂局方》）：苏子　半夏　甘草　肉桂　前胡　陈皮　厚朴　当归　生姜

缩泉丸（《妇人良方》）：乌药　益智仁　山药

所以载丸（《女科要旨》）：杜仲　桑寄生　人参　白术　茯苓　大枣

## T

桃花汤（《伤寒论》）：赤石脂　干姜　粳米

天麻钩藤饮（《杂病证治新义》）：天麻　钩藤　石决明　山栀子　黄芩　川牛膝　杜仲　益母草　桑寄生　夜交藤　朱茯神

天麻驱风汤（《中药临床应用》）：天麻　钩藤　全蝎　菊花　僵蚕　连翘　蝉蜕　竹茹　栀子　葛根　茵陈

调胃承气汤（《伤寒论》）：芒硝　大黄　甘草

葶苈大枣泻肺汤（《金匮要略》）：葶苈子　大枣

葶苈子散（《证治准绳》）：白术　茯苓　桑皮　郁李仁　葶苈子

通关散（录自《临床常用中药手册》）：白僵虫　羌活　麝香　姜汁

通络止痛汤（录自《中药临床应用》）：丝瓜络　橘络　枳壳　白蔻仁　柴胡　白芍　乳香　没药

通乳汤（录自《中药临床应用》）：王不留行　山甲片　通草　黄芪　路路通

痛泻要方（刘草窗方，录自《景岳全书》）：白术　白芍　陈皮　防风

透脓散（《外科正宗》）：黄芪　穿山甲　皂角刺　当归　川芎

菟丝子丸（《济生方》）：菟丝子　桑螵蛸　牡蛎　肉苁蓉　附子　五味子　鸡膍胵　鹿茸

## W

完带汤（《傅青主女科》）：白术　山药　人参　白芍　车前子　苍术　甘草　陈皮　荆芥　柴胡

万应丸（《医学正传》）：槟榔　大黄　黑丑　皂角　苦楝根皮　沉香　木香　雷丸

汪氏虎潜丸（录自《医方集解》）：当归　牛膝　黄柏　龟板　知母　熟地　陈皮　白芍　锁阳　虎骨　干姜　羊肉

苇茎汤（《千金方》）：苇茎　薏苡仁　冬瓜子　桃仁

温胆汤（《千金方》）：半夏　竹茹　陈皮　枳实　茯苓　甘草

温经汤（《金匮要略》）：吴茱萸　当归　芍药　川芎　人参　桂枝　阿胶　牡丹皮　生姜　甘草　半夏　麦门冬

温脾汤（《千金方》）：附子　干姜　大黄　甘草　人参

乌梅丸（《伤寒论》）：乌梅　细辛　干姜　黄连　当归　附子　蜀椒　桂枝　人参　黄柏

乌头赤石脂丸（《金匮要略》）：川乌头　蜀椒　干姜　附子　赤石脂

乌头桂枝汤（《金匮要略》）：川乌头　桂枝　芍药　生姜　甘草　大枣

乌头汤（《金匮要略》）：麻黄　芍药　黄芪　甘草　川乌　蜂蜜

乌香散（《本事方》）：草乌头　细辛　新茶芽　麝香

吴茱萸汤（《伤寒论》）：吴茱萸　人参　大枣　生姜

五拗汤（《证治准绳》）：麻黄　荆芥　杏仁　桔梗　甘草



五苓散（《伤寒论》）：猪苓　泽泻　桂枝　白术　茯苓

五皮散（《中藏经》）：陈皮　生姜皮　桑白皮　茯苓皮　大腹皮

五皮饮（《麻科活人全书》）：陈皮　生姜皮　五加皮　茯苓皮　大腹皮

五仁丸（《世医得效方》）：柏子仁　桃仁　杏仁　松子仁　郁李仁　陈皮

五味细辛汤（《鸡峰普济方》）：五味子　细辛　干姜　白茯苓　甘草

五味消毒饮（《医宗金鉴》）：金银花　野菊花　蒲公英　紫地丁　紫背天葵

五子衍宗丸（《丹溪心法》）：菟丝子　覆盆子　五味子　枸杞子　车前子

## X

犀角地黄汤（《千金方》）：犀角　丹皮　生地　赤芍

豨莶丸（《张氏医通》）：豨莶草　当归　芍药　制川乌　熟地　羌活

防风

下虫丸（《证治准绳》）：贯众　苦楝根皮　使君子　槟榔　鹤虱　干虾蟆　芜荑　木香　桃仁　轻粉

下瘀血汤（《金匮要略》）：大黄　桃仁　䗪虫

仙方活命饮（《外科发挥》）：穿山甲　天花粉　甘草节　乳香白芷　赤芍　贝母　防风　没药　皂角刺　归尾　陈皮　金银花

仙灵脾散（《圣惠方》）：仙灵脾　威灵仙　芎劳　桂心　苍耳子

仙茅丸（《圣济总录》）：仙茅　苍术　枸杞子　车前子　白茯苓　茴香　柏子仁　生地黄　熟地黄

香连丸（《和剂局方》）：黄连　木香

香薷散（《和剂局方》）：香薷　扁豆　厚朴

消乳汤（《医学衷中参西录》）：丹参　乳香　没药　连翘　金银花　穿山甲　知母　栝蒌

逍遥散（《和剂局方》）：柴胡　当归　白芍　白术　茯苓　甘草　煨姜　薄荷

小半夏加茯苓汤（《金匮要略》）：半夏　生姜　茯苓

小半夏汤（《金匮要略》）：半夏　生姜

小保和丸（录自《医方集解》）：山楂　白术　白芍　神曲　茯苓　陈皮



小柴胡汤（《伤寒论》）：柴胡　黄芩　半夏　人参　甘草　生姜　大枣

小活络丹（《和剂局方》）：川乌　草乌　地龙　天南星　乳香　没药

小建中汤（《伤寒论》）：桂枝　芍药　甘草　生姜　大枣　饴糖

小青龙汤（《伤寒论》）：麻黄　干姜　细辛　芍药　桂枝　甘草　半夏　五味子

小陷胸汤（《伤寒论》）：半夏　黄连　瓜蒌实

泻白散（《小儿药证直诀》）：地骨皮　桑白皮　甘草　粳米

泻心汤（《金匮要略》）：大黄　黄连　黄芩

新加香薷饮（《温病条辨》）：香薷　金银花　连翘　鲜扁豆衣　厚朴

杏苏散（录自《温病条辨》）：苏叶　杏仁　前胡　半夏　茯苓　甘草　桔梗　枳壳　橘皮　生姜　大枣

续断丸（《和剂局方》）：续断　牛膝　萆薢　防风　川乌

宣毒解表汤（《痘疹仁端录》）：升麻　葛根　荆芥　防风　薄荷　连

翘　前胡　杏仁　桔梗　枳壳　牛蒡子　淡竹叶　木通　甘草

宣气散（《丹溪心法》）：灯心草　甘草梢　木通　栀子　冬葵子　滑石

旋覆代赭汤（《伤寒论》）：旋覆花　人参　生姜　代赭石　甘草　半夏　大枣

旋覆花汤（《金匮要略》）：旋覆花　葱白　新绛（可用茜草代替）

血府逐瘀汤（《医林改错》）：当归　川芎　生地　桃仁　红花　柴胡　枳壳　赤芍　牛膝　桔梗　甘草

## Y

延附汤（《济生方》）：附子　延胡索　木香　生姜

延胡索散（《沈氏尊生书》）：延胡索　当归　白芍　三棱　莪术　厚朴　木香

羊藿三子汤（《中药临床应用》）：淫羊藿　枸杞子　沙苑子　五味子　山茱萸

阳和汤（《外科全生集》）：鹿角胶　熟地　肉桂　麻黄　白芥子　炮姜　甘草

养心汤（《证治准绳》）：柏子仁　酸枣仁　远志　五味子　当归　川芎　人参　茯苓　茯神　黄芪　肉桂　半夏曲　甘草



养脏汤（原名真人养脏汤，《和剂局方》）：白芍药　当归　人参　白术　肉豆蔻　肉桂　甘草　木香　诃子皮　罂粟壳

一服散（录自《临床常用中药手册》）：乌梅　罂粟壳　半夏　杏仁　苏叶　阿胶　甘草　生姜

一字散（《证治准绳》）：芒硝　硼砂　朱砂　龙脑

异功散（《小儿药证直诀》）：人参　白术　茯苓　陈皮　甘草

易黄散（《傅青主女科》）：黄柏　车前子　山药　芡实　白果

益脾饼（《医学衷中参西录》）：白术　干姜　鸡内金　大枣

益气聪明汤（李东垣方，录自《证治准绳》）：人参　黄芪　蔓荆子　葛根　升麻　黄柏　白芍　甘草

益智散（《和剂局方》）：川乌　益智仁　干姜　青皮

薏苡杜仲汤（《中药临床应用》）：薏苡仁　杜仲　土茯苓　菟丝子　狗脊　黄芪　鱼腥草　四叶参

薏苡仁汤（《类证治裁》）：薏苡仁　苍术　川芎　当归　麻黄　桂枝

羌活　独活　防风　川乌　甘草　生姜

茵陈蒿汤（《伤寒论》）：茵陈　栀子　大黄

银翘散（《温病条辨》）：连翘　银花　桔梗　薄荷　竹叶　甘草　荆芥　淡豆豉　牛蒡子　苇根

银翘汤（《温病条辨》）：连翘　银花　麦冬　生地　竹叶　甘草

引风汤（《金匮要略》）：紫石英　牡蛎　龙骨　白石脂　赤石脂　桂枝　寒水石　石膏　干姜　大黄　甘草　滑石

玉粉丸（《张洁古方》）：南星　陈皮　半夏

玉壶丸（《和剂局方》）：天南星　半夏　天麻

玉露散（《经验方》）：芙蓉叶　菊花露　银花露　麻油

玉女煎（《景岳全书》）：石膏　熟地　麦冬　知母　牛膝

玉屏风散（《世医得效方》）：黄芪　白术　防风

玉泉丸（录自《临床常用中药手册》）：乌梅　花粉　葛根　黄芪　麦冬　甘草

玉液汤（《医学衷中参西录》）：知母　山药　黄芪　葛根　天花粉　五味子　鸡内金

玉真散（《外科正宗》）：防风　天南星　白附子　白芷　天麻　羌活

玉竹麦门冬汤（《温病条辨》）：玉竹　麦冬　沙参　甘草

愈带丸（《饲鹤亭集》）：椿根皮　熟地　白芍　当归　黄柏　良姜　川芎



远志汤（《证治准绳》）：远志　黄芪　当归　麦冬　酸枣仁　石斛　人参　茯神　甘草

远志丸（《济生方》）：远志　菖蒲　茯神　茯苓　龙齿　人参　朱砂

越婢汤（《金匮要略》）：麻黄　石膏　甘草　生姜　大枣

越鞠丸（《丹溪心法》）：苍术　香附　川芎　神曲　栀子

匀气散（《证治准绳》）：木香　青皮　山楂

## Z

泽泻汤（《金匮要略》）：泽泻　白术

增液汤（《温病条辨》）：玄参　麦冬　生地

真武汤（《伤寒论》）：附子　生姜　茯苓　白芍　白术

镇肝熄风汤（《医学衷中参西录》）：怀牛膝　生赭石　生龙骨　生牡蛎　生龟板　生白芍　玄参　天冬　川楝子　生麦芽　茵陈　甘草

知柏地黄丸（《医宗金鉴》）：知母　黄柏　熟地　山茱萸　山药　丹皮　茯苓　泽泻

栀子柏皮汤（《伤寒论》）：栀子　黄柏　甘草

栀子豉汤（《伤寒论》）：栀子　香豉

止嗽散（《医学心悟》）：荆芥　桔梗　白前　百部　紫菀　甘草　陈皮

止血归脾汤（《症状辨证与治疗》）：党参　黄芪　白术　当归炭　紫珠草　仙鹤草　参三七　海螵蛸　广木香　甘草

枳实导滞丸（《内外伤辨惑论》）：大黄　枳实　神曲　茯苓　黄芩　黄连　白术　泽泻

枳实消痞丸（《兰室秘藏》）：干姜　甘草　麦芽　茯苓　白术　半夏　人参　厚朴　枳实　黄连

枳实薤白桂枝汤（《金匮要略》）：枳实　厚朴　薤白　桂枝　瓜蒌实

枳术丸（《脾胃论》引张洁古方）：白术　枳实

炙甘草汤（又名复脉汤，《伤寒论》）：甘草　大枣　阿胶　生姜　人参　生地黄　桂枝　麦冬　麻仁

钟乳汤（《千金方》）：钟乳石　漏芦　天花粉　甘草

钟乳丸（《张氏医通》）：钟乳石　麻黄　杏仁　甘草



舟车丸（刘河间方，录自《景岳全书》）：黑丑　甘遂　芫花　大戟　大黄　青皮　陈皮　木香　槟榔　轻粉

竹叶柳蒡汤（《先醒斋医学广笔记》）：西河柳　荆芥　蝉退　竹叶　牛蒡子　干葛　薄荷　知母　玄参　麦冬　甘草

驻车丸（《千金方》）：黄连　阿胶　当归　干姜

驻景丸（《和剂局方》）：熟地　菟丝子　车前子

紫菀散（《张氏医通》）：紫菀　麦冬　阿胶　川贝母　人参　茯苓　桔梗　五味子　甘草

总录麦门冬汤（《圣济总录》）：麦冬　乌梅

总录芍药汤（《圣济总录》）：侧柏叶　芍药

左金丸（《丹溪心法》）：黄连　吴茱萸

# 附三　中药索引

## D



## E

## F



## G



## H

J



K



L

## M



## N



## O



## P

## Q



## R



## S

28